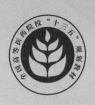

全国高等医药院校"十三五"规划教材

供护理学等专业使用

老年护理学

主　编　曾　慧　张　静

副主编　杜小静　张迎红　文锋华　任海蓉

编　者　（以姓氏笔画为序）

文锋华　荆楚理工学院医学院

任海蓉　湖北中医药大学

杜小静　河北大学护理学院

李　楠　沈阳医学院附属中心医院

佘秋群　泸州医学院附属医院

张　锋　长治医学院护理学系

张　静　蚌埠医学院

张迎红　武汉科技大学医学院

张媛媛　潍坊医学院

徐　晶　武汉科技大学医学院

曾　慧　中南大学湘雅护理学院

华中科技大学出版社

http://www.hustp.com

中国·武汉

内 容 简 介

本教材为全国高等医药院校护理专业"十三五"规划教材。

本教材本着"学以致用"的原则,以"必需、够用"为度,同时为适应社会发展和使教材内容更贴合护士执业资格考试的需要,介绍了人口老龄化问题、老化理论、老化特点及老年人的健康评估方法,从心理卫生、预防保健、用药护理及日常生活护理方面阐述了增强健康老年人自护能力、维持其最佳健康状态、提高生命质量的知识和方法,并结合老年病特点介绍了典型老年病包括常见躯体疾病和心理、精神障碍的护理知识和技巧。

本书可作为应用型、技能型人才培养护理专业教学用书,也可作为护理工作者参考用书。

图书在版编目(CIP)数据

老年护理学/曾慧,张静主编. —武汉:华中科技大学出版社,2017.8
ISBN 978-7-5680-2753-3

Ⅰ.①老⋯ Ⅱ.①曾⋯ ②张⋯ Ⅲ.①老年医学-护理学 Ⅳ.①R473

中国版本图书馆 CIP 数据核字(2017)第 081341 号

老年护理学　　　　　　　　　　　　　　　　　　曾　慧　张　静　主编
Laonian Hulixue

策划编辑:荣　静
责任编辑:汪飒婷　余　琼
封面设计:原色设计
责任校对:刘　竣
责任监印:周治超
出版发行:华中科技大学出版社(中国·武汉)　　电话:(027)81321913
　　　　　武汉市东湖新技术开发区华工科技园　　邮编:430223
录　　排:华中科技大学惠友文印中心
印　　刷:武汉华工鑫宏印务有限公司
开　　本:787mm×1092mm　1/16
印　　张:11.5
字　　数:294 千字
版　　次:2017 年 8 月第 1 版第 1 次印刷
定　　价:36.00 元

全国高等医药院校"十三五"规划教材编委会

前言

QIANYAN

人口老龄化已成为全球面临的重要公共卫生问题和重大社会问题;中国已进入老龄化社会,并趋向高龄化,健康服务体系更面临老龄化社会带来的巨大挑战。研究老年人的健康问题、满足老年人的健康需求、提供优质的老年护理、提高老年人的生活质量,已成为护理领域的重要课题。《老年护理学》教材正是本着"学以致用"的原则,以"必须、够用"为度,为适应社会发展培养紧缺的老年护理专门人才,同时使教材内容更贴合护士执业资格考试的需要而编写。

该教材以老年人的健康需求为主线、护理程序为框架,按老年护理学基础、老年人健康的维护和促进、老年患者的护理、临终关怀的逻辑顺序来设计内容。全书共分九章,介绍了人口老龄化问题、老化理论、老化特点及老年人的健康评估方法,从心理卫生、预防保健、用药护理及日常生活护理方面阐述了增强健康老年人自护能力、维持其最佳健康状态、提高生命质量的知识和方法,并结合老年病特点介绍了典型老年病,包括常见躯体疾病和心理、精神障碍疾病的护理知识和技巧。本教材强调突出老年护理的特点,增强可操作性内容,适当加入国际上的老年护理和养老模式的介绍,同时注重中国传统文化和社会变迁对老年人护理的影响,并涵盖执业考试内容。

本教材采用以学习目标引入、本章小结总结、辅以思考题的体裁编写。每章开头都标有明确的学习目标及要求,每章后附有本章小结及思考题,中间穿插知识链接、案例分析或拓展提高,以突出重点和拓展知识量,增加本教材的实用性和可操作性。书末附关键术语中英文对照和参考文献,以供读者进一步查阅和学习。

本教材的定位是培养老年护理紧缺专门人才,主要供护理本科层次教学使用,也可作为高职高专教学、护理工作者参考用书。通过对《老年护理学》的学习,学生不仅要掌握并运用老年人健康评估的方法评估老年人和老年患者常见的健康问题,并采取相应的措施尽量使老年人以自理的状态,保持其人性的尊严,较好地面对老化、退休、疾病和死亡,以维持其最佳健康状态、提高生命质量,而且还要自觉关注老年人及其健康,并意识到要去影响老年个体和群体、家庭、社区和社会等整个体系的共同参与以及获得老年人相关政策的支持以促进健康老龄化。

本教材的编写参考了国内外业内同仁的文章和专著,在此我们对相关作者及出版单位表示诚挚的感谢。中南大学研究生刘梦姣、潘露、杨慧娟和冯彩云参与了全书的整理工作,在此一并致谢。由于我们的编写能力和水平有限,书中难免会有疏漏之处,敬请使用本教材的广大读者不吝指正,以不断提高本书的编写水平。

曾 慧

目录

MULU

第一章 绪 论

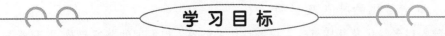

学习目标

识记：老年人、老年期分期、老龄化和老龄化社会、健康老龄化和积极老龄化、老年护理学、老年护理伦理学等老年护理学相关基本概念。

理解：我国老龄化特点及对策，老年护理伦理原则和法律法规，全球老龄化特点，国内外老年护理发展概况。

应用：老年护理的特点、目标和工作原则，我国老年护理学发展的策略。

我国于 1999 年进入了老龄化社会，是世界上唯一的 65 岁及以上老年人口过亿的国家，也是目前世界上老年人口最多的国家。老龄化对护理工作带来严峻挑战，也为护理学科带来巨大的机遇。2016 年 11 月，国家卫生和计划生育委员会（简称国家卫生计生委）下发了《全国护理事业发展规划（2016—2020 年）》，提出要大力推进老年护理服务，着力打造老年护理服务发展工程。足见老年护理是未来很长时间内护理工作的一个非常重要的方向。本章将围绕人口老龄化以及老年护理学相关的基本概念，阐述老龄化对社会造成的影响；在分析老年人群特点的基础上，提出老年护理特点、工作原则、目标，讨论老年护理学发展，总结老年护理相关的伦理原则和法律法规。

第一节 人口老龄化

一、人口老龄化及其影响

随着老龄化进程的加快，中国的重度老龄化和高龄化问题将越来越突出，给医疗卫生服务带来严峻挑战。为了顺利地学习和研究老年护理相关问题，必须厘清几个重要概念。

（一）老年期与老年人、老龄化和老龄化社会

老年期是根据年龄段的划分来规定的正常生命历程的最后一个阶段，老年人（old people）是指达到或超过老年年龄的人。年龄段的划分因时代和文化不同而有差异。我国民间常以"年过半百"为进入老年期的标志，并习惯以六十花甲、七十古稀、八九十为耄耋代表老年不同的时期，中华医学会老年医学学会建议：我国以 60 岁及以上为老年人；老年期分期按 45～59 岁为老年前期（中老年人），60～89 岁为老年期（老年人），90 岁以上为长寿期（长寿老人）。其中，60 至 69 岁的为低龄老年人，70 至 79 岁的为中龄老年人，80 岁以上的为高龄老年人。我国规定 60 周岁以上的人为老年人（《中华人民共和国老年人权益保障法》第二条规定："本法所

称老年人是指六十周岁以上的公民")。

西方一些发达国家将老年期定义为 65 周岁以后的人生阶段。世界卫生组织根据现代人生理心理结构上的变化,将人的年龄界限又做了新的划分:44 岁以下为青年人;45～59 岁为中年人;60～74 岁为年轻老年人;75～89 岁为老老年人;90 岁以上为非常老的老年人或长寿老年人。

老龄化(aging)是指总人口中因年轻人口所占比例减少、老龄人口所占比例增加而导致的人口结构比例失衡的动态演化过程。联合国教育、科学及文化组织(简称联合国教科文组织)规定,当一个国家或地区 60 岁以上人口占人口总数的 10% 或以上,或 65 岁以上人口占人口总数的 7% 或以上,即意味着这个国家或地区进入老龄化社会(aging society)。

(二)人口老龄化的特点及影响

1. 全球人口老龄化及其特点　　人口老龄化是世界人口发展的普遍趋势,是科学与经济发展进步的标志。联合国人口基金会的统计数据显示,2012 年,全世界 60 岁以上的人口已达到 8.1 亿,占全世界总人口的 11%;预计到 2050 年,60 岁以上的人口将达到 20.3 亿,占全世界总人口的 22%。目前全世界 9 人之中有 1 人在 60 岁或 60 岁以上,到 2050 年,这个比例会增加至 5 人中有 1 人。世界人口老龄化发展的现状与趋势有以下六大特征。

(1)人口老龄化的速度加快　　1950 年全世界大约有 2 亿老年人,1990 年则为 4.8 亿,2002 年已达 6.29 亿,占全世界人口总数的 10%。预计到 2050 年,老年人口数量将猛增到 19.64 亿,占世界总人口的 21%,平均每年增长 9000 万。

(2)老年人口重心从发达国家向发展中国家转移　　1950—2050 年的 100 年间,发达国家的老年人口将增加 3.8 倍,发展中国家的老年人口将增加 14.7 倍,因而世界老年人口日趋集中在发展中国家。1950—1975 年,老年人口比较均匀地分布在发展中国家和发达国家,2000 年发展中国家的老年人口数约占全球老年人口总数的 60%。预计 2050 年,世界老年人口约占 82%,即 16.1 亿老年人将生活在发展中国家,3.6 亿老年人将生活在发达国家。

(3)人口平均预期寿命不断延长　　近半个世纪以来,世界各国的人口平均寿命都有不同程度的增加。19 世纪许多国家的人口平均寿命只有 40 岁左右,20 世纪末则达到 60 至 70 岁,一些国家已经超过 80 岁。2002 年世界人口平均寿命为 66.7 岁,日本人口平均寿命接近 82 岁,至今保持着世界第一长寿国的地位。

(4)高龄老年人(80 岁以上老年人)增长速度快　　高龄老年人是老年人口中增长速度最快的群体。预计 1950—2050 年,80 岁以上人口将以平均每年 3.8% 的速度增长,大大超过 60 岁以上人口的平均增速(2.6%)。2000 年,全球高龄老年人达 0.69 亿,大约占老年人口总数的 1/3。预计至 2050 年,全球高龄老年人约 3.8 亿,占老年人口总数的 1/5。

(5)人口老龄化的区域分布不均衡　　几十年来,欧洲一直是老年人口比例最高的地区,进入 21 世纪依然如此。目前世界上老龄化问题最严重的国家是意大利,最轻的是赤道附近的几内亚、洪都拉斯、玻利维亚和巴拉圭等。

(6)女性优势　　多数国家老年人口中女性超过男性。一般而言,老年男性人口死亡率高于女性。性别间的死亡差异使女性老年人成为老年人中的绝大多数。如美国女性老年人口的平均预期寿命比男性老年人口高 6.9 岁,日本为 5.9 岁,法国为 8.4 岁,中国为 3.8 岁。

总的说来,不同发展水平的国家和地区都面临人口老龄化问题。但人口老龄化的程度存在地区差异,发达国家 65 岁以上老年人口的比例较高,发展中国家老年人口增长速度快。这对各国的经济和卫生政策都已经产生了重大影响。

2. 中国人口老龄化及特点 中国1999年进入了老龄化社会。预计21世纪上半叶,中国会一直是世界上老年人口最多的国家。全国老龄工作委员会办公室2006年2月23日发布的《中国人口老龄化发展趋势预测研究报告》指出,与发达国家相比,作为发展中国家的中国老龄化进程突显出如下特点。

(1)巨量性 中国人口基数决定了老龄人口规模十分巨大。国家统计局公布数据显示,截止到2014年底,中国60岁以上的老年人口数占到总人口数的15.5%,达到了2.12亿。据预测,到2050年,全世界老年人口将达到20.2亿,其中中国老年人口将达到4.8亿,几乎占全球老年人口总数的1/4。

(2)快速性 1982—2000年,是我国人口年龄结构的一个转型时期,从成人型人口国家过渡到老年型人口国家,我国只花了不到20年的时间。65岁以上老年人占总人口数的比例从7%提升到14%,发达国家大多用了45年及以上的时间,中国只用27年就完成了这个历程,并且将长时期保持较快的递增速度,属于老龄化速度较快的国家。这主要是因为,一方面,自20世纪70年代以来,我国实行计划生育政策,生育率下降,老年人口相对增加;另一方面,1949年后,生活条件以及医疗条件的改善,使得死亡率降低,老年人的寿命逐年延长。这两个因素的共同影响使得中国的老龄化更为迅速。目前,我国人口老龄化的平均增长率超过同期人口平均增长速度的2倍多,随着2040—2050年我国人口老龄化高峰期的到来,届时人口老龄化的增长速度比现在还要快得多。

(3)高龄化(advanced age) 当前,我国80岁以上高龄老年人以每年100万人的速度递增,2013年达到2300万人。我国高龄老年人年平均增长速度快于65岁以上老年人口的增长速度,并且我国高龄老年人年平均增长速度快于世界平均水平和发达国家平均水平。我国人口老龄化呈现出高龄化趋势,越来越高比例的高龄老年人口数量的增加,意味着医疗和社会养老保险的水平也会随之越来越高。

(4)区域失衡 由于受到地形、经济发展水平、气候等相关因素的影响,我国人口分布不平衡,不同地区的人口老龄化呈现出发展不平衡的特点,具有明显的由东向西的区域梯次特征,东部沿海经济发达地区明显快于西部经济欠发达地区。最早进入人口老年型行列的上海(1979年)和最迟进入人口老年型行列的宁夏(2012年)比较,时间跨度长达33年。但是,经济发展水平最高的"北上广"等一线城市,并不是我国老龄化程度最高的地区,主要是因为这些地区经济发展水平高,就业机会多,吸引了更多的年轻人就业,从而在一定程度上延缓了"北上广"这些一线城市的老龄化步伐。

(5)城乡倒置 随着近十年来工业化和城镇化的加速发展,大量青壮年劳动力源源不断从农村流入城市,降低城市老年人口比重的同时却提高了农村实际老龄化程度。根据中央农村工作领导小组办公室2009年的调查,农村在老年人口总数、老龄化水平和老年抚养比等三个重要指标上都明显高于城市。其中,农村老年人口总数为1.05亿,是城市的1.69倍;老龄化水平18.3%,是城市的2.3倍;老年抚养比高达34%,是城市的2.8倍。目前,中国农村的老龄化水平高于城镇1.24个百分点,这种城乡倒置的状况将一直持续到2040年。预计到21世纪后半叶,城镇的老龄化水平才将超过农村,并逐渐拉开差距。这是中国人口老龄化不同于发达国家的重要特征之一。

(6)女性优势 目前,老年人口中女性比男性多出464万人,预计2049年将达到峰值,多出2645万人。21世下半叶,多出的女性老年人口基本稳定在1700万～1900万人。多出的女性老年人口中50%～70%都是80岁及以上年龄段的高龄女性。

（7）超前性　发达国家进入老龄化社会的速度比较缓慢,经历了长达几十年甚至上百年的时间,从而为人口老龄化做好了准备,人口老龄化时已具有较强的经济实力,各方面的社会保障制度比较完善,能够很好应对人口老龄化问题。我国却是在经济发展水平不高的情况下提前进入了人口老龄化社会,并且我国老年人口的增长速度快于经济发展速度,可以称为"未富先老"。

3. 人口老龄化的影响

1）人口老龄化的积极影响

（1）人口老龄化将刺激老年产业发展,提供更多的就业机会。一是健康产业将得到发展,包括养生、饮食、保健等相关的行业。二是养老服务需求大量增加:专业的、社会化的养老服务需求增多,如家政服务、医疗护理、健康保险理财、文化娱乐、老年教育、健康咨询、法律咨询等服务需求会刺激老年产业的发展。三是老年人日常用品用具以及食品、保健护理品和药品等产品的开发,这为社会经济发展提供了新的增长点。四是老年消费快速增长:据测算结果表明,老年消费占总消费的比重将从目前的 6% 左右提高到 2030 年的 15%,从而促进老年产业的发展。老年人在物质、文化以及精神慰藉、医疗保健等方面的需求急剧增长,这些服务产业和岗位将创造许多新的工作机会,缓解社会就业压力。

（2）人口老龄化有利于经济发展方式的转变,促进经济平稳、健康发展。在劳动适龄人口减少的情况下,老龄化从另一个层面迫使经济发展方式转变到提高技术水平、调整产业结构、发展新技术、大幅度地提高劳动生产率上来。同时,由于高新技术产业发展,要求劳动者提高素质。全员劳动素质提高反过来又促进经济的技术型发展,加快经济发展方式的转变。

（3）人口老龄化有利于社会稳定。任何一个社会的发展,都应有成熟的价值取向。老年人的思想行为以及长期沉淀的文化素质,对社会的发展产生深刻影响。老年人将其自身具有的正确的成熟的价值观、伦理思想和良好的精神风貌、道德行为等,通过传、帮、带活动,传承给下一代,影响和改变下一代,促进了社会的发展和稳定。

2）人口老龄化的消极影响

（1）人口老龄化妨碍劳动生产率的提高。劳动力是构成生产力的基本要素,劳动力数量及其在总人口中所占比重,对经济的发展有着重要的影响。随着人口老龄化进程的加快,劳动年龄人口的减少,必然造成劳动力供给减少,尤其是"人口红利期"一旦过去,生育率持续保持较低水平,将直接导致劳动年龄人口比重快速下降,引发劳动力严重不足和劳动力成本提高,从而影响劳动生产率的提高和社会经济发展。

（2）人口老龄化制约经济发展的速度和规模。从短期看,老年人健康保健、医疗、康复、看护护理、生活心理咨询等方面的消费需求增加,可以扩大内需,拉动社会总的消费倾向上升和经济增长;但从长期看,老年人口供养系数的迅速增大,将进一步影响社会扩大再生产和各个领域的基本建设,制约经济发展速度和规模。

（3）人口老龄化加重了政府财政负担。随着老龄人口数量大幅度增加,政府财政中用于退休职工的社会保险、社会福利、社会救济、社会服务等社会费用的支出不断增加,特别是用于老年人口社会养老保险金和医疗费用的开支迅速上升,加重了政府财政负担。由于老年人口比重的快速增长,导致抚养结构的根本性转变,缴纳社会养老保险金的人数相对减少,而领取社会养老保险金的人数快速增加,支出规模逐年增大,供需矛盾日益尖锐。

（4）人口老龄化使得老年人生活服务需求突出。目前老龄工作基层服务网络薄弱,专业工作人员缺乏,老龄工作资源不足。城乡社区针对老年人的服务项目少,服务水平和能力低,服务对象覆盖面窄,老年人的参与率和收益率不高,侵害老年人合法权益的现象还时有发生,这都给处于弱势群体的老年人带来极大的伤害。

（5）人口老龄化使得老年人医疗保健的需求增多。随着老年人口高龄化、高龄老年人丧偶率上升、生活不能自理人数增加，在家庭养老的经济负担和生活照料负担日益加重的同时，老年人的"孤独"问题日益突出。老年人发病率高、生活不能自理的比重高，老年病又多为肿瘤、心脑血管病、糖尿病、老年精神障碍等慢性病，花费大，消耗卫生资源多，所以，老年人群是医疗卫生资源的主要消费对象。据卫生计生委统计，60岁以上老年人慢性病患病率是全部人口患病率的3.2倍，伤残率是全部人口伤残率的3.6倍。老年人消耗的卫生资源是全部人口平均消耗的卫生资源的1.9倍，对国家社会和家庭构成极大的负担，医疗保健护理系统首当其冲地迎接了挑战。可是我国卫生医疗事业的发展较经济发展相对滞后，老年人看病难、看病贵的问题尤为突出。预计不久的将来，医务人员约有一半的时间用于老年人的医疗、护理、康复及照顾上。

二、人口老龄化的对策

世界卫生组织（WHO）于1990年提出实现"健康老龄化"的目标。健康老龄化（aging of the health）是世界卫生组织提出并在全世界积极推行的老年人健康生活目标。它是指老年人在晚年能够保持躯体、心理和社会生活的完好状态，将疾病或生活不能自理推迟到生命的最后阶段。1999年世界卫生组织提出了"积极老龄化"的口号。积极老龄化（active aging）表达了比"健康老龄化"更为广泛的意思。"积极"一词不仅仅指身体活动能力或参加体力劳动，而且指不断参与社会、经济、文化、精神和公民事务，目的在于使所有年龄组的人们，包括那些体弱者、残疾和需要照料者，延长健康预期寿命和提高生活质量。"积极老龄化"是在"健康老龄化"基础上提出的新观念，它强调老年群体和老年人不仅在机体、社会、心理方面保持良好的状态，而且要积极地面对晚年生活，作为家庭和社会的重要资源，继续为社会做出有益的贡献。

（1）在政府层面上，要大力提高政府和全社会对人口老龄化问题的重视程度，从宏观和战略的高度制定合理的人口发展战略和人口老龄化问题的中长期政策和长远规划。各级政府都要从我国的基本国情出发，坚持可持续发展的科学理念，高度重视人口老龄化现象和问题，在改革中创新，逐步建立和完善老年社会保障制度，用产业化、社会化的运行机制，推进安老、养老产业的不断发展，进一步满足广大老年人在物质、精神和文化等方面的特殊需求，逐步改善老年人的生活环境、提高老年人的生活质量。

（2）推动经济快速发展、完善养老福利政策和社会保障制度。从现在起到2020年左右，是我国劳动年龄人口比重较大，总供养系数不高，国家负担较轻的"人口红利"黄金时期。因此，要充分利用这个经济发展的黄金时期，发挥我国劳动力资源极为丰富的优势，加快经济发展的步伐，为迎接老龄化高峰的到来奠定坚实的物质基础。作为世界上人口最多的发展中国家，让更多的人"老有所养"是中国养老保障制度改革的目标。国家要尽快完善有关政策，各级政府要出台优惠政策，广泛动员社会各方面的力量，多渠道筹措资金，发展养老福利事业，大力推进养老福利服务设施建设，不断健全社会养老机制，加快社会养老服务的法制化进程，建立适合我国国情及经济发展水平的社会保障制度，提高老年人的经济保障能力，使老年人能够共享社会发展成果。

（3）健全老年人医疗保健防护体系。医疗保健是老年人众多需求中最为突出和重要的需求，但目前老年人"看病难，住院难"的问题十分突出。因此，应加快深化医疗卫生改革，加强人口老化的医疗保健与护理服务，健全社区卫生服务体系和组织，构建医疗保健防护体系，为老年人提供方便、快捷的综合性社区卫生服务，同时建立和发展多种形式的医疗保障制度，以缓解老年人患病后对家庭和个人造成的经济压力，妥善解决看病就医的费用问题。

（4）建立以居家养老为基础，社区养老为依托，机构养老为补充的养老服务模式。随着老年人口的日益增多,其患病率、伤残率日渐上升,生活自理能力逐渐下降,家庭的规模不断缩小,家庭养老的危机日益严重。从目前和今后看,无论是家庭养老还是社会养老,采取单一的模式都不是最佳的选择,既不现实也不可能。因此,要发挥家庭成员、社会和个人在养老资源上的优势,实行家庭养老、社会养老和自我养老的有机结合,建立以居家养老为基础、社区养老为依托、机构养老为补充的养老服务模式,其中机构养老(如兴办各种形式的托老所、老年公寓、养老院、敬老院等),发挥社会养老服务机构的作用,使老年人老有所养、老有所乐,政府应在政策和实施过程中给予支持和指导。目前也有利用个人资源,在探索"以房养老"方面做出了有益尝试的例子,即鼓励老年人以自己住房作抵押,免费入住养老院,银行定期向老年人放贷,老年人辞世后,住房由金融或保险机构收回还贷,多余部分由法定继承人继承。

(5)加快开拓老年消费市场,积极发展老龄产业。据粗略估计,2010年老年人的市场需求已达到10000亿元,2020年将达28000亿元,2030年更是高达73000亿元,而目前专为老年人提供的产品和服务不足1000亿元,供求差量悬殊。随着社会保障制度的逐步完善,老年人的消费能力逐渐提高,老龄产业也必将成为一个朝阳产业,市场前景广阔。因此,首先,各级政府应制定老龄产业的扶持政策,如在税收、审批建设用地、小额金融贷款、用水用电等方面制定优惠政策,给予优惠条件,拓展融资渠道,鼓励和引导社会各界广泛参与老龄产业的发展。其次,要加快发展老年服务业,如老年家政服务业、老年医疗护理服务业、老年金融保险业、老年文化娱乐业、老年咨询服务业等,提高服务产业特色,满足老年人不同层次、不同类型的多元化服务需求。再次,多样化研制和开发适合老年人特点的产品,如老年人日常用品、食品、保健护理品和药品等,满足老年人对不同产品的需求;最后,拓宽销售渠道,提高老年人购买便利性。

人口老龄化是世界人口发展所面临的共同问题,尽管我国还处在老龄化的初期,但解决老龄化问题必须具有战略性和超前性。在充分借鉴国外经验的基础上,各级政府和全社会各行各业要从我国的实际出发,结合老年人的需要,探索出具有我国特色的解决人口老龄化问题的途径和方法,充分发挥老年人口的余热,使他们活得有价值、有意义。

> **知识链接**
>
> **老年护理服务发展工程**
>
> 1. 老年护理机构建设　到2020年,争取支持每个地市设立一所护理院,完善老年护理相关设备、设施配备。鼓励社会力量积极举办老年护理服务机构。有条件的地区设立安宁疗护中心,满足老年人健康需求。
>
> 2. 老年护理从业人员培养　加快开展老年护理从业人员规范培训工作,初步形成一支由护士和护理员组成的老年护理服务队伍,提高老年护理服务能力。
>
> 3. 老年护理服务规范建设　加快制定老年护理服务相关指南和规范,鼓励建立老年护理服务机构、医养结合及安宁疗护机构等,依据指南和规范制定符合服务对象健康需求的护理措施。
>
> 4. 加快推进医养结合计划　按照《关于推进医疗卫生与养老服务相结合的指导意见》有关要求,支持有条件的地区加强医疗机构和养老机构等合作,开展多种形式的医养结合,满足老年人健康需求。
>
> 5. 加强安宁疗护能力建设　加快制定安宁疗护机构准入、服务规范及人才培养的有关政策,健全并完善相关机制,逐步提升安宁疗护服务能力。

第二节 老年护理学概述

由于科技的进步和经济的发展,老年人口数量和比例不断增加。目前,人口老龄化已成为世界大多数国家共同面临的社会问题。而健康观念和医学模式的转变,使研究老年人、老年病的学科发展更加迅速,老年护理学也就应运而生了。

一、老年护理学的概念

老年护理学(gerontological nursing)是护理学的一个分支,也是老年医学的一个分支。它是研究、诊断和处理老年人对自身现存的和潜在的健康问题的反应的学科。美国护士协会(American Nurse Association,ANA)1987 年提出用"老年护理学(gerontological nursing)"概念代替"老年病护理(geriatric nursing)"概念,因为老年护理学涉及的护理范畴更广泛,是研究老年人和老年病护理的科学。老年护理学针对老年患者的解剖生理特点,研究老年病护理的特殊规律,提高护理质量;研究老年人的健康维护,以保持老年人组织器官的生理机能和预防疾病;研究老年人和老年患者的心理特征,促进身心健康;研究老年人的健康保健,给予正确的保健指导,达到延年益寿的目的;研究老年病的康复,减少和减轻残障,提高老年患者的生活质量,发挥老年人的日常生活能力,实现老年人机体的最佳功能,保证人生的尊严和舒适生活直至死亡。老年护理学研究的重点在于从老年人生理、心理、社会文化以及发展的角度出发,研究自然、社会、文化教育和生理、心理因素对老年人健康的影响,探讨用护理手段或措施解决老年人健康问题。老年护理流程和步骤包括评估老年人的健康和功能状态,制订护理计划,提供有效护理和其他卫生保健服务,并评价照顾效果。

二、老年护理的特点

老年护理可以分为对健康老年人的护理(一般护理)和对患病老年人的护理(疾病护理)。

一般护理又可分为生理护理和心理护理。从生理护理上来讲,老年人日常生活自理困难者较多,需要精心照料。第一,要保持老年人身体清洁,同时注意压疮的预防;要细心关注老年人的衣着,如老年人的衣着要合体、保暖,老年人外出时要戴帽子,老年人鞋袜要舒适等。第二,老年人的饮食照顾要周到:老年人的膳食要合理搭配,注意营养均衡,食物宜软、烂、可口、温度适宜。同时注意进食的安全,在老年人进食中预防误吸、误食,如进食应采取坐位,不能坐起则可将上半身抬高 30°～50°。第三,老年人容易出现腹泻、便秘和大小便失禁,对老年人排泄的照顾要熟练、耐心。第四,老年人易发生睡眠障碍,需仔细观察和照顾,同时要注意避免对镇静催眠类药物的依赖。第五,老年人感官系统的功能下降,需要特殊照顾,如视力不好要佩戴眼镜,听力下降应佩戴助听器,同时护理人员应选择适当的沟通技巧。第六,老年人知觉、感觉、注意力下降,对刺激的反应变得迟钝,使得老年人遭遇危险时不能立即做出判断,容易发生意外伤害,在照顾中要特别注意防范。老年人容易发生安全事故如跌倒、坠床、呛咳、噎食或误食等,所以对满足安全的需要程度增加,护理中应注意环境的安全,如室内的布置要防跌倒,热水袋的使用中要防烫伤;老年人外出活动时要做好安全照顾,如提前了解天气和活动的时间,提醒其外出时走路要慢。第七,老年人免疫功能下降,易发生感染性疾病尤其是呼吸系统和泌尿系统感染性疾病,因此在对老年人的照顾中要注意预防感染,包括:①注意老年人的保暖;②重视口腔及身体各部位的清洁、卫生;③经常对老年人生活的环境进行清洁;④注意饮食卫生,餐前、便后为老年人洗手;⑤指导老年人不要随地吐痰、注意经常洗手等;⑥能自理的老年人要鼓励其锻炼身体,以增强抗病的能力,预防疾病;⑦养老护理员在照顾老年人前后也要认真洗手。

▌拓展提高▌

老年综合征

老年综合征指老年人由多种病因共同作用而引起同一种临床表现或问题的症候群。常见的表现有认知功能受损或痴呆、晕厥与眩晕、疼痛、跌倒、大小便失禁、便秘、营养不良、抑郁、谵妄、多重用药、睡眠紊乱(失眠等)、压疮等。老年综合征是目前老年医学的重要内容。其管理需要医护人员共同参与。

从心理护理上来讲,进入老年期会导致老年人产生"失落感",自尊的需要满足程度增强,因此护理人员首先要特别注意对老年人的尊重,如礼貌的称呼,需要老年人配合的事要先征求老年人的意见,讲话态度要和蔼等。其次,老年人因孤独的处境需要更多的关怀与照顾。老年人与社会的沟通减少,信息来源减少,或独居、丧偶、疾病等情况,加之视力、听力减退使得老年人与外界产生隔绝感,久而久之使老年人处于孤独的状态。护理人员应设法帮助老年人多参加社会集体活动。多与老年人交流,陪伴老年人,以满足老年人精神和心理的需要。最后,护理人员与老年人交流须有良好的沟通技巧,态度要真诚、友善,要有礼貌并以老年人习惯或喜欢的方式进行,使老年人能感到真诚、关注和尊重。沟通时要保持面对老年人,以便相互之间看到对方的面部表情,以增强沟通的效果。倾听老年人诉说要专心、耐心,倾听时不要东张西望、心不在焉;在倾听中观察老年人说话的态度、表情和措辞,用心体会老年人的感受。与老年人说话语句要简短扼要,言语要清晰温和,措辞要准确,语调要平和,声音不要太高,尤其是避免因老年人听力不好时的大声叫喊,因为这样可使得老年人的自尊心受到伤害。

对患病老年人护理的首要原则是密切观察。因为老年人机体反应能力下降,老年人患病后常没有典型的临床症状,不易被及时发现,也容易被忽略或误诊,从而不能及时治疗,延误了病情。因此,护理人员应随时注意观察老年人的身体状况。除了患病隐匿这一特点外,老年患者还具有临床表现不典型、多种疾病并存、病情复杂、并发症多、药物疗效差、易出现副作用及不良反应、安全隐患多等特点,所以对老年患者的护理,任务重、难度大、心理护理要求高,护理人员在遵循老年人一般护理原则基础之上注意要细心、耐心,护理措施应及时严谨,同时对老年患者应多鼓励、安慰。

三、老年护理的范畴

1. 老年护理目标和工作原则

(1)老年护理目标   随着年龄的增加,老年人面临多种老年期变化和慢性疾病的折磨,老年护理的最终目标是提高他们的生活质量,保持最佳功能。老年护理的具体目标包括:①增强自护能力。面对老年人的虚弱和需求,医护人员常常寻求其他社会资源的协助,而很少考虑到老年人自身的残余能力资源。根据奥瑞姆自护理论,如果老年人长期以被动依赖的形式生活,自我照顾意识淡化,久之将会丧失生活自理能力。因此,要善于运用老年人自身资源,以健康教育为干预手段,采取不同的措施,尽量维持老年人的自我照顾能力,巩固和强化其自我护理能力,避免过分依赖他人护理。从而增强老年人生活的信心,保持老年人的自尊。②延缓衰退及恶化。通过三级预防策略,对老年人进行管理,避免和减少健康危险因素的危害,做到早发现、早诊断、早治疗、积极康复,对疾病进行干预,防止病情恶化,预防并发症的发生,防止伤残。广泛开展健康教育,提高老年人的自我保护意识,改变不良的生活方式和行为,增进健康。③提高生活质量。老年护理的目标不仅仅是疾病的转归和寿命的延长,而应促进老年人在生理、心理和社会适应方面的完美状态,提高生活质量,体现生命意义和价值。老年人要在健康基础上长寿,做到年高不老、寿高不衰,更好地为社会服务。④做好临终关怀(hospice care)。对待临终老年人,护理工作者应对其进行综合评估分析,识别、预测并满足其需求,从生理、心理和社会角度全方位为他们服务,以确保老年人能够无痛、舒适地度过生命的最后时光。让老年人生命终末阶段有陪伴、照料,走得平静且有尊严。给家属以安慰,并让他们感受到医务人员对其的关心和帮助。

(2)老年护理工作原则 老年护理工作有其特殊的规律和专业的要求,为了实现护理目标,在护理实践中还应遵循相关的护理原则。系统理论、需要理论、自护理论等,对护理工作都具有积极的指导意义,可作为制订老年护理工作原则的依据。老年护理工作原则包括:①及早防护。衰老起于何时,尚无定论。又由于一些老年病发病和演变时间长,如高脂血症、动脉粥样硬化、高血压、糖尿病、骨质疏松症等一般均起病于中青年时期,因此,一级预防应该及早进行,老年护理的实施应从中青年时期开始入手,进入老年期则更加关注。要了解老年常见病的病因、危险因素和保护因素,采取有效的预防措施,防止老年疾病的发生和发展。对于慢性病患者、残疾老年人,根据情况实施康复医疗和护理的开始时间越早越好。②满足需求。人的需要满足程度与健康成正比。因此,老年护理首先应基于满足老年人的多种需求。护理人员应当增强对老年人老化过程的认识,将正常及病态老化过程及老年人独特的心理、社会特性与一般的护理知识相结合,及时发现老年人现存的和潜在的健康问题和各种需求,使护理活动能满足老年人的各种需求,真正有助于其健康发展。③整体护理。由于老年人在生理、心理、社会适应能力等方面与其他人群有不同之处,尤其是老年患者往往有多种疾病共存,疾病之间彼此交错和影响。因此,护理人员必须树立整体护理的理念,研究多种因素对老年人健康的影响,提供多层次、全方位的护理。护理人员对患者全面负责,在护理工作中注重患者身心健康的统一,解决患者的整体健康问题。④因人施护。衰老是全身性、多方面、复杂的退化过程,老化程度因人而异,影响衰老和健康的因素也错综复杂,特别是出现病理性改变后,老年个体的状况差别很大,加上患者性别、病情、家庭、经济等各方面情况不同,因此,要将一般性护理原则与个体化护理原则相结合,做到针对性和实效性护理。⑤全程连续护理。老年患者疾病病程长、合并症多、并发症多、后遗症多,多数老年患者的生活自理能力下降,有的甚至出现严重的生理功能障碍,对护理工作有较大的依赖性,老年人需要连续性照顾,如医院外的预防性照顾、精神护理、家庭护理等。因此,开展长期护理(long-term care)是必要的。对各年龄段健康老年人、患病老年人均应做好细致、耐心、持之以恒的护理,减轻老年人因疾病和残疾所遭受的痛苦,缩短临终依赖期,对生命的最后阶段提供系统的护理和社会支持。⑥全场所护理。老年护理工作的对象不仅是老年患者,还应包括健康的老年人、老年人家庭的成员。老年护理工作不仅仅是在病房,而且也应包括社区、家庭和全社会,老年护理必须兼顾到医院、家庭和人群。从某种意义上讲,家庭和社会护理更有其重要性,因为不但本人受益,而且还可大大减轻家庭和社会的负担。

2. 老年护理场所及专科护士角色 老年护理场所主要包括家庭和社区、养老机构、各种医疗机构的病房和门诊。

老年专科护士(senior specialist nurse)承担着多方面的角色。目前,老年专科护士主要以临床护理实践者角色为核心,在解决老年患者常见的失禁、进食、跌倒、睡眠、皮肤、意识、智能障碍等专科常见护理问题上发挥独到作用;通过成立护理专业小组、开展专科护理会诊、组织护理查房、病例讨论,带动护理人员学习、交流,来提高护理人员的专业水平,提高专科护理质量;通过传授临床护士专科护理知识,在病房、院内定期组织咨询活动,开设专科护理门诊,发挥临床指导、会诊、教学及咨询者的功能。此外,老年专科护士研究者的角色对于护理学科的发展有重要的作用,在老年护理领域积极开展科研活动可以将科研成果用于指导护理实践,最终促进老年护理质量的提高和老年专科护理发展。

四、老年护理的发展

(一)国外老年护理的发展

由于老年护理最早出现于美国,而且美国的老年护理推动了全世界老年护理的发展,故以美国老年护理发展为例,说明国外老年护理的发展情况。

1. 老年护理学科的发展 1900 年,美国最早确定了老年护理独立学科的地位。到 20 世纪 60 年代,老年护理专业在美国已经发展得较为成熟。1961 年美国护理协会设立"老年护理小组",1966 年"老年护理小组"被提升为"老年病护理分会",并确立了老年护理专科委员会,至此,老年护理学成为护理学中的独立分支。1970 年美国首次正式公布老年病护理执业标准,1975 年开始颁发老年护理专科证书,同年《老年护理杂志》诞生,"老年病护理分会"更名为"老年护理分会",这标志着老年护理服务范围由老年患者扩大至老年人群。1976 年美国护理学会提出发展老年护理学,关注老年人对现存的和潜在的健康问题的反应,从护理的角度和范畴执行业务活动。

2. 老年护理教育的发展 20 世纪 70 年代以来,美国老年护理教育开始发展,最具意义的是开展了老年护理实践的高等教育和训练,培养了高级执业护士(advanced practice nurses,APNs),使之具备熟练的专业知识技能和研究生学历,经过认证,能够以整体的方式处理老年人的复杂的照顾问题。高级执业护士包括老年病开业护士(geriatric nurse practitioners,GNPs)、老年病学临床护理专家(clinical nurse specialists,CNSs)。老年病开业护士在多种场所为老年人提供初级保健,社区卫生服务主要由开业护士来管理。老年病学临床护理专家具有对患者及其家庭方面丰富的临床经验,具有卫生和社会政策的专业知识,多数护理专家在医院内工作,作为多科医疗协作组的咨询顾问,还协助在职护士在医院、养老院或社区卫生代理机构之间建立联系。目前,在老年病护理专业训练中增加了老年精神病护理,一般老年精神病护理专家在医院、精神卫生中心和门诊部工作。某些护理学院拥有附属的老人院,便于教学、研究,以及学生实习。美国护理学会每年为成千上万名护理人员颁发老年护理专科证书。在美国老年护理教育发展的影响下,许多国家的护理院校设置了老年护理课程,并设有老年护理学硕士和博士学位。

3. 老年护理研究的发展 美国早期有关老年护理的研究侧重描述老年人及其健康需求,以及老年护理人员的特征、教育与态度。目前其更多研究具有临床意义,例如:美国在约束与跌倒、压疮、失禁、谵妄与痴呆、疼痛等研究领域取得了满意的效果。此外,对老年护理场所的创新实践模式、长期护理照顾、家庭护理等问题的研究也受到重视。近年来,由美国政府资助成立了老年教育中心或老年护理研究院,以改进老年护理实践质量。

在美国的老年护理发展的同时,其他国家的老年护理也先后发展起来。1870 年荷兰成立了第一支家居护理组织;英国1859年开始地段访问护理,19世纪末创建教区护理和家庭护理,1967年创办世界第一所临终关怀医院;瑞典在20世纪90年代初期就建立了健康护理管理委员会;日本从1961年开始实行全民健康保健,1973年开始,65岁及以上的老年人医疗费用全部由政府承担。

(二)我国老年护理的发展

自20世纪80年代中华医学会老年医学学会成立后,我国政府对老龄事业十分关注,先后发布了《中共中央、国务院关于加强老龄工作的决定》《中国老龄事业发展"十五"计划纲要(2001—2005年)》等,有力促进了老龄事业的发展。老年学和老年医学研究机构随之建立起来,与之相适应的老年护理学也作为一门新兴学科受到重视。

20世纪90年代,我国高等护理教育发展迅速,老年护理学陆续被全国多所护理高等院校列为必修课程,有关老年护理的专著、教材、科普读物相继出版。各种杂志中关于老年护理的论著、经验总结文章陆续发表,有关老年护理的研究开始起步。至今,已有多所护理院校开设了老年护理专业,护理研究生教育中也设立了老年护理研究方向。此外,国内外老年护理方面的学术交流逐步开展,有的院校与国外护理同行建立了科研合作关系。如共同开展了中日老年健康社区干预效果对照研究,以及欧盟国际助老会资助的老年人健康教育项目等。

我国老年护理体系的雏形是医院的老年患者的护理,如综合医院成立老年病科,开设老年门诊与病房,按专科收治和管理老年患者。很多大城市均建立了老年病专科医院,按病情不同阶段,提供不同的医疗护理。同时,老年护理医院的成立,对适应城市人口老龄化的需要发挥了积极的作用,其主要工作包括医疗护理、生活护理、心理护理和临终关怀。有的城市还成立了老年护理中心、护理院,为社区内的高龄病残、孤寡老年人提供上门医疗服务和家庭护理;为老年重病患者建立档案,开展定期巡回医疗咨询,老年人可优先享受到入院治疗、护理服务和临终关怀服务。

当前,老年护理面临的问题是日益增多的老年人口的照料问题,特别是迅速增长的"空巢"、高龄和带病老年人的服务需求、寿命延长与"寿而不康"造成的医疗卫生和护理的压力不断加大的问题日益严峻。我国护理事业发展与老龄化的需要、与国际标准水平相比还存在较大的差距,特别是老年护理教育明显滞后,老年护理专科护士的培养也才起步不久。

为迎接更严峻的人口老龄化局面,我国需要加快与国际社会的合作,加速建立老年护理学科的发展策略,培养老年护理专业人才,拓展和深化老年护理研究领域,并在实践中使用循证证据,促进科技成果转化。我国应借鉴国外的先进经验,积极营造健康老龄化的条件和环境。要扩大护理教育规模,缓解护理人力资源紧张状况。开设老年护理专业,加强老年护理教育,加快专业护理人才培养,以适应老年护理市场的需求。加强老年人常见疾病的防治护理研究,解决好老年人口的就医保健问题。开拓专业护理保健市场,发展老年服务产业。逐步建立以"居家养老为基础、社区服务为依托、机构养老为补充"的养老服务体系,开发老年护理设备、器材,为社区护理和家庭护理提供良好的基础条件,真正满足老年群体在日常生活照顾、精神慰藉、临终关怀、紧急救助等方面日益增长的需求。广大医护人员要努力探索、研究和建立我国老年护理的理论和技术,构建有中国特色的老年护理理论和实践体系,不断推进我国老年护理事业的发展,加快我国老年护理学科发展的步伐。

第三节 老年护理相关伦理与法律

老年护理相关伦理与法律是老年护理实践中必须遵守的行为准绳,每一个从业人员都应该做好伦理与法律知识的相应储备,以保护护理人员和护理对象双方的权益。

一、老年护理相关伦理

伦理学(ethics)即道德学,它是一门研究道德的起源、本质、作用及其发展规律的科学。伦理和道德之间又不完全等同:道德强调实践,是调整人与人之间、人与社会之间关系的行为规范;伦理强调理论,是处理人与人、人与社会之间关系的准则和道理。

医学伦理学(medical ethics)是运用一般伦理学原则解决医疗卫生实践和医学发展过程中的医学道德问题和医学道德现象,是研究医学领域中人与人、人与社会、人与自然关系的道德问题的一门学科。它是医学的一个重要组成部分,又是伦理学的一个分支。

护理伦理学(nursing ethics)是属于医学伦理学的有机组成部分,是以马克思主义伦理学的基本原理为指导,紧密结合护理学科发展的实际,研究与探讨当代护理职业道德的科学。它是护理学与马克思主义伦理学、心理学、社会学、管理学、教育学等社会学科相互交叉的一门边缘学科。护理伦理学研究的对象包括护理人员与患者的关系、护理人员与其他医务人员的关系、护理人员与医疗机构的关系、护理人员与医学科学的关系、护理人员与社会之间的关系。护理伦理学研究的内容包括护理道德的基本理论、护理的规范、护理道德的教育、培养与评价等问题。2008年5月,人民卫生出版社出版了由中华护理学会编制的《护士守则》,在《护士条例》的基础上进一步明确了护理人员应该遵循的伦理行为规范。2009年2月,全国性护理伦理学学术机构——中华医学会医学伦理学分会护理伦理学专业委员会成立,标志着护理伦理学的学科地位已被业界广泛认可,学科研究步入专业化和规范化轨道。

依据护理伦理学理论,人道主义是护理伦理的基本原则,而尊重、行善、不伤害和公平是具体原则和核心内容,知情同意、护理最优化、医疗保密和生命价值至尊且平等是护理伦理的应用原则。由于老年人群及老年患病人群护理的独特特点(见第一章第二节),老年护理伦理的原则可总结为:①尊老爱老,细心进行生活照料。老年人尤其是高龄老年人有着特殊的需求,特别是随着年龄增长对于日常生活照料、精神安慰和医疗保健三个基本方面的服务需求将变得愈加迫切。广大护理工作者,不管是在医院或在社区家庭,还是在中间老年服务机构,都应将尊老、敬老、助老的工作落到实处;重视情感沟通,帮助老年人树立正确的人生观、死亡观,使其身心得到抚慰和照顾。②热忱服务,一视同仁。始终贯彻诚心、爱心、细心、耐心的原则,尽量满足要求,保证老年人安全和舒适;要求医护人员做到"五知":一知老年人主诉;二知老年人不适;三知老年人苦恼;四知老年人不便;五知老年人的社会问题。对患者应一视同仁,无论职位高低、病情轻重、贫富如何、远近亲疏、自我护理能力强弱,都要以诚相待,尊重人格,体现公平、公正的原则,并能提供个性化护理。③高度负责,技术求精。要求护理人员具有较高的专科护理知识水平,更重要的是强烈的责任心,在工作中要做到仔细、审慎、周密,千方百计地减轻和避免后遗症、并发症。绝不能因为工作中的疏忽而贻误了老年患者的治疗。

从事老年护理的人员应具备的素质包括:高度的责任心、爱心、耐心及奉献精神;博、专兼备的专业知识;准确、敏锐的观察力和正确的判断力;良好的沟通技巧和合作精神。

二、老年护理相关法律

老年人在生理上对疾病易感、脆弱,心理上对环境的不安全感增加,经济上购买支付能力下降,故而更易受到伤害。因此,政府、社会和家庭都更应该关注这一群体的诉求和需要,才能实现构建和谐社会的愿景。在老年护理实践过程中,护理人员也必须了解有关法律法规,从而最大限度地保障双方权益。

卫生法是护理人员在从业过程中应当了解的第一层面法律法规。卫生法是指由国家制定或认可的,有关食品安全、医疗卫生、医疗事故的处理、卫生防疫、药品药械管理、从业资格、突发性公共卫生事件的应急处理等方面的法律规范的总称。目前,我国颁布的卫生法主要包括《中华人民共和国食品安全法》、《中华人民共和国传染病防治法》《中华人民共和国国境卫生检疫法》《中华人民共和国执业医师法》《中华人民共和国精神卫生法》《中华人民共和国药品管理法》《中华人民共和国护士管理办法》《医疗事故处理条例》《医疗器械监督管理条例》《医疗机构管理条例》《乡村医生从业管理条例》《突发性公共卫生事件应急条例》等,以及与上述法律法规相应的一系列配套规定。

护理法属于卫生法的范畴,和护理实践关系更为密切,护理人员在执业之前必须仔细了解。护理法是指由国家制定的,用以规定护理活动(如护理教育、护理管理、护理科研、护理服务)及调整这些活动而产生的各种社会关系的法律规范的总称,具体包括国家规定的医疗卫生法律、法规和条例;地方行政主管及卫生行政主管部门制定的规定、标准、办法、通知;医疗卫生单位制定的管理制度和办法;护理技术操作规程等。1994 年我国开始实施《中华人民共和国护士管理办法》。2008 年 1 月 23 日国务院第 206 次常务会议通过《护士条例》,自 2008 年 5 月 12 日起施行。此条例共六章三十五条,旨在维护护士的合法权益,规范护理行为,促进护理事业发展,保障医疗安全和人体健康。为了更好地贯彻落实《护士条例》,中华护理学会组织专家,在借鉴国内外经验和广泛征求意见的基础上,制订了《护士守则》,给全国护理工作者提供了护理伦理及执业行为的基本规范。《护士条例》和《护士守则》要求护理人员恪尽职守,诚信服务,为维护和促进人民群众的健康努力工作。

在老年护理实践中,除了一般的卫生法和护理法,护理人员还需要了解《中华人民共和国老年人权益保障法》。其分总则、家庭赡养与扶养、社会保障、社会服务、社会优待、宜居环境、参与社会发展、法律责任、附则共九章八十五条。其中,第一章第三条明文规定"禁止歧视、侮辱、虐待或者遗弃老年人",这既是全社会应当遵守的准则,也是老年护理实践中最基本的护理行为底线。我国有着尊老的文化传统,人们又有着"家丑不可外扬"的根深蒂固的观念,这使得虐待老年人的问题不易显露和引起关注。但随着老龄化社会的到来,老年人虐待已经成为公共卫生和护理研究中一个比较重要的问题。

护士在发现和识别虐待老年人的现象中扮演着重要的角色。对虐待现象的警惕性以及护士的观察、交流技能是评估的关键方面。在虐待老年人的问题中,医务人员还面临着很多的挑战,需要更多研究调查。但毫无疑问,护士应该充分运用正确的技能和知识,在帮助老人们享有安全、舒适、有尊严的晚年这一实践上做出自己的贡献。

本章小结

本章在明确了老年人、老年期分期、老龄化和老龄化社会、健康老龄化和积极老龄化、老年护理学、老年护理伦理学等老年护理学相关基本概念的基础上,对全球及中国老龄化的趋势特点和影响进行了详细阐述,并进一步阐述了关于老龄化形势的对策。在梳理了老年人群的生理及心理特点后,本章对老年护理的特点、目标和工作原则,老年护理的工作场所和专科护士的角色进行了分析;结合国内外老年护理学发展的概况,对我国老年护理学的发展提出了建议和展望。最后,总结了老年护理相关的伦理原则和法律问题。

思考题

1. 老龄化对医疗卫生工作有何影响? 应如何应对?

2. 老年护理有什么特点? 老年护理工作原则有哪些?

3. 一个罹患晚期癌症的老年患者,并不知道自己得了癌症且濒临死亡。家属因为担心患者承受不住打击,决定不让患者知道实情,并要求护士隐瞒。但患者非常焦虑,希望知道自己的病情,以便处理自己的一些事情,并且向护士表示无论自己的病情如何,都已经有了心理准备。此时护士如何做?

(任海蓉)

第二章　老年护理相关理论

全球人口老龄化，尤其是老年人口的高龄化，对经济发展、大众文化及人体素质等社会生活的各个领域带来不可忽略的影响。积极研究与探讨老年问题，了解老化的原因、过程与现象，寻求防治或延缓衰老的方法，已成为社会、医学及护理领域重要的研究内容。老化理论的研究可以帮助我们科学地解释护理实践中的现象和问题，指导护理干预措施的制订和预测护理活动的结果，还可以通过实践拓展和开展护理研究，对理论的科学性进行验证，进一步发展和完善理论。

老化的影响因素是多方面的、复杂的。遗传等内因在衰老的进程中起着重要的作用，而生物、心理、社会及环境因素对衰老进程的影响日益受到重视。老化理论从不同方面解释老化发生的原因和老化进程中的各种现象，包括生物学、环境学、心理学与社会学的观点。本章主要介绍在老年护理中应用较多的有关老化的生物学、心理学、社会学理论。认识和了解这些与老年护理密切相关的不同层面老化理论，有助于护理人员在临床照护老年人时全面评估老年人健康需求，拟订针对个体需求的护理计划，提供完善、恰当的护理措施。

第一节　生物学理论

对衰老原因和机制的研究是现代老年生物学研究中最重要、最艰巨的课题。只有阐明衰老的机制才能采取有效的措施延缓衰老。老化是一个相当复杂的过程，19 世纪 30 年代，有的国家才开始用科学手段进行老化的研究。20 世纪 40 年代，逐渐出现系统研究，观察衰老变化，先从形态，后从生理功能、物质代谢等方面研究变化规律，探究衰老原因。

老化的生物学理论（biological theories of aging）又称为生物老化理论（biological aging theories），重点研究老化过程中生物体生理改变的特性和原因，重在解释细胞如何老化、是遗传还是环境影响生物的寿命、启动老化的程序是什么、是自身体内病理变化还是外在环境因素影响所致。科学家们提出了种种关于老化的学说或理论,持生物学观点的各种老化理论主张生物生理性的老化现象是源自细胞发生突变或耗损,导致细胞内基因或蛋白质改变、杂质累积、细胞功能改变及衰退、细胞停止分化与修复,最终导致细胞死亡。然而没有一种学说可以全面阐述人体老化的机制。
老化的生物学理论用于解释老化的生理变化,分为随机老化理论(stochastic theories of aging)和非随机老化理论(non-stochastic theories of aging)两类。前者认为老化的发生是随机损伤积累的过程,其主要代表有自由基理论(free radical theory)、体细胞突变理论(somatic mutation theory)和分子交联理论(molecular cross-link theory)等。非随机老化理论认为与年龄相关的分子和细胞水平的变化均受基因程控,老化是程序控制的过程,其代表理论有基因程控理论(theory of programmed cell death)、免疫理论(immunological theory)、神经内分泌理论(neuroendocrine theory)以及端粒-端粒酶假说(telomere-telomerase hypothesis)等。在这些理论中,我们将重点阐述基因程控理论、自由基理论及免疫理论。
一、基因程控理论
在关于老化生物学机制的学说中,基因程控理论受到了广泛关注,是老化过程生物学中的经典观点。其代表学说有细胞定时老化论与基因突变论,这两种理论主要解释:为什么生物到一定寿命就会衰老或生病而死亡、为什么同种生物有非常相似的生命周期。然而,这两种理论仅能解释复杂老化过程中的部分原因。
1. 细胞定时老化论 细胞定时老化论由海弗里克(Hayflick)于1962年提出。其研究观察到人体细胞分裂能力是有限的,大约为50次。生物有机体的寿命似乎出现"生物钟"的规律,即基因程序预先设定了动物的生命周期,就像计算机编码的程序控制体内细胞基因的固定生命期限,衰老过程是按照基因控制下的预定程序逐渐推进的。凡是生物都要经历这种类似的生命过程,只是不同的物种各有其特定的"生物钟"。每种生物就像设定好时间的生物个体,体内细胞的基因有固定的生命期限,以细胞分化次数来决定个体的寿命。例如:人类的基因,其最长生命期限被设定为110~120年,在此期间,正常细胞分裂约50次,达到极限分裂次数就停止正常分化,细胞开始退化、衰老,人开始老化,最终死亡。生物的最高寿命呈现种属特异性。不同种类的生物,细胞最高分化次数不同,细胞分化次数越高者,寿命越长。此理论用于解释不同的种族及种类生物有不同的寿命,因细胞基因的遗传可决定各种种族生物寿命的长短,如同种的动物有一定相似的生命年限,同种人类也有一定相近的年岁。单卵双胎者,其寿命大致相同。长寿家庭的后代多长寿者。尽管高等动物的衰老与各种病理情况的逐渐积累有关,但是他们至少部分地受到遗传的控制,如家族性高胆固醇血症。但是,此学说的不足之处在于难以解释环境对衰老进程的重要影响。
2. 基因突变论 基因突变论是基因学说理论的一个分支,它认为老化是由于体细胞突变或细胞DNA复制错误引起损伤,造成人体内细胞特性的改变,细胞功能因此受到影响而造成的。随着老化过程,老年人体内细胞的特性与功能逐渐发生变化,因而使得老年人的心智功能及行为特质不同于成年人,如老年人的记忆力减退,学习和适应新事物的能力下降,人格变得较为保守且固执等。
3. 基因功能论 基因功能论认为老化与细胞中基因的功能有关,正常的细胞基本上能自行修补发生的突变与损害,年轻时细胞的修复能力较强,但年老时会逐渐失去修复能力,而衰老细胞不断地堆积,使得新细胞失去生机,因此正常细胞的功能出现衰退。

此外,衰老时人体机能下降,包括对疾病的易感性增强,所以,从这一角度看,某些老年病相关基因,也可看作是衰老基因。例如,载脂蛋白水平升高时,发生冠心病与老年期痴呆的可能性增高,由此影响寿命。

二、自由基理论

自由基理论是目前科学界认同最为一致的老化理论。1954年美国林肯大学医学院丹汉·哈曼(Denhan Harman)博士向科学界提出了自由基老化理论,从分子水平揭开了随机老化理念的序幕,然而当时并未受到重视。20年后自由基理论才逐渐被接受,如今已成为老化理论的主要理论之一,哈曼教授在1995年荣获诺贝尔生理学或医学奖提名。自由基理论可以解释为何老化基因会逐渐出现,是什么原因导致老化现象加速。自由基不像病毒、细菌一样是有生命的微生物,而是一个原子。原子是由原子核与外周带电的电子构成,在稳定的状态下电子是成对存在的,当由于某些原因使得原子或分子失去或多得到一个电子时,原子或分子外周的电子数不成对,这就是所谓的自由基,又被称为游离基。

自由基理论认为衰老是由于自由基损伤机体所造成的,自由基与体内某些成分发生反应,会对机体造成损害,引起人体衰老。自由基是机体代谢的正常中间产物,饮食、生活方式、药物、烟和酒以及放射线等,是体内自由基产生的原因。进食、饮水、呼吸等单纯过程产生的能量循环、环境污染、紫外线、放射线、吸烟、杀虫剂等都是自由基的重要来源。生物代谢过程中产生的自由基与正常的分子不同,它含有不成对的电子,处于不稳定状态,必须夺取邻近电子使其稳定,因此对细胞具有强大的杀伤力。自由基在体内会破坏甚至攻击其他正常细胞,造成细胞的衰老、死亡。自由基的损害分为细胞膜损害和DNA损害,具体对机体的危害包括:①氧化人体内大量的不饱和脂肪酸,使脂肪变性,形成过氧化脂质,并进一步分解产生醛,而醛能交联蛋白质、脂类及核酸,这就形成导致动脉硬化、糖尿病、关节炎、白内障等疾病的原因;②引起核酸变性,影响它们传递信息的功能以及转录、复制的特性,导致蛋白质合成能力下降,并产生合成差错,容易诱发癌症;③引起蛋白质的变性,导致某些异性蛋白的出现,引起自身免疫反应;④引起细胞外可溶成分的降解,如可使关节滑液中的黏多糖发生氧化降解,使得滑液失去滑润作用,损害关节。

但是机体存在相应的抗氧化防御系统,能够清除过多的自由基,正常情况下机体内自由基的产生和清除是处在一种动态平衡状态的。随着年龄的增长,机体内抗氧化防御系统功能减退,造成自由基堆积而产生氧化应激损伤,引起体内各种生理功能障碍,最终促进了机体的老化与死亡。一些实验证据支持氧自由基可加快衰老之说,如对真菌、昆虫、蠕虫等低等生物的研究表明,清除氧自由基的抗氧化酶类的缺乏可能是短寿的分子基础。长寿种群常伴有丰富的超氧化物歧化酶和过氧化物酶。氧化还原酶类的活性随增龄而降低的现象也较为常见。因此,消除氧自由基的酶类似与延缓衰老有关。自由基理论当前备受美容界的关注,有关人士提出通过饮食、营养保健品等可以适当地补充抗氧化物质,如维生素E、维生素C、β-胡萝卜素等就较多来自于人们日常饮食的蔬菜、水果。

尽管自由基老化理论已经成为最受关注的老化理论之一,但环境因素中的氧自由基尚难超越遗传因素,成为衰老进程的主要决定者。环境因素常常通过影响遗传因素而起作用,如氧自由基可损伤蛋白质、生物膜、线粒体等,引起DNA损伤,特别是损伤线粒体DNA,从而加快衰老进程,这可能是它影响衰老进程的重要因素。

三、免疫理论

沃尔弗德(Walford)是加利福尼亚大学洛杉矶分校的病理学和医学实验室的名誉教授，Walford等人在1962年根据衰老过程中发生变异细胞能激发免疫反应,使机体的实质细胞发生损害这一原理,提出了免疫理论,并以此解释衰老。他提出,免疫功能方面与年龄有关的损失被称为"免疫衰老"。在正常情况下,机体的免疫系统不会与自身的组织成分发生免疫反应,但机体在许多有害因素(病毒感染、药物、辐射等)影响下,免疫系统把某些自身组织当作抗原而发生免疫反应。这种现象对正常机体内的细胞、组织和器官产生许多有害的影响,使机体产生自身免疫性疾病,从而加速机体的衰老。免疫系统是机体保卫自身的重要屏障,然而衰老的免疫系统是系统老化的主要原因之一,包括增加癌症、感染、炎症等风险。该理论认为,人体对疾病的抵抗能力,主要来源于体内的免疫功能,这种免疫功能随着年龄的增加而逐渐降低,故老年人体内的免疫功能不足。老化过程的基础就是免疫系统功能的逐渐下降,老化不是被动耗竭,而是由免疫系统介导的主动的自我破坏。伴随衰老,免疫调节功能的下降带来的是慢性自身免疫性疾病。体现免疫衰老的主要依据是:①老化过程中免疫功能逐渐降低,如胸腺随年龄增长而逐渐萎缩。免疫细胞的构成发生了变化,T细胞对有丝分裂原刺激的增殖能力下降,B细胞对外来抗原反应能力降低而对自身抗原反应能力增加;NK细胞活性明显下降。免疫活性细胞各种功能发生很大改变,出现对抗原的精细识别能力下降、精确调控功能减弱以及免疫应答紊乱、低效和无效,使免疫系统的三大功能(防御、自稳、监视)失调或减弱,最终导致老年人感染性疾病及癌症的发生率明显增加。②自身免疫在导致老化过程中起着重要作用。在正常的情况下,机体的免疫系统不会与自身的组织成分发生免疫反应,但随着年龄的增加,体内细胞产生突变的概率也随之增加。突变细胞是一种不同于正常细胞的异常蛋白质,被体内免疫系统辨认为外来异物。例如:动脉粥样硬化是免疫衰老的另一种表现形式,随着炎症的控制减少,促进形成动脉粥样斑块,这称之为炎性衰老。老年人常见的风湿性关节炎、类风湿性关节炎被认为是免疫系统自身攻击的结果。但此学说也存在一定的不足之处,如单细胞生物酵母也可出现衰老现象,难以用神经、激素、免疫的变化解释。所以免疫系统可能并非是衰老之"因",而是衰老之"果"。当前科学家正在不断地通过补给品、饮食、运动、睡眠和药物等寻找提高免疫力的新方法。

▌知识链接▐

端粒及端粒酶

端粒是体细胞染色体末端的"盖子",其职责是在细胞分裂的时候保护染色体中信息的完整性。当细胞分裂的时候,复制染色体的酶DNA只能复制出稍短的染色体,在其末端损失些许信息。这就是端粒理论,它解释了为何体细胞可以经历一定数量的细胞分裂,但最后会达到生命自然极限而死亡。有一些测试可以衡量端粒长度,端粒平均长度也常被用来作为估计生物体生物学寿命和预计寿命长度的指标。疾病和氧化损害都会导致人类的端粒长度大大缩短。

2009年诺贝尔生理学或医学奖授予伊丽莎白·布莱克本、卡罗尔·格雷德和杰克·绍斯塔克。因为他们的研究对癌症和衰老具有重要的意义,解决了生物学的一个重大问题:在细胞分裂时染色体如何完整地自我复制以及染色体如何受到保护以免于退化,解决办法存在于染色体末端——端粒,以及形成端粒的酶——端粒酶。这一发现有助于新的治疗措施的发展。

生物学老化主要观点：生物老化影响所有有生命的生物体，随着年龄的增长，生物老化不可避免、不可逆转、自然地、渐进地发生，年龄增长引起个体老化的原因因人而异。机体不同的器官和组织老化速度不同，生物老化过程不仅不同于病理老化，而且受到非生物因素的影响。生物老化可增加机体对疾病的易感性，对健康不利。

老化的生物学理论对护理的指导意义在于可帮助护士正确认识人类的老化机制，整体看待老年护理工作，促进个体健康活动以影响个体健康状态和寿命，更好地服务于老年人。如正确合理解释老年人对某些疾病易感性的改变、正确判断体格检查和实验室检查结果，既要考虑到疾病引发的改变，也要想到生理老化所致的改变。结合不同个体的生理心理表现、生活经历及文化层次，指导老年人正确面对老化甚至死亡。在护理工作中能有意识地防范感染，并注意观察老年人早期出现的感染症状等。

第二节　心理发展理论

老化的心理学理论重点研究和解释老化过程对老年人的认知思考、智力行为、思维与学习动机的影响，还包括应用适应能力来进行自我调节或行为控制。这些理论与老化的生物学理论和社会学理论密切相关，老化的心理学理论认为老化还受到心理学及社会因素的影响，也涉及如何运用控制能力来控制行为或自我调节。目前并没有一种心理学理论专门研究和解释老年期的特有现象，人格发展理论、自我效能理论等理论较多应用于老年护理研究与实践。本节将重点阐述具有代表性的心理发展理论：人格发展理论、自我效能理论及弹性认知理论。

一、人格发展理论

人格发展理论（theory of personality development）又称为发展理论，也被称为心理社会发展学说。人格是指人与人之间在心理与行为上的差异。弗洛伊德于 19 世纪末、20 世纪初创立了科学心理学史上的第一个人格心理学体系，即精神分析，又称发展理论。这一理论至今在老年护理实践中仍有应用，如用回归口唇期来解释老年期痴呆患者的"异食癖"行为问题。然而，弗洛伊德的理论忽略了人格发展的终身性。20 世纪 30 年代，出现了以卡伦·霍妮（Karen Horney）、埃里希·弗洛姆（Eric Fromm）和埃里克森（E. H. Erikson）等人为代表的美国新精神分析，他们的理论虽侧重点不同，但有一个基本共同点，即重视自我在人格结构中的作用，强调社会文化因素对人格形成发展的作用。其中埃里克森提出的以自我为核心的人格发展的心理社会理论在老化的研究和实践中应用最为普遍。

埃里克森认为人格是终身发展的，人格的发展必须包括机体成熟、自我成长和社会关系三个不可分割的过程。每一过程必须以其他两个过程为前提，在不断交互作用中向前发展。因此，根据这三个过程的演化，他提出个体的心理社会发展期八个阶段的观点：婴儿期、幼儿期、学龄前期、学龄期、少年期（青春期）、青年期、成年期和晚年期。每一个发展阶段有其特定的发展任务，如果能顺利完成或胜任该任务，个体将呈现正向的自我概念及对生命的正向态度，人生将趋于成熟和完美；反之，则个体将呈现负向的自我概念及对生命的负向态度，人生则出现失败的停滞或扭曲发展现象（表 2-1）。埃里克森不仅创造性地提出了人格发展的后三个阶段，而且描述了人格的终身发展过程。他认为老年人处于人生回顾和反思的阶段（第八个阶段），在此阶段会回顾自己过去的经历，寻找生命价值，以便接受渐进死亡的事实。老年人会努力达到一种统合感,一种生命的凝聚及完整感。若是对自己过去所做的选择结果感到满足,则将拥有超越感;若未感到满足,对自己的一生不满意、惋惜,则对即将来临的生命终期感到绝望。

表 2-1　埃里克森的人格发展过程

阶段	发展任务	适应发展的结果	停滞或扭曲发展的结果
婴儿期	基本信任感	有安全感、信任	猜疑、不信任
幼儿期	独立与自主感	独立	害羞
学龄前期	自发与主动感	主动	罪恶感
学龄期	勤奋感	勤奋	自卑
少年期(青春期)	自我认同	角色认同、自我肯定	角色混淆
青年期	建立亲密关系	亲密	恐惧、孤立
成年期	创造与生产	创造与生产	沉溺于物质享受、自怜
晚年期	整合感	整合	失望

埃里克森认为老年期就是自我调整与绝望期的冲突的时期。自我整合也是接纳生命的意思,自我整合的目的,一是将其生命中发生的事有秩序地排列在时间序列上;二是和过去的悲伤、懊悔达成妥协。这个过程可以说是一种生命的总回顾,表示能以成熟的心灵和威严不畏惧死亡的心态来接纳自己,做自我肯定。也意味着对过去所发生的事件不心存懊悔,且对未来生活充满乐观和进取的心态,学习面对死亡。绝望是接纳生命的反面,是指个体在老年时期觉得其一生不如意,但时间又太匆促,没有机会重新选择可以接受的生活,以后也不会有什么值得追求的,而充满失望和无力感。埃里克森认为绝望之所以发生,是由于心智不够成熟,而成熟的心智是建立在生命的各个发展阶段。因此,老年人能否成功整合,与其人生早期发展任务的成功与否有关。老年人的发展危机,常常也是其个人所经历的许多心理社会危机的顶峰。

Peck(1955)扩充了埃里克森的理论,提出老年期应该自我超越,即接受死亡,面对人生最终的旅程不畏惧,视为生命不可避免的结局,主动计划未来,成功地适应对死亡的预期准备。

二、自我效能理论

自我效能(self-efficacy)由美国心理学家、社会学习理论的创始人班杜拉(Bandura)于1977 年提出,该理论的框架初步形成于 1986 年。自我效能是个体对自己执行某一特定行为的能力大小的主观判断,即个体对自己执行某一特定行为并达到预期结果的能力的自信心。班杜拉发现,即使个体知道某种行为会导致何种结果,但也不一定会去从事这种行为或开展某项活动,而是首先要推测一下自己行不行、有没有实施这一行为的能力与信心。这种推测和估计的过程,实际上就是自我效能的表现。所以,人的行为既受结果期望的影响,更受自我效能期望的左右,自我效能是人类行为的决定性因素。

自我效能被广泛应用于理解人的健康行为和促进行为改善方面。班杜拉针对自我效能对健康行为的影响进行了大量的研究,认为自我效能感可以直接通过影响健康目标、结果预期、社会结构性的健康行为促进和妨碍因素而间接影响人的健康行为。

提高自我效能(self-efficacy enhancement)作为一种有效的护理干预措施,成为老年护理专科领域的核心措施之一,其被定义为:增强个人对执行健康行为能力的自信心。与青年人相比,老年人由于年龄增长及生理性老化现象的出现,其自我效能感显著下降,特别表现在记忆和学习等方面。这种自我效能感的下降,会直接或间接影响老年人的健康行为习惯或疾病康复的信心。例如,有些老年人因为对自己的体能耐力缺乏信心,而不愿意参加户外活动,还有一些老年人可能因为记忆下降,反应力减弱,不愿与他人交往,刻意减少外出及活动。护士可以自我效能理论为指导,分析影响老年人有效活动的原因,并有针对性地设计促进老年人活动的干预项目。

三、弹性认知理论

弹性认知理论(flexibility cognitive theory)是当前老年发展心理学和老年神经心理学的研究重点,该理论认为每个人都有通过学习与实践提高自身认知水平的能力,社会交融和学习可以影响一个人现有的和潜在的认知水平。弹性是指个体依靠自身的能力去获得认知的技能,每个人都有适应环境改变的认知潜力,而人的一生是在维持基本认知能力的基础上不断学习新的认知技能。这种理论与人格发展理论相一致,都认为人的每一个发展阶段都是可调整的或有弹性的,老化就是个体通过生活条件和经验调整或发展个人认知功能的过程。外界环境的刺激可以提高大脑的认知功能。

万斯和克罗提出健康的生活方式、接受教育、体验新经历和参加认知功能锻炼活动等,可以维持认知功能,减缓衰老所致的认知衰退。健康的生活方式能够从生理上维持神经系统的健康,改善认知功能。例如高血压、糖尿病等慢性疾病会加速认知功能衰退,而保持健康的饮食结构及摄入足量的抗氧化剂可以提高老年人的认知功能。有研究显示,受过教育的老年人在晚年出现认知功能障碍或老年期痴呆的可能性较未受教育的人群低。可能因为学习促使大脑神经元之间建立联系,从而提高了认知功能。

老年的心理学相关理论指导护理人员应关注心理因素对老年健康的影响,帮助护士正确理解老年人的心理特征及行为表现,促进老年人的心理健康发展。护士在进行健康教育时应理解老年人的行为表现,在为老年人提供服务时应关注其心理健康问题,并且能够应用相关理论进行指导。如在应用弗洛伊德的人格发展理论来解释老年期痴呆患者的某些"返老还童"的行为问题时,也可以用埃里克森的发展理论理解普通老年人的思想及行为,协助老年人完成生命总结回顾,在出现发展危机的时候提供适当护理支持,使老年人成功自我整合及坦然面对老化甚至死亡。护士可以帮助老年人适应角色的改变,使其对自己角色功能做出正确的认知与评价,如应用自我效能理论,鼓励老年人主动参与护理过程,增强老年人执行健康行为以及接受治疗或护理干预的依从性,提高老年人自我效能水平,护患双方共同提高护理服务质量。

第三节　社会发展理论

老化的社会学理论主要研究、了解及解释社会的互动、期待、制度与价值对老化过程适应的影响,进一步探索老年人与其生理、政治、社会环境之间的相互联系及个体的生命过程对老化的影响。早期老化的社会学理论出现在 20 世纪 60 年代,集中研究老年人失去自己原来的角色和社会群体后重新适应调整的过程。此阶段的理论有:隐退理论、活跃理论、持续理论、次文化理论、年龄阶层理论、个体-环境适应理论和角色理论等。20 世纪 70 年代,老化的社会学理论研究的范围逐渐扩大,涉及社会和社会结构大环境对老化过程的影响,社会环境理论是本阶段的代表理论。本节主要介绍与护理活动关系较为密切的隐退理论、活跃理论、持续理论、次文化理论、年龄阶层理论及个体-环境适应理论。

一、隐退理论

隐退理论(disengagement theory)是由卡明(E. Cumming)和亨利(W. Henry)历经 5 年研

究于 1961 年在一篇关于老年人生活型态的研究报道中首先提出的。该理论认为老年人健康与体力的衰退、越来越少参加组织化的社会机构、逐渐退出社交活动密切相关,也是成功老化所必经的过程。老年人退出社会这一过程是社会自身发展的需要,不会随着个人意愿而改变,是有规律和不可避免的,也是老年人本身衰老的必然结果。当老年人社会交往的数量、性质、方式逐渐改变时,隐退即成为循环的过程,更加减少了他们与社会交往的机会。对于老年人而言,由于无法适应现存社会中的角色、人际关系、价值体系等,只有采取退隐的策略来保护自己,才能获得自我的成熟与满足。"天下没有不散的筵席",老年期不是中年期的延续,有其自身的特殊性,人生就像一场赛跑,每个人都有跑到终点的时候。老年人逐步走向以自我为中心的生活,生理、心理和社会等方面的功能也逐步丧失。隐退理论的前提是:①隐退是一个逐渐进行的过程;②隐退是不可避免的;③隐退是双方皆感满意的过程;④所有社会系统都有隐退的现象;⑤隐退是一种常模。此理论可用于指导老年人适应退休带来的各种生活改变,对老年人最好的关爱是应该让他们在适当的时候以合适的方式从社会中逐步疏离,不再像中年期或青年期那样拼搏和奋斗。

该理论的缺陷是很容易使人将老年人等同为无权、无能、无力的人,使社会对老年人的漠视合情化、排斥合法化、歧视合理化。因此正确地理解一个社会要保持持续的发展,就必须不断地进行新陈代谢。进入老年期,就像选手将接力棒交给下一个选手一样,自己从社会角色与社会跑场中隐退,这是成功老化所必须经历的过程,也是一种有制度、有秩序、平稳的权力与义务的转移。这个过程是促进社会进步、安定、祥和的完善途径。

二、活跃理论

活跃理论(activity theory)又称活动理论,1963 年由哈维格斯(Havighurst)等在堪萨斯市成人生活研究中提出。他发现参加志愿者组织和教堂等各项活动的老年人,能够适应多元且丰富的创造性角色(productive role)和自我定位。该理论认为老年期虽然面临生理、健康状况的改变,但是它是中年期的延续,同中年人一样,老年人有参与社会活动的心理和社会需求,主张老年人应与中年时一样从事工作及参与社会活动。因为年龄大而失去原有角色功能,这会使老年人感到失落、被排除、自尊消失等,失去生活的重心与意义。如果能让老年人有机会参与社会活动,发挥余热,他们对晚年生活的满意度会增加,而不会觉得自己是没用的人,从而能正向协助老年人适应老年生活。有研究显示,让老年人参加自己有兴趣的非正式活动,比参加许多工作更能提升老年人的生活品质。而且,社会活动是生活的基础,对各个年龄阶段的人来说都同样重要。对于一个正在变老的人,社会活动尤为重要,是老年人认识自我、获得社会角色、寻找生活意义的主要途径。老年人生理、心理和社会等各方面的健康均有赖于继续参加社会活动。

哈维格斯的研究结果支持活跃理论的观念,即高龄者若能积极参与社会活动,将可满足其心理及社会层面的需求,并增进生活的适应程度与满意程度。在现实生活中,我们也不难发现,老年人常常有一种"不服老"的感觉,"越活越年轻"的老年人,常常有"发挥余热"的热情。因此,退休的老年人仍然可以积极寻求替代角色,从事一些有意义的志愿工作,继续发挥职业专长甚至重新创业,贡献自己的才干,其晚年生活品质和满意度就会提高,于社会于己都是十分有益的。一些发达国家采取延长退休年龄或弹性退休制政策,让老年人从事一些有意义的志愿活动,我国的"夕阳红"工程等,就是利用多种方式鼓励老年人发挥余热。

这一理论可以帮助护士在照护老年人的过程中,更好地理解老年人的需求,他们可能仍然期望积极参与社会活动、促进和保持身体健康、获得人际关系等。但是活跃理论亦有一定缺陷，其没有注意到老年人的个体差异，不同的老年人对社会活动的参与要求是不同的；年轻老年人与高龄老年人在活动能力和活动愿望上差别很大，不可一概而论。

三、持续理论

由于退隐理论及活跃理论均无法完整地解释老化，对一些问题的解决促成了新理论——持续理论（continuity theory）的诞生。Neugarten 等人于 1968 年提出该理论，指出老年人会为了适应人生不同阶段的生活而适时改变人格，以便能更成功地适应老化过程。该理论认为能否成功适应老化与老年人人格的改变有关，持续理论较偏向行为理论观点，认为一个人的人格及行为特质是由环境影响与社会增强结果所塑造出的。持续理论与活跃理论相比，更加注重老年人的个体差异，它以个性的研究为理论基础，主要探讨老年人在社会文化约束其晚年生活的行为时，身体、心理及人际关系等方面的调适。一些研究指出，一般人认为老年人常有的人格行为，可能是一种适应年龄增长中人格改变所表现出来的行为，应对策略应该是理解、接纳老年人的言行、举止。

随着年龄增长，个人面对老化会倾向维持与过去一致的生活型态，并积极寻找可以取代过去角色的相似生活型态与角色，这是老年人在环境中维持老化适应的典型方式。个人的生活满意度由当前的活动或生活型态与其生活经验的一致性所决定。如果一个人在其成熟阶段有稳定的价值观、态度、规范和习惯，这些就会融入其人格与社会适应中，因此老年时期只要延续中年时期的爱好、习惯，或者寻找一些替代性的活动以代替失去的或改变的角色，即能获得成功的老化。老年人退休后会有较多的空闲时间，根据持续理论的观点，老年人仍然具有参与活动的需求，如果能以社会参与来填补失去的角色，将能使其持续拥有活跃的生活方式，减少孤寂感，享有充实愉快的晚年生活。

人的生命周期的发展表现出明显的持续性，老化是人的持续性发展的结果，也是老年人适应发展状况的结果，而发展状况的不同必然会导致老年人适应结果的不同。因此，持续理论承认每个老年人都可能是不同的。这一观点为持续理论赢得一席之地。

四、次文化理论

次文化理论（subculture theory）于 1962 年由美国学者罗斯（Rose）提出。次文化是社会学中的一个术语，它意味着与主流文化的不同。该理论认为老年人在社会团体中是一群非主流人群，他们有自己特有的文化特质，就像少数民族拥有不同于主流人群的生活信念、习惯、价值观与道德观，自成一个次文化团体一样。次文化理论提出应更加关注已经离开工作岗位的老年人。老年人作为一个在数量上越来越庞大、社会影响上越来越大的群体，必然会形成具有特殊色彩的文化现象，以此与青年人或中年人区别开来，这就是老年次文化。在这个次文化团体中，个人的社会地位是由过去的职业、教育程度、经济收入、健康状态和患病情形等认定的。随着老年人口的增加，次文化团体随之增长，许多相关的组织也随之设立，如美国的退伍学会及我国的老年大学、老年人活动中心、老年人俱乐部等，其目的就是给老年人提供彼此互动的机会。同一次文化团体中，群体间的相互支持和认同与适应对老化过程有正向影响。

与活跃理论观念不同的是，次文化理论认为老年人不再有中年人的理想与行为，老年人群体会发展出独特的老年次文化。老年次文化的成因是老年人客观存在以及主观感受到身心衰退，生理与心理适应新环境的能力不如年轻人，不可能与年轻人共同活动，故老年人之间会形成自己的人际圈。随着个人心态变化和人际圈的形成，他们有自己的话题和共同观念、态度、行为,而这些又与其他年龄人群的行为规范和想法不同,因此形成老年次文化,老年人容易吸引彼此产生互动,在互动的模式中也能轻易地发展出相互依赖的关系,对于原有角色的丧失(如退休),又被隔离于主流文化外的老年人而言,这种同一次文化的团体是最能让他们获得认同及支持的地方。这种基于共同的特质和兴趣形成的次文化体系,在一定程度上可以唤起社会对老年人这个特殊群体的关注,老年人依赖同一次文化团体的群体力量以维护老年人的自我概念和社会认同,增进自我肯定与精神生活的满足。不过,由于老年人本身已经与主流社会产生了疏离,如果过分强调老年次文化,也可能会将老年人进一步从主流社会推开,加剧老年人与主流社会的疏离感。

五、年龄阶层理论

1972 年,美国学者赖利等人提出年龄阶层理论(age stratification theory)。年龄阶层理论利用社会学中阶级、分层、社会化、角色等理论,力图从年龄的形成和结构等方面来阐述老年期的发展变化,被认为是新近发展起来的较全面的、颇具发展前景的一个理论。该理论的主要观点有:①同一年代出生的人不但具有相近的年龄,而且拥有相近的生理特点、心理特点和社会经历;②每一个人都是从属于一个特定的年龄层群体,随着个人的成长,不断地进入另一个年龄层群体,而社会对不同的年龄层群体所赋予的角色、所寄托的期望也会发生相应的变化,因此,一个人的行为变化必然会随着所属的年龄层群体的改变而发生相应的改变;③新的年龄层群体不断出生,他们所置身的社会环境不同,对历史的感受不同;④社会根据不同的年龄及其扮演的角色被分为不同的阶层;⑤人的老化过程与社会的变化之间的相互作用是动态的,所以老年人与社会总是不断地相互影响。老年人是社会团体中的一个年龄阶层,因此,同一年龄阶层的老年人之间会相互影响其老年社会化过程,使得老年人群体间拥有了某些特定的普遍行为模式。年龄阶层理论认为老年人的人格与行为特点是一种群体相互影响的社会化结果。

年龄阶层理论注重个体动态的发展过程以及社会的历史变化,但在这两点上似乎都太强调整体性和统一性,而对个体性和差异性很少关注。年龄阶层理论可以解释不同年龄层之间的差异,但对于同一个年龄层中不同个体所表现出的个体间的差异却缺乏说服力。

六、个体-环境适应理论

French、Caplan 和 Van Harrison 于 1972 年提出的个体-环境适应理论(person-environment fit theory),在工作压力领域得到广泛接受。该模型的理论基础是:行为是个体与环境之间的功能,环境变量和个人相关特征决定压力是否会产生。French 等人认为引起压力的因素不是单独的环境因素或个人因素,而是个人和环境因素相联系的结果。只有当个性特征与环境相匹配,才会出现较好的适应。该理论认为不同的环境背景,会塑造出不同的人格行为特点的老年人群。因此,除生理遗传特点与群体之间的相互影响外,环境也是影响人类人格社会化过程的重要因素之一。当环境改变时,人类为适应环境需求,会激发出许多潜能,以满足生存和发展的需要。所以,老年人为适应生理、心理及社会改变,会表现出老年团体特有的一些行为特点。由于不同老年团体所处的环境有所不同,因而在不同的老年团体中也会表现出自己团体特有的行为模式。

个体-环境适应理论关注老年人的能力与社会环境之间的关系,认为两者之间的良好关系可以促进老年人的幸福感和满足感。个体的功能性能力包括生理健康、感知觉、认知力和活动能力等,表现于呼吸、走路和解决问题(智力活动)等日常活动中。个体可运用这些能力适应生活环境。然而个体的能力可随着衰老而降低,从而影响其与社会环境的相互作用。例如,老年人的功能性能力可受到慢性疾病的影响,老年患者则难以适应环境的变化。

个体-环境适应理论已广泛用于研究与环境的相互作用对老年人满意度和幸福感的影响。个体-环境的适应程度是老年人心理幸福感的重要预测因素,个体因素、环境因素和文化因素都会影响到老年人的满意度和心理健康,而应用个体-环境适应理论可以预测老年人的心理健康。

老化的社会学理论帮助护士从"生活在社会环境中的人"这个角度看待老年人,了解社会因素对老年人生活的影响,关注老年人生活和成长的文化背景。在老化的社会学理论中,影响老化的因素有人格特征、家庭、教育程度、角色适应、文化与政治经济状况等。护士学习并明确各种老化理论适用范围与局限性,不同理论是以不同角度以及不同老年人群来研究、了解影响老年人行为表现模式的因素与原因,如隐退理论指导护士注意评估那些正在经历参与社会活动减少的老年人,提供适度的支持和指导,以维持其平衡。活跃理论则要求护士辨别那些想要维持社会活动角色功能的老年人,并评估其身心能力是否足以从事某项活动,帮助老年人选择力所能及且感兴趣的活动。持续理论帮助护士了解老年人的人格行为,评估老年人的发展及其人格行为,并制订切实可行的计划,协助老年人适应这些变化。次文化理论可以使护士认识到老年人拥有自己特有的生活信念、习俗、价值观及道德规范等文化特征,护理中要充分评估利用次文化团体和组织的群体支持与认同,促进老年人的适应及成功老化。年龄阶层理论指出社会对老年人的角色期望与行为也有所不同。个体-环境适应理论关注环境对老年人满意度和幸福感的影响。因此,护理工作者在临床实践中应根据具体情况灵活应用,帮助老年人度过一个成功、愉快的晚年生活。

第四节　衰弱学说与护理

年龄的增长使得老年人机体功能下降,同时存在多个器官的退行性病变,导致老年人在健康状况上存在异质性,一些老年人虽然高龄但仍维持较高的功能独立性,而有些则刚刚步入老年期就罹患多种疾病甚至不能自理,引起这种个体老化差异的原因就是衰弱(frailty)。目前衰弱研究是老年各专业领域的热点,但至今尚未形成统一、规范且被广泛认可的定义。然而越来越多的证据表明,实际年龄不足以预测疾病预后或死亡,而衰弱概念的引入,可以更确切、客观地反映老年人慢性健康问题和医疗需求,预测残疾、意外伤害(如跌倒或骨折)、住院率、急诊就诊率甚至死亡发生,还可解释疾病预后、康复效果和生活质量的差异。

一、衰弱的概念和内涵

有学者定义衰弱为自我平衡失调而致的不稳定状态,有学者定义为功能受损合并自评健康低下,也有学者定义为多领域(包括心理、认知、社会、环境等)的功能失调而导致的脆弱状态。其中,各个领域最常用的概念是由 Fried 等提出的:衰弱是一种由于多个生理系统累积功能下降而导致的生物学症状,表现为储备能力和抵御能力下降,最终对于不良结局的易感性增加。

狭义的衰弱概念是单一维度的,指躯体衰弱,侧重于生理性的脆弱状态,也有些学者认为衰弱分为肢体功能衰弱、躯体衰弱或精神衰弱等。广义的衰弱是指多个系统储备能力下降。广义的衰弱较相对狭义的衰弱概念更加全面,从整体评估老年人的身心状况,但在实证研究中相对地难以全面把握和评估。

衰弱可以从一个阶段进展到另一个阶段,当个体接受的照护不足以补偿衰弱及其他健康问题对机体生理、心理、精神的影响时,衰弱的并发症将出现。躯体衰弱的老年人在发生了新的并发症或是发生环境改变的应激后,机体状况下降到维持功能的最低限度,进而可能发展为整体衰弱,最终损害个体。整体衰弱也可能发生在没有躯体衰弱的个体上,如躯体功能正常,但存在感知觉缺失或痴呆的老年人。

二、衰弱综合征

随着衰弱概念在老年临床实践中的发展与应用,有学者提出了衰弱综合征(asthenia syndrome)的概念,将抽象的衰弱问题具体化。衰弱综合征是指伴随老龄化所产生的,一系列骨骼肌肉的缺失、躯体功能障碍、神经认知缺失、呼吸功能受损、能力代谢障碍和出现的与健康相关的症状和体征,相比正常老年人,衰弱老年人发生不良健康结局的风险加大。其中肌肉减少症(sarcopenia)是衰弱的核心病理基础,常发生在老年人群中,其机制是疾病、营养不良、肌肉骨骼系统的老化等原因导致的肌肉萎缩,肌肉纤维被脂肪所替代,最终机体组成改变,发生胰岛素抵抗、全身的炎症反应的风险加大,表现为肌肉力量下降或无力、耐力下降、活动减少、体重减轻,且有极高的患病率及死亡率。

准确评估老年人衰弱,有利于尽早发现高危人群,对其不良健康结局进行预测,便于医护人员重点关注高危人群,为不同衰弱程度的老年人进一步评估、治疗、采取护理措施提供参考依据。目前关于衰弱缺乏一个公认的概念,国际上衰弱的测评工具较多,目前还没有找到一个公认的衰弱风险评估工具的"金标准",其评估的内容包括主观资料和客观资料。衰弱工具测量的维度,包括生理、心理、社会、功能等。而每一个维度又有多个测量分类,如生理维度包括营养状况、身体活动、行动能力、力量和能量;心理维度包括认知、情绪、自我概念;社会维度包括社会接触与支持等。

衰弱风险评估工具的分类:自我报告式问卷(Tilburg 衰弱指数、爱特蒙特衰弱量表、格罗宁根衰弱指标等)、累积指数类评估工具(临床衰弱水平量表等)、生物学标记物评估法等。

通过早期筛查衰弱老年人并及时给予预防干预措施,可以有效地避免或延缓不良结局的发生。对于衰弱的干预目的有两个方面:一是延缓或逆转衰弱的发生;二是预防不良结局的发生。为改善衰弱老年人的临床结局,研究者做出了许多尝试,但还未发现最有效的干预措施。早期的干预主要采取全面护理,如综合老年评估、康复护理等。

▎知识链接▎

衰弱概念的来源

衰弱这一概念最早出现在 20 世纪 60 年代末,O'Brien 等在社区老年人的横断面调查中描述了衰弱的特征,即对不良事件的不相称反应。随后衰弱逐渐用于评价老年人群的健康状况。1978 年美国老年联邦会议上,衰弱这一概念被正式提出,用以描述存在着累积性的多种健康问题,长期需要支持性服务以应对日常生活的老年人。2001 年 Fried 等开创性地对衰弱进行了表型定义,引起了老年专业领域的关注,之后全世界关于衰弱的研究迅速增加。衰弱逐渐被证明是提示健康状况和照护需求的有利指标,已在公共卫生学、医学、护理学、心理学、社会学、人口学领域得到了广泛的应用。衰弱也是初级医疗保健中的一个重要概念。衰弱这一概念被引入中国后,由于"老""老衰"等多种表述,目前在台湾的相关文献中,学者大多把"frailty"作为"衰弱"的翻译。《辞海》对于衰弱的解释是"个体身体、精神状态的不佳",相比"虚弱","衰弱"还强调了个体状态的持续进一步恶化趋势。

▌拓展提高▐

衰弱模型

研究者们在基于医学模式的基础上,提出了一些衰弱的相关模型:衰弱动态模型、衰弱循环模型、负担模型(健康负担指数)、生物医学或心理社会模型。基于不同理论构建的衰弱模型,所涵盖的老年人群不同,反映了走向不良结局的不同的衰弱路径。目前应用最多最广泛的 3 种衰弱概念框架包括衰弱循环模型、整合模式、健康缺陷累积理论。

本章小结

本章主要介绍了与护理相关的老化的理论,老化理论很多且观点各有不同,但仍有相同之处。老化的过程自出生就开始,不同的个体以不同的速度老化,直至死亡。老化的现象不仅以不同的个体差异、速度出现在生理层面,包括机体结构与功能的改变,而且在心理和社会层面上也反映出来,心理与社会方面的老化则受个人认知、身体功能退化、社会化过程和社会的期待等因素影响,显示其独特性。认识、了解不同层面老化理论,有助于护理工作者评估老年人健康状况,了解其需求,拟订适合老年个体的护理计划,提供完善的护理措施,提高其生活质量。

思考题

1. 请用自由基理论解释:有些人看起来很年轻,可是生了一场大病后突然变得很苍老。

2. 简述社会学观点的老化理论对护理的指导意义。

3. 丁某,女,67 岁。因病提前退休在家多年,曾为事业单位中层领导。平时性格较为内向,工作认真尽责,近乎"工作狂",从来不休假,经常加班至深夜。其有一女儿现在国外读书。丁某退休之后性情显得比较急躁、易发脾气,而且不愿意出去与人交往,食欲较差,晚上睡眠不好,感到无所事事、空虚、忧郁、精神不振。请利用所学的衰老理论,就其情况制订一份合理的健康教育计划。

4. 马某,女,67 岁,首次诊断为乳腺癌。平时性格开朗,儿女工作均在外地。自确诊疾病以来,一直唉声叹气,经常独自在家中落泪,悲观失望,有时会向医护人员诉说自己辛苦一辈子,到老了什么都没有了。请根据所学的老化理论,解释马某的表现,并提出指导措施。

5. 张某,男,85 岁,丧偶,独居,生活基本可以自理,耳背。年轻时为村长,性格要强且倔强,不肯轻易向别人请求帮助。一月前,跌倒致右股骨颈骨折入院,常常发脾气、摔东西,家人也都不愿来照顾。如果你是该病房的护士,如何与张某及其家人进行沟通、解释?

(张　静)

第三章　老年人的健康评估

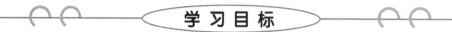

学习目标

识记：老年人生理及心理变化特点、功能状态的评估内容、情绪和情感评估、认知评估、家庭评估。

理解：老年人角色功能评估和环境评估。

应用：老年人健康史和体格检查的评估内容、压力与应对的评估、文化情况评估。

老年人的健康评估过程与成年人基本相同，评估内容主要包括躯体健康、心理健康、社会健康等方面。由于老年人生理功能的衰退、感官功能的缺损以及认知功能的改变，因此对老年人进行健康评估时，在充分掌握老年人正常老化特点的前提下，评估者还应注意正确应用语言和非语言沟通的技巧，通过耐心、细致的观察、交谈等方法，获得全面、客观的评估资料，从而准确地判断老年人的健康状况与功能状态。

第一节　正常老化特点

老化是人类面临的一种复杂的自然现象。随着年龄的增长，人体各器官和组织细胞逐渐发生形态、功能和代谢等一系列退行性变化或功能衰退变化，严重影响了老年人的身心健康。

一、老年人生理变化特点

了解老年人各系统的老化特征，对于维护和促进老年人的健康具有重要意义。

（一）循环系统

1. 心脏　进入老年期，心肌收缩力减弱，心脏每搏输出量减少。据有关研究，心输出量随年龄增长而减少，每搏输出量从 30 岁开始，每年以 1% 的速度直线下降，65 岁时每搏输出量比 25 岁减少 40%，各脏器血流量相应减少，组织供氧受到影响。心脏传导系统发生退行性改变，窦房结的肌细胞逐渐减少，窦房内的弹性纤维和胶原纤维以及脂肪浸润增多，致使老年人易发生各种心律失常。

2. 血管　老年人血管因弹性纤维减少、胶原纤维增多，加上钙沉积于血管内膜，导致管腔狭窄，造成收缩压升高，末梢血管阻力增加，导致组织灌注减少。由于以上原因，老年人易患动脉硬化、冠心病，易发生脑血管意外等。

（二）呼吸系统

1. 上呼吸道　老年人鼻黏膜变薄，腺体萎缩，分泌功能减退；鼻道变宽，鼻黏膜的防御功能下降,易患鼻窦炎和呼吸道感染,加之血管脆性增加,容易导致血管破裂而发生鼻出血。

2. 气管和支气管 由于气管、支气管黏膜上皮及黏膜腺退化,支气管平滑肌萎缩,支气管扩张,纤毛运动减弱,消除和吞噬能力下降,所以老年人易患支气管炎。

3. 肺 老年人肺泡萎缩、弹性回缩能力下降,导致肺无法有效扩张,肺通气不足。随着年龄的增加,老年人肺动脉壁肥厚、纤维化,导致肺动脉压力增高,肺毛细血管黏膜表面积减少,肺灌注流量减少。因而,老年人肺活量逐渐减低,残气量上升,肺泡与血液气体交换的能力减弱,换气效率降低。

4. 胸廓及呼吸肌 老年人由于骨质疏松,椎体下陷,脊柱后凸,胸骨前突,引起胸腔前后径增大,出现桶状胸;因胸廓的变形、活动受限及呼吸肌的肌力下降,导致呼吸运动功能降低;胸壁肌肉弹性降低,肋间肌和膈肌出现迟缓症,进一步影响胸廓运动,从而使肺通气和呼吸容量下降。

（三）消化系统

1. 唾液腺 老年人唾液腺萎缩,唾液分泌减少,影响了口腔的自洁作用和对淀粉的消化能力,导致口干及影响吞咽。

2. 牙齿 老年人牙齿咬合面的釉质和牙本质磨损,牙龈萎缩,牙根暴露,牙本质神经末梢外露,对冷、热、酸、甜、咸、苦、辣等刺激过敏产生疼痛,并易发生感染;牙槽骨萎缩,牙齿部分或全部脱落,使龋齿、牙龈炎的发病率上升;同时,牙齿松动、脱落,咀嚼能力下降,影响营养的吸收,使老年人易发生消化不良。

3. 食管 老年人食管黏膜萎缩而易发生不同程度的吞咽困难。食道扩张,蠕动减少,排空延迟,可引起老年人进食减少,营养吸收困难;食管下端括约肌松弛,容易发生胃反流,导致老年人反流性食管炎、食道癌的发病率增高;食管平滑肌萎缩,使食道裂孔增宽,导致老年人食管裂孔疝的发生率增高。

4. 胃 老年人胃腺体萎缩,胃酸分泌减少,胃蠕动减慢,胃排空时间延长,代谢产物、毒素不能及时排出,易发生消化不良、便秘、慢性胃炎、胃溃疡、胃癌等;胃蛋白酶原分泌减少,使胃消化作用减弱,影响蛋白质、维生素、铁、钙等营养物质的吸收,可导致老年人营养不良、缺铁性贫血。

5. 肝、胆 老年人肝脏实质细胞减少、变性,可出现白蛋白降低、球蛋白增高等;肝内结缔组织增生,容易造成肝纤维化和肝硬化。由于肝功能减退,药物在肝脏内代谢能力与排出速度下降,易引起药物性不良反应。胆囊不易排空,胆汁成分改变,使胆固醇增多,发生胆结石的可能性增加。

6. 胰腺 正常成人胰腺重量为 60～100 g,50 岁后逐渐减轻,80 岁时减至 40 g 左右。老年人胰腺分泌消化酶减少,影响脂肪的吸收,易产生脂肪泻;胰腺分泌胰岛素的生物活性下降,导致葡萄糖耐量降低,容易发生老年性糖尿病。

7. 肠 小肠黏膜和肌层萎缩,肠上皮细胞数目减少,小肠吸收功能减退,易造成老年人吸收不良;结肠壁的肌肉或结缔组织变薄而易形成结肠憩室;加之老年人活动减少,使肠内容物通过时间延长,水分重吸收增加,易发生或加重便秘。老年人骨盆底部肌肉萎缩、肛提肌肌力降低,易发生直肠脱垂。

（四）泌尿系统

1. 肾脏 老年人肾实质逐渐萎缩,肾脏的重量从成年期的 250～270 g 减轻到 80 岁时的

180～200 g。肾脏重量减轻主要是肾皮质的减少，而肾髓质的影响相对较少。肾小球的数量不断减少，到70～90岁时只有原来的1/3～1/2，并且可出现生理性肾小球硬化，年龄越大，肾小球硬化的比率就越高。肾脏血管也发生明显的变化，肾动脉粥样硬化，肾脏血流量减少；间质纤维化，可致肾锥体萎缩，可引起肾小管梗阻后肾小球可发生闭塞；人体肾脏功能65岁以后迅速下降，对氨基和尿酸的清除率、肾小球滤过率、肾脏的浓缩与稀释功能均下降；老年人对钠代谢的调节能力受损，容易导致水钠潴留和急性肾衰竭。

此外，肾脏是药物及其代谢产物排泄的重要途径，尽管大多数药物可在体内被代谢，但肾脏排泄功能下降常导致代谢产物蓄积，因此老年人易发生药物蓄积中毒，从而影响了给药的安全性。

2. 膀胱 膀胱肌肉萎缩，肌层变薄，纤维组织增生，使膀胱括约肌收缩无力，膀胱缩小，膀胱容量减少；由于肌肉收缩无力，使膀胱既不能充满，也不能排空，故老年人易出现尿外溢、残余尿增多、尿频、夜尿量增多等；老年人饮水减少，尿液中的代谢产物易在膀胱内积聚形成结石，结石长期刺激膀胱内壁，易诱发膀胱癌；老年女性因盆底肌肉松弛，易引起压力性尿失禁。

3. 输尿管 老年人输尿管平滑肌层变薄，支配肌肉活动的神经细胞减少，输尿管收缩功能减弱，将尿液送入膀胱的速度减慢，并且容易反流，从而引起肾盂肾炎。

4. 尿道 老年人尿道肌肉萎缩、纤维化变硬、括约肌松弛，发生排尿无力或排尿困难；由于尿道口充血肥大，尿道黏膜出现皱褶或狭窄，出现排尿困难。老年女性尿道腺体分泌黏液减少，抗菌能力减弱，使其泌尿系统感染的发生概率增大；老年男性由于前列腺增生，压迫尿道引起尿路梗阻，更容易发生排尿不畅，甚至造成排尿困难。

（五）内分泌系统

1. 下丘脑 随着年龄的增长，老年人下丘脑的重量减轻、血液供给减少、细胞形态发生改变，生理学方面表现为单胺类含量和代谢的紊乱，引起中枢调控失常，容易导致老年人各方面功能的衰退，故又称下丘脑为"老化钟"。

2. 垂体 老年人垂体重量减轻，有些高龄老年人可减轻20%，腺垂体分泌的生长激素减少，易发生肌肉萎缩、脂肪增多、蛋白质合成减少和骨质疏松等；垂体分泌的抗利尿激素减少，导致肾小管的重吸收减少和细胞内外水分的重新分配，继而出现多尿，尤其是夜间尿量增多。

3. 胰岛 老年人胰岛萎缩，释放胰岛素延迟，糖代谢能力降低；细胞膜上胰岛素受体减少，使机体对胰岛素的敏感度下降，导致老年人的葡萄糖耐量降低，这是老年人糖尿病发病率增高的原因之一；另外，胰高血糖素分泌异常增加，使2型糖尿病的发病率增高。

4. 甲状腺 老年人甲状腺发生纤维化，细胞浸润和结节化，导致甲状腺激素生成减少，甲状腺的老化，使老年人出现基础代谢率降低、皮肤干燥、体温调节功能受损、怕冷、毛发脱落等现象。

5. 肾上腺 老年人肾上腺皮质激素分泌减少，加上老年人下丘脑-垂体-肾上腺系统功能减退导致激素的清除能力也明显下降，导致老年人对外界环境的适应能力和对应激的反应能力均明显下降。

6. 性腺 男性在50～59岁期间，血清总睾酮和游离睾酮水平下降，到85岁时比成年人下降约35%，容易出现性功能减退；雄激素的缺乏，对老年男性的骨密度、肌肉组织、造血功能等也造成不利影响。老年女性卵巢发生纤维化，雌激素和孕激素分泌减少，易出现性功能和生殖功能减退、更年期综合征、骨质疏松等。

（六）运动系统

1. 骨髓 老年人骨骼中的有机物质，如骨胶原、骨黏蛋白含量减少，使骨质萎缩、骨量减少，容易导致骨质疏松而使骨骼发生变形，如脊柱弯曲、变短，身高降低，甚至骨折等。又因骨细胞与其他组织细胞的老化，骨的修复与再生能力减退，容易导致骨折后愈合时间延长或不愈合的比例增加。

2. 关节 老年人的关节软骨、关节囊、椎间盘及韧带等随着年龄的增长而发生退行性变化，使关节活动范围缩小，尤其是肩关节的后伸、外旋，肘关节的伸展，前臂的旋后，髋关节的旋转，膝关节伸展及脊柱的整体运动等明显受限。

3. 肌肉 老年人的肌纤维萎缩、弹性下降，肌肉总量减少，肌肉力量减弱，容易出现疲劳、腰酸腿疼等。由于肌肉力量、敏捷度下降，加上脑功能的衰退，活动更加减少，最终导致老年人活动迟缓、笨拙、步态不稳等。

（七）神经系统

1. 脑与神经元 老年人脑体积逐渐缩小，脑重量逐渐减轻。45岁以后，由于神经细胞变性和胶质增生，脑重量逐渐减轻，脑萎缩可引起蛛网膜下腔增大、脑室扩大、脑沟增宽、脑回变窄。但智力良好的老年人极少发生严重的皮质萎缩。此外，轴突和树突也伴随神经元的变性而减少，使运动和感觉神经纤维传导速度减慢，老年人可出现步态不稳，蹒跚步态，或出现"拖足"状态，手的摆动幅度减小，转身时不稳，容易发生跌倒。

在老年人脑中还可见神经纤维缠结、类淀粉物沉积、马氏小体、脂褐质沉积等改变。神经纤维缠结是指神经纤维发生融合、增粗、扭曲、断裂或形成特征性的缠结，最早发现于阿尔茨海默病（Alzheimer's disease）患者的脑中。类淀粉物多沉积于脑膜血管的血管壁上，60岁后随年龄增长而加重，是脑老化的重要标志。马氏小体是一种核内包涵体，多位于脑干含色素核团（如黑质、蓝斑）的细胞核内，也可随年龄增长而增加，目前该小体也是老龄脑的标志之一。脂褐质又称老年色素，来自溶酶体和线粒体，多积聚在神经细胞质内，当脂褐质增加到一定程度时会导致细胞萎缩和死亡。

老年人脑血管的改变表现为动脉粥样硬化和血脑屏障退化。脑动脉粥样硬化常导致脑供血不足、脑梗死或脑血管破裂出血，导致脑组织软化、坏死。血脑屏障功能减弱，容易发生神经系统的感染性疾病。

此外，随着年龄的增长，老年人脑内的蛋白质、核酸、脂类物质、神经递质等逐渐减少，其中神经递质的改变与老化有关。

2. 神经功能的改变 随着脑血管的退行性改变、脑血流量的减少及耗氧量的降低，老年人常出现记忆力减退、思维判断能力降低、反应迟钝、容易失衡等，但通常不会严重影响日常生活。

3. 反射功能的改变 老年人的反射易受抑制，肥胖或腹壁松弛会使老年人腹壁反射迟钝或消失；深反射如跟反射、膝反射、肱二头肌反射减弱或消失。老年人神经系统的生理性老化，很容易转化为病理性改变而出现一系列的神经精神疾病，常见的疾病有老年性痴呆、震颤麻痹、脑血管疾病等。

（八）感觉器官

1. 皮肤 皮肤改变包括：①皮肤脂肪减少，弹力纤维变性、缩短，使皮肤松弛、弹性差，出现皮肤皱纹，随着年龄的增长，皱纹逐渐增多而深。面部皱纹出现最早，尤其是额部皱纹。眼角外侧和颞部的皱纹呈放射状,称鱼尾纹,常被认为是年过 40 岁的标志。其次是上下眼睑和口唇周围的皱纹,50 岁以后,口唇以下的皱纹及鼻唇沟逐渐加深,颈部皱纹有时比面部皱纹变化得更加显著。②腺体减少:皮脂腺减少、萎缩,皮脂分泌减少,同时皮脂的成分也在改变,尤其在高龄老年人,胆固醇和鲨烯的增加,使皮肤表面干燥、粗糙、无光泽并伴有糠秕状脱屑。但也有部分老年人皮脂腺增生,皮肤显得光亮而油腻;汗腺减少,使汗液分泌减少,皮肤变得干燥,也降低了皮肤的排泄功能和体温调节功能。③皮肤表皮层变薄,细胞层数变少,再生缓慢,一旦发生皮肤损伤,伤口不易愈合。皮肤变薄,皮肤抵抗力下降,易受机械、物理、化学等刺激而损伤。④皮肤色素沉着增加,尤其在生殖器和肛门区,皮肤上可出现许多的色素沉着性斑片,即老年性色素斑,多出现在颜面、四肢等暴露部位。⑤皮肤中感受外界环境的细胞数减少,对冷、热、痛觉、触觉等反应迟钝。老年人皮肤温度比成年人低 0.5～1.0 ℃,对高温负荷温度上升率也较差;皮肤触觉敏感性降低,阈值提高;对痛觉的敏感性也降低。⑥皮肤的毛细血管较稀疏,因此面部皮肤变得苍白。血管脆性增加,容易发生出血现象,如老年性紫癜。

2. 眼和视觉 由于眼部肌肉弹性减弱,眼眶周围脂肪减少,老年人可出现眼睑皮肤松弛,上眼睑下垂,下眼睑出现眼袋。泪腺分泌泪液减少,使得结膜干涩,失去光泽,老年人因而易感到眼睛干燥不适。眼内结构的改变为:①角膜的直径轻度变小或呈扁平化,使角膜的屈光力减退引起远视及散光,角膜表面的微绒毛显著减少,导致角膜干燥及角膜透明度减低。60 岁以后在角膜边缘基质层出现灰白色环状类脂质沉积,称"老人环"。②晶状体老化、调节功能减退,进而可出现老视。晶状体和睫状肌调节功能和聚焦功能逐渐减退,视近物能力下降,出现远视,即"老花眼"。晶状体中非水溶性蛋白逐渐增多而出现晶状体混浊,使晶状体的透光度减弱,增加了老年性白内障的发病率。晶状体悬韧带张力降低,使晶状体前移,有可能使前房角关闭,影响房水回流,导致眼压升高。病理性眼压升高可引起视神经损害和视力障碍,发生青光眼。③玻璃体老化,主要表现为液化和玻璃体后脱离。随着年龄的增长,玻璃体液化区不断扩大。玻璃体可引起视网膜剥离,同时玻璃体因衰老而失水,色泽改变,包涵体增多,可引起"飞蚊症"。④视网膜老化,主要是视网膜周边带变薄,出现老年性黄斑变性。另外,视网膜血管变窄、硬化,甚至闭塞,色素上皮细胞及其细胞内的黑色素减少,脂褐质增多,使视力显著下降。由于视网膜色素上皮层变薄和玻璃体的牵引,增加了老年人视网膜剥离的危险。⑤老年期瞳孔括约肌的张力相对增强,瞳孔缩小,视野变窄。因此,老年人对强光特别敏感,到室外时往往感觉耀眼,由明到暗时感觉视物困难,并可能诉说视物不明亮。

3. 听觉 听觉改变包括:①耳廓软骨和软骨膜的弹性纤维减少,弹性减退,容易受到外伤因素的损害。耳廓表面皱襞松弛,凹窝变浅,收集声波和辨别声音方向的能力降低。②外耳道的神经末梢日趋萎缩而导致感音迟钝,中耳和内耳的骨质逐渐变硬和增生,鼓膜和卵圆窗上的膜变厚、变硬,失去弹性。听神经功能逐渐减退,声波从内耳传至脑部的功能障碍,使老年人听力逐渐丧失,导致老年性耳聋。③内耳血管的管壁增厚、管腔缩小,导致内耳缺血,使内耳的功能发生改变,促使老年性耳聋的发生和发展。从高音频听力减弱开始,随着听力敏感度的普遍下降,常常需要说话者大声说话,但此时老年人又会感到刺耳不适,同时伴有耳鸣。耳鸣呈高频性,开始为间断性,以后逐渐发展成持续性。④听觉高级中枢对声音信号的分析减慢,反应迟钝,定位功能减退,造成在噪声环境中听力障碍明显。

4. 味觉 随着年龄的增长,老年人味蕾逐渐萎缩,数量逐渐减少,味觉功能逐渐减退。口腔黏膜细胞发生萎缩,唾液分泌减少,口腔较干燥,会造成味觉功能的减退。老年人活动减少,机体代谢缓慢,可造成食欲缺乏,食而无味,影响机体对营养物质的摄取,还可增加老年便秘的发生。有时为了提高老年人对食物的敏感性,往往在烹饪时增加盐或糖的量。但过量摄入盐、糖,对老年人尤其是患有糖尿病或心血管疾病的老年人是十分不利的。

5. 嗅觉　嗅神经数量减少、萎缩、变性。50 岁以后,老年人嗅觉的敏感性逐渐减退,嗅觉开始迟钝,同时,对气味的分辨能力下降,男性尤为明显。嗅觉功能的减退,也可造成食欲缺乏,从而影响机体对营养物质的吸收。

6. 触觉　老年人的触觉感受减弱,尤其是对温度、压力、疼痛等的感觉,加之老年人不能迅速准确地执行一些需要手眼协调的精细动作,使得一些日常生活活动,如剪指甲、系鞋带等变得困难;对一些危险外界环境感知度降低,易出现安全隐患。

(张　锋)

二、老年人心理变化特点

老年人的心理变化是指其心理能力和心理特征的改变,包括感知觉、记忆、智力和人格特征等。老年人的心理变化特点主要表现在以下几个方面。

(一)感知觉的变化

随着老化,老年人的感觉器官功能逐渐衰退,出现老花眼、听力下降、味觉减退等,它们在给老年人的生活和社交活动带来诸多不便的同时,也会导致一些心理影响。例如,由于听力下降,老年人容易误听、误解他人的意思,出现敏感、猜疑,甚或有心因性偏执观念。知觉一般尚能保持,只是易发生定向力障碍,影响其对时间、地点、人物的辨别。

(二)记忆的变化

老年期神经生长因子受体脱失导致胆碱能神经元的老化,致使形成记忆所必需的神经递质乙酰胆碱释放减少,影响老年人的学习记忆能力。记忆包括三种:瞬时记忆、短期记忆和长期记忆(远程记忆)。老年人的瞬时记忆和长期记忆可保持不变,但短期记忆,即可保持几分钟到几天之间的记忆下降,并且通常难于将老年人的短期记忆下降这种"良性健忘"与老年期痴呆早期的记忆损害区分开来。与恶性记忆丧失不同,正常老化导致的记忆下降表现为老年人当时忘了细节,事后可能回忆起来,并且正常记忆老化不像病理性的记忆在短期内进行性衰退。心理-神经评估可能有助于区分"良性健忘"与老年期痴呆早期。老年人记忆以有意记忆为主,再认能力可,回忆能力相对较差,有命名性遗忘,理解性记忆、逻辑性记忆常不逊色。记忆与人的生理因素、健康精神状况、记忆的训练、社会环境等相关。

▍知识链接▍

正常老化与痴呆

痴呆不是正常老化,而是以记忆损害等多种认知缺陷作为常见早期症状为特征的病理改变。一般而言,正常老化过程中日常生活能力不受影响,而诊断为痴呆症者,其社会功能和独立生活能力一定是有损害的。及时发现认知功能异常的重要手段是进行定期检查,以便监测某人可能发生认知衰退的范围和严重程度。

要注意的症状:

- 在熟悉的地方迷路
- 重复提问

- 奇怪或不当的行为
- 忘记最近发生的事情
- 重复跌倒或失去平衡
- 人格变化
- 计划和组织能力下降
- 饮食/饮食习惯的变化
- 卫生习惯变差
- 变得冷漠
- 语言能力减退,包括理解能力降低

(三)智力的变化

智力分为晶体智力和流体智力两大类。晶体智力(crystallized intelligence)是指对词汇、常识等的理解能力,与后天的知识、文化学习和经验的积累有关。流体智力(fluid intelligence)是指获得新观念、洞察复杂关系的能力,如知觉速度、机械记忆、识别图形关系等,主要与人的神经系统的生理结构和功能有关。随着年龄增长,老年人的晶体智力保持相对稳定,随着后天的学习和经验积累,有的甚至还有所提高,到高龄后才缓慢下降;而流体智力则呈逐渐下降的趋势,高龄后下降明显。大量研究证实,智力与年龄、受教育程度、自理能力等有密切关系。

(四)人格的变化

到了老年期,人格也逐渐发生相应改变,如老年人由于记忆减退,说话重复唠叨,再三叮嘱,总怕别人和自己一样忘事;学习新事物的能力降低、机会减少,故多根据老经验办事,保守、固执、刻板,因把握不住现状而易怀旧和易发牢骚等;对健康和经济的过分关注与担心易产生不安与焦虑。

评估者必须掌握老年人生理和心理改变的特点,结合老年人退休后社会地位和人际关系的改变,全面收集老年人的健康资料,实施客观、准确的健康评估。

（曾　慧）

第二节　老年人躯体健康评估

老年人躯体健康评估包括健康史的采集、体格检查、功能状态的评估、实验室检查及其他辅助检查。

一、健康史的采集

老年人的健康史是指老年人过去和现在的健康状况,老年人对自身健康的认识及老年人日常生活和社会活动能力等方面的资料,是老年人躯体健康评估的最基本环节。为了确保健康史的全面性和准确性,评估者应进行多渠道的资料收集。

（一）基本情况

基本情况包括老年人的姓名、性别、出生日期、民族、婚姻状况、职业、籍贯、文化程度、宗教信仰、经济状况、医疗费用的支付方式、家庭住址与联系方式、入院时间等。

（二）健康状况

1. 既往的健康状况　既往疾病、手术、外伤史,过敏史,药物使用情况,参与日常生活活动和社会活动的能力。

2. 目前的健康状况　目前有无急慢性疾病,疾病发生的时间、主要的症状和体征、治疗情况及恢复程度,目前疾病的严重程度,对日常生活活动能力和社会活动的影响。

在健康史采集过程中,要注意尊重和关爱老年人,正确面对老年人记忆力减退、思维判断能力下降、耳聋、老视(老花眼)、语言表达障碍等老化现象,通过观察与交谈,综合运用一些沟通技巧,与老年人建立良好的关系。

二、体格检查

一般情况下,老年人每 1～2 年应进行一次全面的健康检查,以便及时了解自身的健康状况。

（一）全身状态

1. 身高、体重　正常人从 50 岁起身高逐渐缩短,男性平均缩短 2.9 cm,女性平均缩短 4.9 cm。老年人体重随年龄增长逐渐增加,随后由于肌肉和脂肪组织的减少,80～90 岁的老年人体重则明显减轻。

2. 生命体征　①体温:老年人基础体温略低于成年人,70 岁以上的患者感染时常无发热的表现。如果午后体温比清晨高 1 ℃以上,应视为发热。②脉搏:老年人测量脉搏的时间每次不应少于 30 s,并且要注意脉搏的不规则性。③呼吸:老年人正常呼吸频率为 16～25 次/分,评估呼吸时还应注意呼吸的型态、节律以及有无呼吸困难。④血压:高血压和体位性低血压在老年人中较为常见,一般建议老年人平卧 10 min 后测量血压,再于直立后 1 min、3 min、5 min后各测量血压一次,如直立时任何一次收缩压比卧位时降低 20 mmHg(2.7 kPa)及以上或舒张压降低 10 mmHg(1.3 kPa)及以上,则为体位性低血压。

3. 意识状态　意识状态主要反映老年人对周围环境的认识和对自身所处状况的识别能力,有助于判断有无颅内病变及代谢性疾病。通过评估老年人的记忆力和定向力,有助于早期痴呆的诊断。

4. 体位、步态　常见的体位有自主体位、被动体位和强迫体位,体位的改变对某些疾病的诊断具有一定的意义。健康人的步态因年龄、机体状态和所受训练的影响而有不同表现。正常情况下,老年人常为小步慢行,当患某些疾病时,可导致步态发生显著变化,并具有一定的特征性,如慌张步态见于震颤麻痹患者,醉酒步态见于小脑疾病患者。

（二）皮肤

皮肤评估的内容包括老年人皮肤的颜色、温度、湿度,皮肤的完整性与特殊感觉,有无癌前/癌病变。卧床不起的老年人应重点检查易发生破损的部位,观察有无压疮发生。老年人的皮肤组织萎缩、皮下脂肪减少、缺乏弹性。常见的有老年色斑、老年疣、老年性白斑等。

（三）头面部

1. 头发　随着年龄的增长,老年人头发变成灰白色,发丝变细,头发稀疏,并有脱发。

2. 眼睛及视力　老年人眼部脂肪组织减少,眼球凹陷,眼睑下垂,瞳孔直径缩小,反应变慢,泪腺分泌减少,易出现眼干。随着年龄增长,老年人晶状体柔韧性变差,睫状肌肌力减弱,眼的调节能力逐渐下降,迅速调节远、近视力的功能下降,出现老视。晶状体增厚,致前房中心变浅,出现房角关闭而影响房水回流,使眼内压升高,导致青光眼。老年人视网膜视紫质的再生能力减退,区分色彩、暗适应的能力出现不同程度的衰退和障碍,角膜脂肪组织赘积,出现白灰色云翳。

3. 耳　老年人的听力随着年龄的增长逐渐减退,对大音量或噪声易产生焦虑,常有耳鸣,在安静的环境下尤为明显。外耳检查可发现老年人的耳廓增大,皮肤弹性差,皮脂腺萎缩,分泌减少,耳垢干燥。由于中耳听骨的退行性改变,内耳听觉感受细胞退变、数目减少,耳蜗动脉血液供应减少等原因而出现老年性耳聋,甚至听力丧失。

4. 鼻腔　老年人鼻软骨失去弹性,鼻黏膜萎缩变薄,且变得干燥。50岁以后嗅觉迟钝,分辨气味的能力下降,老年男性尤为明显。

5. 口腔　老年人由于毛细血管血流减少,唇周失去红色,口腔黏膜及牙龈显得苍白,唾液分泌减少,口腔黏膜干燥,味蕾的退化和唾液的减少使味觉减低。老年人多有牙齿颜色发黄、变黑,以及牙齿的缺失,常有义齿。

（四）颈部

老年人正常情况下颈部结构与成年人相似,无明显变化。

（五）胸部

1. 乳房　随年龄的增长,女性乳腺组织减少,乳房下垂和平坦。由于乳腺癌的高发年龄为40～60岁,检查时如发现肿块,应高度疑为癌肿。男性如有乳房发育,常常是由于体内激素改变或者药物的不良反应所致。

2. 胸、肺部　老年人尤其是患有慢性支气管炎者,常呈桶状胸改变。由于生理无效腔增多,肺部叩诊多为过清音。老年人胸廓顺应性下降,胸廓扩张受限,呼吸肌肌力减弱,肺部通气功能下降。

3. 心脏　老年人因驼背或脊柱侧弯引起心脏下移,可使心尖搏动出现在锁骨中线旁。胸廓坚硬,使得心尖搏动幅度减小。听诊第一心音及第二心音减弱,心室顺应性减低,可闻及第四心音。静息时心率变慢。主动脉瓣、二尖瓣钙化、纤维化、脂质堆积,导致瓣膜僵硬和关闭不全,听诊时可闻及异常的舒张期杂音,并可传播到颈动脉。老年人检查重点是确定有无心脏杂音、心肌肥厚及心脏扩大等。

（六）腹部

老年人腹部皮下脂肪堆积,腹壁肌肉松弛。由于肺扩张,膈肌下降,在肋缘下可触及肝脏。随着年龄的增长,老年人膀胱容量减少,因而很难触诊到充盈的膀胱,听诊可闻及肠鸣音减少。

（七）泌尿和生殖系统

老年女性阴毛稀疏,呈灰色;阴唇皱褶增多,阴蒂变小;阴道变短变窄,阴道壁干燥、苍白,皱褶不明显。子宫颈变短,子宫及卵巢缩小。阴道自洁作用减弱甚至消失,易受细菌侵袭而发生老年性阴道炎。

老年男性阴毛变稀,呈灰色,阴茎、睾丸变小,双阴囊变得无皱褶。随着年龄的增长,老年男性前列腺逐渐发生组织增生,从而引起排尿阻力增大,导致后尿道梗阻,出现排尿困难。

（八）脊柱与四肢

老年人肌张力下降,腰脊变平,导致颈部脊柱和头部前倾。椎间盘退行性改变使脊柱后凸。由于软骨变性、骨质增生、关节腔狭窄,致使部分关节活动范围受限。评估四肢时,重点检查各关节及其活动范围、动脉搏动情况,注意有无疼痛、肿胀、畸形以及运动障碍等情况。

（九）神经系统

随着年龄的增长,神经的传导速度变慢、神经反射的时间延长,老年人灵活性及动作协调能力下降,对外界反应迟钝。同时,脑内的蛋白质、核酸、脂类物质等逐渐减少,导致老年人记忆力和智力减退、注意力不集中、睡眠不佳、性格改变、动作迟缓等。

为老年人进行体格检查时,应注意以下事项:①老年人由于骨关节改变而行动不便,体格检查的时候,应准备充裕的时间,耐心、细致地进行;②体格检查方法应灵活机动;③注意老年人视力、听力下降程度对体格检查的影响;④初步的精神状态检查可以从患者一般状态(appearance)、情感反应(affect)及语言、行为是否适度(appropriateness)加以评价;⑤心脏检查时,注意第一心音改变及出现第三心音可能是病态表现;⑥血压检查最好包括坐、卧、立位,以了解循环代偿能力,并且最好双臂检查。

三、功能状态评估

功能状态主要是指老年人处理日常生活的能力,其完好与否影响着老年人的生活质量。定期对老年人的功能状态进行客观评估,可以及时判断老年人的功能缺失及其程度,并作为制订治疗和康复方案的依据,从而提高老年人独立生活的能力和生活质量。

（一）评估内容

老年人功能状态的评估包括日常生活活动能力、功能性日常生活活动能力、高级日常生活活动能力三个层次。

1. 日常生活活动能力(activity of daily living,ADL)　日常生活活动能力是指满足个体每日必需的日常生活活动的能力,包括更衣、进食、行走、如厕、控制大小便等,是老年人最基本的自理能力。这一层次的功能受限,将影响老年人基本生活需要的满足。ADL 不仅是评估老年人功能状态的指标,也是评估老年人是否需要补偿服务的指标。

2. 功能性日常生活活动能力(instrumental activities of daily living,IADL)　功能性日常生活活动能力是指老年人进行自我照顾、自我护理活动的能力,包括购物、做家务、使用电话、付账单、做饭、洗衣、旅游等,这一层次的功能提示老年人是否能独立生活并具备良好的日常生活活动能力。

3. 高级日常生活活动能力(advanced activities of daily living,AADL)　高级日常生活活动能力是指老年人的智能能动性和社会角色功能,包括社会活动、娱乐、职业活动等。随着老化和疾病的困扰,这一功能可能会逐渐丧失。高级日常生活活动能力的缺失,要比日常生活活动能力和功能性日常生活活动能力的缺失出现得早,一旦出现,则预示着更严重的功能下降。因此,一旦发现就需要进行进一步的功能状态评估。

（二）评估工具

目前有多种标准化的量表用来评估老年人的功能状态,使用较为广泛的工具包括 Katz ADL 日常生活功能指数评价量表、Lawton 功能性日常生活活动能力量表。

1. Katz 日常生活功能指数评价量表　Katz 等人设置的语义评定量表,可用于测量、评价慢性疾病的严重程度及治疗效果,还可用于预测某些疾病的发展。

（1）量表的结构和内容:此量表（表 3-1）将日常生活功能分为 6 个方面,即进食、更衣、沐浴、移动、如厕和控制大小便。

（2）评定方法:通过观察、交谈或被测者自填问卷,确定各项评分,计算总分值。

（3）结果解释:总分值的范围是 0～12 分,分值越高则提示被测者的日常生活活动能力越高。

2. Lawton 功能性日常生活活动能力量表　由美国的 Lawton 等人设计制订,主要用于评定被测者的功能性日常生活活动能力。

（1）量表的结构和内容:此量表（表 3-2）分为 7 个方面,即准备食物、做家务、交通方式、购物、理财、使用电话和服药。

（2）评定方法:通过与被测者、照顾者等知情人交谈或被测者自填问卷,确定各项评分,计算总分值。

（3）结果解释:总分值的范围是 0～14 分,分值越高,提示被测者功能性日常生活活动能力越高。

功能状态评估过程中,应注意:①评估者应真实、客观、准确地判断老年人的功能状态,避免霍桑效应;②评估者应通过直接观察老年人的日常活动来进行判断,避免主观判断出现偏差。

表 3-1　Katz 日常生活功能指数评价量表

生活能力	项目	分值
进食	进食自理无须帮助	2
	需要帮助备餐,能自己进食	1
	进食或静脉给营养时需要帮助	0
更衣（取衣、穿衣、扣纽扣、系带）	完全独立完成	2
	仅需要帮助系鞋带	1
	取衣、穿衣需要帮助	0
淋浴（擦浴、盆浴或淋浴）	独立完成	2
	仅需要部分帮助（如背部）	1
	需要帮助（不能自行沐浴）	0
移动（起床、卧床,从椅子站立或坐下）	自如（可以使用手杖等辅助器具）	2
	需要帮助	1
	不能起床	0
如厕（大小便自如,便后能自己清洁及整理衣裤）	无须帮助,或能借助辅助器具进出厕所	2
	需帮助进出厕所、便后清洁或整理衣裤	1
	不能自行进出厕所完成排泄过程	0
控制大小便	能完全控制	2
	偶尔大小便失控	1
	排尿、排便需他人帮助,需用导尿管或大小便失禁	0

表 3-2　Lawton 功能性日常生活活动能力量表

生活能力	项　目	分　值
您能自己做饭吗	无须帮助	2
	需要一些帮助	1
	完全不能自己做饭	0
您能自己做家务或勤杂工作吗	无须帮助	2
	需要一些帮助	1
	完全不能自己做家务	0
您能去超过步行距离的地方吗	无须帮助	2
	需要一些帮助	1
	除非做特殊安排,否则完全不能旅行	0
您能去购物吗	无须帮助	2
	需要一些帮助	1
	完全不能自己出去购物	0
您能自己理财吗	无须帮助	2
	需要一些帮助	1
	完全不能自己理财	0
您能打电话吗	无须帮助	2
	需要一些帮助	1
	完全不能自己打电话	0
您能自己服药吗	无须帮助	2
	需要一些帮助	1
	完全不能自己吃药	0

第三节　老年人心理健康状况评估

　　老年人在面对和适应各种生活事件的过程中,常常会出现一些特殊的心理特征。因此,评估者要根据老年人的心理活动特点及影响因素,正确评估其心理状况。老年人的心理健康状况包括情绪和情感、认知状态、压力与应对等方面。

一、情绪和情感评估

　　情绪和情感作为一种独特的心理体验,渗透于人们的一切活动中,是身心健康的重要标志。老年人的情绪纷繁复杂,其中焦虑和抑郁是最常见也是最需要进行干预的情绪状态。

(一)焦虑

　　焦虑(anxiety)是个体感受到威胁时的一种紧张的、不愉快的情绪状态,是人们对环境中一些即将面临的、可能会造成危险或威胁的重大事件,或者预示着要做出重大努力进行适应时,心理上出现的一种期待情绪。其主要表现为紧张、不安、急躁、失眠等,但无法说出明确的焦虑对象。常用的评估方法有以下三种。

　　1. 访谈与观察　通过询问、交谈、观察综合判断老年人有无焦虑的症状。

2. 心理测试　常用的量表为汉密尔顿焦虑量表、状态-特质焦虑问卷。

1)汉密尔顿焦虑量表　由汉密尔顿(Hamilton)于 1959 年编制,是广泛用于评定焦虑严重程度的他评量表(表 3-3)。

(1)量表的结构和内容　量表包括 14 个条目,分为精神性(第 1~6 项、第 14 项)和躯体性(第 7~13 项)两大类。

表 3-3　汉密尔顿焦虑量表

项　目	主要表现	无	轻	中	重	极重
1.焦虑心境	担心、担忧、感到最坏的事情将要发生、容易激怒	0	1	2	3	4
2.紧张	紧张感、易疲劳、不能放松、情绪反应、易哭、颤抖、感到不安	0	1	2	3	4
3.害怕	害怕黑暗、陌生人、一人独处、动物、乘车或旅游、公共场合	0	1	2	3	4
4.失眠	难以入睡、易醒、睡眠浅、多梦、夜惊、醒后感觉疲倦	0	1	2	3	4
5.认知功能	注意力不能集中、注意障碍、记忆力差	0	1	2	3	4
6.抑郁心境	丧失兴趣、抑郁、对以往爱好缺乏快感	0	1	2	3	4
7.躯体性焦虑(肌肉系统)	肌肉酸痛、活动不灵活、肌肉和肢体抽动、牙齿打颤、声音发抖	0	1	2	3	4
8.躯体性焦虑(感觉系统)	视物模糊、发冷发热、软弱无力感、浑身刺痛	0	1	2	3	4
9.心血管系统症状	心动过速、心悸、胸痛、血管跳动感、昏倒感、心搏脱漏	0	1	2	3	4
10.呼吸系统症状	胸闷、窒息感、叹息、呼吸困难	0	1	2	3	4
11.胃肠道症状	吞咽困难、嗳气、消化不良(进食后腹痛、腹胀、恶心、胃部饱胀感)、肠蠕动感、肠鸣、腹泻、体重减轻、便秘	0	1	2	3	4
12.生殖、泌尿系统症状	尿频、尿急、停经、性冷淡、早泄、勃起功能障碍	0	1	2	3	4
13.自主神经系统	口干、潮红、苍白、易出汗、紧张性头痛、毛发竖起	0	1	2	3	4
14.会谈时行为表现	①一般表现:紧张、不能松弛、忐忑不安、咬手指、紧握拳、面肌抽动、手发抖、皱眉、表情僵硬、肌张力高、叹息样呼吸、面色苍白 ②生理表现:吞咽、呃逆、安静时心率快、呼吸快、腱反射亢进、震颤、瞳孔放大、眼睑痉挛、易出汗、眼球突出	0	1	2	3	4

注:圈出最适合患者情况的分数。

(2)评定方法　一般由两名专业人员对被测者进行联合检查,然后各自独立评分。除第 14 项需结合观察外,其余各项根据被测者的口头叙述进行评分。采用 0~4 分的 5 级评分法,各级评分标准:0 为无症状;1 为轻度;2 为中度,有肯定的症状,但不影响生活与劳动;3 为重度,症状重,已经影响生活和劳动;4 为极重度,症状极重,严重影响生活。

（3）评定结果 可按总分和因子分进行分析。总分＞29 分，提示可能为严重焦虑；总分＞21 分，提示有明显焦虑；总分＞14 分，提示有肯定的焦虑；总分＞7 分，提示可能有焦虑；总分＜7 分，提示没有焦虑。因子分包括精神性因子分和躯体性因子分，提示老年人焦虑症状的特点。

2)状态-特质焦虑问卷 由 Charles Spielberger 等人编制的自我评价问卷（表 3-4），能非常直观地反映被测者的主观感受。这些学者提出状态焦虑和特质焦虑两个不同的概念：状态焦虑描述的是一种短暂的、当前不愉快的情绪体验，如紧张、恐惧、抑郁和神经质，并且伴有自主神经功能亢进；而特质焦虑描述的是相对稳定的人格特质，并且具有个体差异的焦虑倾向。

（1）量表的结构和内容 量表包括 40 个条目，第 1～20 项评价状态焦虑，第 21～40 项用来评价特质焦虑。

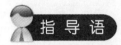
指 导 语

下面列出的是一些人们常用来描述他们自己的陈述，请阅读每一个陈述，然后在右边适当的圈上打钩，来表示您现在最恰当的感觉，也就是此时您最恰当的感觉。没有对或错的回答，不要对任何一个陈述花时间去考虑，但所给的回答应该是您现在最恰当的感觉。

表 3-4 状态-特质焦虑问卷

陈述内容	完全没有	有些	中等程度	非常明显
*1.我感到心情平静	①	②	③	④
*2.我感到安全	①	②	③	④
3.我是紧张的	①	②	③	④
4.我感到紧张束缚	①	②	③	④
*5.我感到安逸	①	②	③	④
6.我感到烦乱	①	②	③	④
7.我现在正烦恼,感到这种烦恼超过了可能的不幸	①	②	③	④
*8.我感到满意	①	②	③	④
9.我感到害怕	①	②	③	④
*10.我感到舒适	①	②	③	④
*11.我有自信心	①	②	③	④
12.我觉得神经过敏	①	②	③	④
13.我极度紧张不安	①	②	③	④
14.我优柔寡断	①	②	③	④
*15.我是轻松的	①	②	③	④
*16.我感到心满意足	①	②	③	④
17.我是烦恼的	①	②	③	④
18.我感到慌乱	①	②	③	④
*19.我感到镇静	①	②	③	④
*20.我感到愉快	①	②	③	④

续表

陈 述 内 容	几乎 没有	有些	经常	几乎总是 如此
*21.我常常感到愉快	①	②	③	④
22.我常常感到神经过敏和不安	①	②	③	④
*23.我常常感到自我满足	①	②	③	④
*24.我常常希望能像别人那样高兴	①	②	③	④
25.我常常感到我像衰竭一样	①	②	③	④
*26.我常常感到很宁静	①	②	③	④
*27.我常常是平静的、冷静的和泰然自若的	①	②	③	④
28.我常常感到困难——堆积起来,因此无法克服	①	②	③	④
29.我常常过分忧虑一些事,实际上这些事无关紧要	①	②	③	④

陈 述 内 容	几乎 没有	有些	经常	几乎总是 如此
*30.我常常是高兴的	①	②	③	④
31.我的思想常常处于混乱状态	①	②	③	④
32.我常常缺乏自信心	①	②	③	④
*33.我常常感到安全	①	②	③	④
*34.我常常容易做出决断	①	②	③	④
35.我常常感到不合适	①	②	③	④
*36.我常常是满足的	①	②	③	④
37.一些不重要的思想总缠绕着我,并打扰我	①	②	③	④
38.我产生的沮丧常常是如此强烈,以致我不能从思 想中排除他们	①	②	③	④
*39.我常常是一个镇定的人	①	②	③	④
40.当我考虑我目前的事情和利益时,我就常常陷入 紧张状态	①	②	③	④

注:标 * 项为反序计分项。

(2)评定方法　被测者根据自己的体验选择合适的分值,每一项进行1～4级评分,1为几乎没有;2为有些;3为中等程度;4为非常明显。所有正性情绪项目(标"*"者)需要反序计分。

(3)评定结果　被测者1～20项的累加分为状态焦虑总分,21～40项的累加分为特质焦虑的总分,两者的总分范围各为20～80分,分值越高,说明焦虑程度越严重。

3. **焦虑可视化标尺**　被测者在标尺相应位点上画圈,标明其焦虑程度(图 3-1)。

(二)抑郁

抑郁(depression)是个体失去某种其重视或追求的东西时产生的情绪体验,其显著特征是情绪低落,典型症状为兴趣减退甚至消失,常伴有失眠、悲哀、自责、性欲减退等表现,严重者可出现自杀行为。常用的评估方法有以下三种。

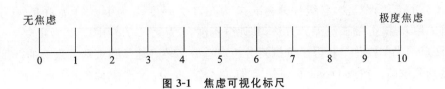

图 3-1 焦虑可视化标尺

1. 访谈与观察   通过询问、观察，综合判断老年人有无抑郁情绪。

2. 心理测试   常用的评估量表有汉密尔顿抑郁量表、老年抑郁量表等。

1)汉密尔顿抑郁量表   由汉密尔顿(Hamilton)于 1960 年编制，是临床上评定抑郁程度时应用最普遍的量表(表 3-5)。

(1)量表的结构和内容   此量表经多次修订，版本有 17 项、21 项和 24 项 3 种，本教材选用为 24 项版本。

表 3-5 汉密尔顿抑郁量表

项　　目	分　　数				
1. 抑郁情绪	0	1	2	3	4
2. 有罪恶感	0	1	2	3	4
3. 自杀	0	1	2	3	4
4. 入睡困难	0	1	2		
5. 睡眠不深	0	1	2		
6. 早醒	0	1	2		
7. 工作和兴趣	0	1	2	3	4
8. 迟缓	0	1	2	3	4
9. 激越	0	1	2	3	4
10. 精神性焦虑	0	1	2	3	4
11. 躯体性焦虑	0	1	2	3	4
12. 胃肠道症状	0	1	2		
13. 全身症状	0	1	2		
14. 性症状	0	1	2		
15. 疑病	0	1	2	3	4
16. 体重减轻	0	1	2		
17. 自知力	0	1	2		
18. 日夜变化 　　A. 早 B. 晚	0	1	2		
19. 人格或现实解体	0	1	2	3	4
20. 偏执症状	0	1	2	3	4
21. 强迫症状	0	1	2		
22. 能力减退感	0	1	2	3	4
23. 绝望感	0	1	2	3	4
24. 自卑感	0	1	2	3	4

注:圈出最适合患者情况的分数。

(2)评定方法   由两名专业人员对被测者进行联合检查，然后各自独立评分。大部分项目采用 0～4 分的 5 级评分法,各级评分标准:0 为无,1 为轻度,2 为中度,3 为重度,4 为极重度。少数项目采用 0～2 分的 3 级评分方法,其评分标准:0 为无,1 为轻中度,2 为重度。

(3)评定结果　按总分和因子分进行分析。总分能较好地反映被测者疾病的严重程度,即病情越重总分越高。按照 Davis 的划分标准,总分＞35 分,为严重抑郁;总分＞20 分,为轻度或中度抑郁;总分＜8 分,则无抑郁症状。因子分能够清晰地反映被测者的实际情况和特点。

2)老年抑郁量表　由 Brink 等人于 1982 年创制,是专用于老年人的抑郁筛查量表(表3-6)。

(1)量表的结构和内容　该量表共 30 个条目。

(2)评定方法　每个条目要求被测者结合一周来的感受回答"是"或"否",其中第 1、5、7、9、15、19、21、27、29、30 条用反序计分(回答"否"表示抑郁存在)。回答"是"计 1 分,"否"计 0 分。

(3)评定结果　该表可用于筛查老年抑郁症,但其临界值仍然存在疑问。用于一般筛查目的时建议采用:总分 0～10 分,正常;11～20 分,轻度抑郁;21～30 分,中重度抑郁。

表 3-6　老年抑郁量表

项　目	回　答	
1.您对生活基本满意吗?	是	否
2.您是否已放弃了许多活动与兴趣?	是	否
3.您是否觉得生活空虚?	是	否
4.您是否常感到厌倦?	是	否
5.您觉得未来有希望吗?	是	否
6.您是否因为脑子里一些想法摆脱不掉而烦恼?	是	否
7.您是否大部分时间精力充沛?	是	否
8.您是否害怕会有不幸的事落到您头上?	是	否
9.您是否大部分时间感到幸福?	是	否
10.您是否常感到孤立无援?	是	否
11.您是否经常坐立不安、心烦意乱?	是	否
12.您是否希望待在家里而不愿去做些新鲜事?	是	否
13.您是否常常担心将来?	是	否
14.您是否觉得记忆力比以前差?	是	否
15.您觉得现在活得很惬意吗?	是	否
16.您是否常感到心情沉重、郁闷?	是	否
17.您是否觉得像现在这样活着毫无意义?	是	否
18.您是否总为过去的事忧愁?	是	否
19.您觉得生活很令人兴奋吗?	是	否
20.您开始一件新的工作很困难吗?	是	否
21.您觉得生活充满活力吗?	是	否
22.您是否觉得您的处境已毫无希望?	是	否
23.您是否觉得大多数人比您强得多?	是	否
24.您是否常为些小事伤心?	是	否
25.您是否常觉得想哭?	是	否
26.您集中精力有困难吗?	是	否
27.您早晨起来很快活吗?	是	否
28.您希望避开聚会吗?	是	否
29.您做决定很容易吗?	是	否
30.您的头脑像往常一样清晰吗?	是	否

3. 抑郁可视化标尺　被测者在可视化标尺相应位点上画圈,以标明其抑郁程度(图3-2)。

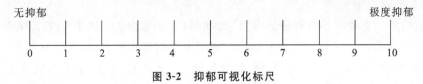

图 3-2　抑郁可视化标尺

二、认知评估

认知是人们认识、理解、判断、推理事物的过程,是个体完成各种活动所需的基本能力,通过行为、语言表现出来,反映了个体的思维能力。认知功能的评估对老年人是否能够独立生活以及生活质量有无受到影响起着重要的作用。老年人认知的评估包括思维能力、语言能力以及定向力的评估三个方面。常用认知功能评估工具有简易智力状态检查(mini-mental state examination,MMSE)和简易操作智力状态问卷(short portable mental status questionnaire,SPMSQ)。

(一)简易智力状态检查

简易智力状态检查量表由 Folstein 于 1975 年编制,主要用于筛查有认知缺损的老年人,适合于社区老年人群调查(表3-7)。

1. 量表的结构和内容　量表包括 30 个小条目,评估范围涉及 11 个方面。

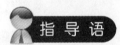

现在我要问您一些问题,来检查您的注意力和记忆力。大多数问题很容易回答。年纪大了,记忆力和注意力会差一些,我尽量讲慢一点,请您努力回答正确。

表 3-7　中文版简易智力状态检查量表

项　　目	正确	错误	项　　目	正确	错误
1. 今年的年份	1	0	19. 回忆:皮球		
2. 现在是什么季节	1	0	20. 回忆:国旗	1	0
3. 今天是几号	1	0	21. 回忆:树木	1	0
4. 今天是星期几	1	0	22. 辨认:手表	1	0
5. 现在是几月份	1	0	23. 辨认:铅笔	1	0
6. 您住在哪个省(市)	1	0	24. 复述:四十四只石狮子	1	0
7. 您住在什么县(区)	1	0	25. 按卡片要求做(闭眼睛)	1	0
8. 您住在什么乡、镇(街道)	1	0	26. 用右手拿纸	1	0
9. 现在我们在几楼	1	0	27. 双手将纸对折	1	0
10. 这里是什么地方	1	0	28. 将纸放在大腿上	1	0
11. 复述:皮球	1	0	29. 说一句完整句子	1	0
12. 复述:国旗	1	0	30. 按样作图	1	0
13. 复述:树木	1	0	附作图样:		
14. 100－7(93)	1	0			
15. 93－7(86)	1	0			
16. 86－7(79)	1	0			
17. 79－7(72)	1	0			
18. 72－7(65)	1	0			

2. 评定方法　直接询问被测者,回答或者操作正确记"1"分,错误记"0"分,拒绝或说不会记"0"分,全部答对总分记30分。

3. 评定结果　主要统计所有标记为"1"的项目(小条目)的总和,即回答或者操作准确的项目数,总分范围为0～30分。总分分界值与被测者受教育程度有关,未受教育者(文盲)的分界值为17分,教育年限≤6年者为20分,教育年限＞6年者为24分;若测量结果低于分界值,则认为被测者认知功能缺损。

（二）简易操作智力状态问卷

简易操作智力状态问卷由 Pfeiffer 于1975年编制,该问卷适用于评定老年人认知状态改变的前后比较。

1. 问卷的结构和内容　问卷包括定向力、短期记忆、长期记忆和注意力4个方面、10项内容。如"今天是星期几""今天是几号""你今年多大",以及让被测者进行20减3、再减3,直至减完的计算。

2. 评定方法　评定时,直接提问被测者,被测者回答或操作正确记"1"分。

3. 评定结果　问卷满分10分,错0～2项者表示认知功能完整;错3～4项者表示轻度认知功能损害;错5～7项者表示中度认知功能损害;错8～10项者则为重度认知功能损害。评定时需要结合被测者的教育背景,受过初等教育的老年人允许错1项以上,受过高中以上教育的老年人只能错1项。

三、压力与应对评估

对老年人进行压力与应对评估时,应全面评估各个环节,及时了解引起老年人压力的原因,对老年人的影响等,客观评估老年人的应对能力、应对方式,帮助老年人采取积极的应对方式,有效地减轻压力反应,促进身心健康。

造成老年人压力的常见原因包括如下几种:①健康问题:疾病、功能障碍等。②亲友离世:亲人、朋友离世,尤其是丧偶。③家庭生活环境改变:家庭矛盾、居住环境改变、离婚、再婚等。④经济来源减少:离退休后收入减少。⑤人际关系紧张:与家人、邻居、朋友发生冲突。⑥工作环境变动:工作调动、离退休、再就业等。⑦自我价值感:随年龄增长不能做家务、不能参加社会活动,甚至生活不能自理等。

对老年人进行评估时可采用交谈、观察、心理测验等相结合的综合评估方法进行。

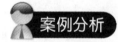

李女士,72岁,平日喜欢阅读诗词歌赋,近几年感觉死记硬背能力逐渐减退,但理解力变化不大,故来社区卫生服务中心咨询。

分析:该老年人发生记忆减退的特点是什么? 我们应该如何来评估?

第四节　老年人社会状况评估

健康包括生理、心理和社会三个方面的内容,因此要全面评估老年人的健康水平,除生理和心理方面外,还应评估其社会状况。社会状况评估具体包括角色功能、环境、家庭、文化等方面。

一、角色功能评估

对老年人角色功能的评估,其目的是明确被评估者对角色的感知、对承担的角色是否满意,有无角色适应不良,以便及时采取干预措施,避免因角色功能障碍给老年人带来的生理和心理两个方面的不良影响。

(一)角色的内涵

1. 角色 角色(role)又称社会角色,是指在一定的文化背景下,处于某一特定位置的社会成员遵循一定社会规范所表现的社会行为。角色不能独立存在,往往存在于和他人的相互关系中,每个人同时或先后承担着多重角色。老年人一生中经历了多重角色的转变,适应其角色功能十分重要。

2. 角色功能 角色功能指个体从事正常角色活动的能力,包括正式工作、社会活动、家务活动等。老年人角色的适应与性别、个性、文化背景、家庭背景、社会地位、经济状况等因素有关。由于老化及某些功能的退化,老年人这种能力有所减退。

(二)角色功能的评估

老年人角色功能的评估内容包括以下几个方面。

1. 角色的承担

(1)一般角色 了解老年人过去的职业、离退休时间和现在的工作状况,有助于确定老年人是否适应目前的角色,减轻离退休所带来的不良影响。

(2)家庭角色 老年人离开工作岗位后,家庭成了主要的生活场所,老年人由父母的位置上升到祖父母的位置,家庭角色增加,常常担当起照料第三代的任务。老年期又是丧偶的主要阶段,若老伴去世,则要失去一些角色。此外,对老年人性生活的评估,有助于判断老年人社会角色及家庭角色型态。评估时要持非评判、尊重事实的态度,询问老年人过去以及现在的情况。

(3)社会角色 社会关系型态的评估,可提供有关自我概念和社会支持资源的信息。收集老年人每日活动的资料,有助于对其社会关系型态进行评价,如果老年人对每日活动不能明确表述,提示社会角色的缺失或不能融合到社会活动中去;如果老年人对每日活动反应不明确,也可提示有认知或其他精神障碍。

2. 角色的认知 询问老年人对自己角色的感知和别人对其所承担的角色的期望,老年期对其生活方式、人际关系方面的影响。同时,还应询问老年人是否认同他人对其的角色期望。

3. 角色的适应 询问老年人是否了解自己的角色权利和义务,对自己承担的角色是否满意以及与自己的角色期望是否相符,观察有无角色适应不良的身心行为反应,如头痛、头晕、疲乏、睡眠障碍、焦虑、抑郁、忽略自己和疾病等。

二、环境评估

老年人的健康与其生活的环境相互影响,如果环境因素的变化超过了老年人机体的调节范围和适应能力,则会引起疾病。通过对环境进行评估,可以充分利用环境中对老年人健康有利的因素,消除和改善环境中的不利因素,从而提高老年人的生活质量。

(一)物理环境

物理环境是指一切存在于机体外环境的物理因素的总和。对于老年人来说,居住环境是其主要的生活场所,也是其学习、社交、娱乐、休息的地方,评估时应了解其生活环境、社区中的特殊资源及其对目前生活环境或社区的特殊要求,其中居家安全环境因素是评估的重点,通过家访可以获得这方面的资料。

(二)社会环境

社会环境包括社会交往、风俗习惯、经济、法律、政治、文化、教育和宗教等。这些因素与人的健康密切相关,本节着重于生活方式、经济状况、社会关系和社会支持的评估。

1. **生活方式** 生活方式是人们长期受一定文化、民族、经济、社会、风俗、规范,特别是家庭的影响而形成的一系列生活习惯、生活制度和生活意识。通过交谈或直接观察,主要评估老年人的饮食、睡眠、排泄、活动、娱乐等方面的习惯以及有无吸烟、酗酒等不良嗜好。若有不良生活方式,应进一步了解对老年人带来的影响。

2. **经济状况** 经济状况对老年人健康的影响往往起着主导作用,涉及衣、食、住、行以及社会、医疗保障等方面。评估者可通过以下问题来了解老年人的经济状况:①经济来源有哪些,原单位的工资和福利如何。对低收入的老年人,要询问收入是否足够支付食品、生活用品和部分医疗费用。②家庭经济状况:有无经济困难,有无失业、待业人员。③医疗费用的支付形式。

3. **社会关系和社会支持** 社会关系和社会支持对老年人的身心健康具有重要意义。主要评估老年人是否有支持性的社会关系网络,如家庭关系是否稳定,家庭成员是否相互尊重,家庭成员向老年人提供帮助的能力以及对老年人的态度;与邻里、老同事之间相处是否和谐,需要时能否得到帮助;参与社区团体情况;可联系的专业人员以及可获得的支持性的服务等。

三、家庭评估

家庭评估的内容主要包括家庭成员基本资料、家庭类型与结构、家庭成员的关系、家庭功能与资源以及家庭压力等方面。家庭评估的目的是了解老年人家庭对其健康的影响,以便制订有益于老年人疾病恢复和健康促进的护理措施。常用于家庭功能评估的量表包括 APGAR家庭功能评估表、Procidano 和 Heller 的家庭支持量表。

(一)APGAR 家庭功能评估表

APGAR 家庭功能评估表(表 3-8)是用来快速检测家庭功能的问卷,反映个别家庭成员对家庭功能的主观满意度,适合在基层工作中使用。问卷涵盖了家庭功能的 5 个重要部分:适应度(adaptation,A)、合作度(partnership,P)、成长度(growth,G)、情感度(affection,A)和亲密度(resolve,R),通过评分可以了解老年人有无家庭功能障碍及其障碍的程度。

表 3-8 APGAR 家庭功能评估表

项　　　　目	经常	有时	很少
1. 当我遇到困难时,可以从家人处得到满意的帮助			
2. 我很满意家人与我讨论各种事情以及分担问题的方式			
3. 当我希望从事新的活动或发展时,家人能接受并给予支持			
4. 我很满意家人对我表达情感时的方式以及对我愤怒、悲伤等情绪的反应			
5. 我很满意家人与我共度美好时光的方式			

注:1. "经常"得 2 分,"有时"得 1 分,"很少"得 0 分。

　　2. 总分 7~10 分为家庭功能无障碍,4~6 分为家庭功能中度障碍,0~3 分为家庭功能重度不足。

（二）Procidano 和 Heller 的家庭支持量表

Procidano 和 Heller 的家庭支持量表（表 3-9）用于评估老年人的家庭支持情况。

表 3-9　Procidano 和 Heller 的家庭支持量表

项　　　目	是	否
1. 我的家庭给予我所需的精神支持		
2. 遇到棘手的问题时家人帮我出主意		
3. 我的家人愿意倾听我的想法		
4. 我的家人给予我情感支持		
5. 我与家人能开诚布公地交谈		
6. 我的家人分享我的爱好和兴趣		
7. 我的家人能时时觉察到我的需求		
8. 我的家人善于帮助我解决问题		
9. 我和我的家人感情深厚		

注：1. 选择"是"为 1 分，"否"为 0 分。
　　2. 总分在 7～9 分为家庭支持良好，4～6 分为家庭支持中度障碍，0～3 分为家庭支持严重障碍。

四、文化评估

文化是在某一地域内大多数社会成员所必须遵循的社会规范。老年护理主要从狭义的文化概念出发，主要评估价值观、信念、宗教信仰和风俗习惯等内容，这些因素与健康密切相关，决定着人们对健康、疾病、老化和死亡的看法及信念。评估者以此为基础了解老年人的文化差异，为其制订个体化的护理措施提供依据。

（一）价值观

个体往往根据自身的价值观去认识、决策自身的健康问题。评估者可以通过询问以下问题收集资料：①老年人对自身健康的认识情况；②老年人对所患疾病及病因的认识情况；③老年人的生活是否受到疾病的影响等。

（二）信念

信念与健康有着密切的联系。对老年人信念的评估，应主要了解老年人关于疾病、健康的信念以及老年人所处的文化背景对其健康信念的影响。

（三）宗教信仰

宗教信仰可以通过以下问题进行评估：①宗教信仰对老年人的重要程度；②是否因宗教信仰而禁食某种食物；③有无因宗教信仰而必须禁做的事情；④家庭成员中谁与老年人有相同的宗教信仰。

（四）风俗习惯

风俗习惯与人们的日常生活有着密切的联系，约束着人们的行为，影响着人们的衣、食、住、行、娱乐、卫生等方面。

本章小结

老年人的健康评估内容主要包括躯体健康、心理健康、社会健康等方面。老化是正常的规律,老化会引起的生理、心理及社会的改变,这种改变会带来一系列的问题,我们需要清楚地了解老年人的生理、心理及社会特点,精确地评估老年人的健康状况。此外,还可以对老年人进行生活质量评估,主要包括老年人对生活及各方面的主观评价,生活质量作为生理、心理、社会功能的综合指标,测量中公认的是躯体健康、心理健康、社会功能、综合评价四个维度,可用来评估老年人群的健康水平、临床疗效及疾病的预后。目前使用的专业量表可以帮助我们对老年人进行健康评估。因此需要掌握老年人的正常老化特点及测评量表的使用方法。

思考题

1. 老年人健康史的采集内容包括哪些?
2. 请分别列举一种常用的评估老年人焦虑和抑郁的测量工具,并阐述如何应用。
3. 评定老年人功能状态常用的量表有哪些? 分别有什么特点?

(张 锋)

第四章 养老照护

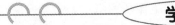

学习目标

识记：国内养老照护模式、老年保健的概念、老年保健的重点人群、老年保健的策略、抗衰老的概念、促进老年人有效沟通的技巧、老年人的饮食原则、老年人的活动原则。

理解：国外养老照护模式，老年保健的基本原则和任务，老年人的沟通特点，老年人的营养需求，活动种类、活动量、强度及注意事项，皮肤清洁与衣着卫生，性需求及护理。

应用：有效进行老年人的日常生活照护，包括沟通、营养与饮食、休息与活动、皮肤卫生与衣着、性需求和性卫生等方面的护理。

第一节 养老照护模式

依据养老服务的来源不同，现存的养老照护模式可以划分为三大类，即家庭养老照护、社会养老照护和自我养老照护。其中，社会养老照护又包括社区居家养老和社会机构养老两种模式。社区居家养老与社会机构养老概念区别在于，从养老的居住方式而言，机构是相对集中居住，居家是分散在家庭居住。社会机构养老是指依靠国家资助、亲人资助或老年人自助的方式，将老年人集中在专门为老年人提供综合性服务的社会机构中养老的模式。而社区居家养老是指老年人在家住，但由社会提供养老照护服务的一种养老方式。

一、社区居家养老模式

（一）国外的社区居家养老模式

2002年，WHO(世界卫生组织)提出"积极度晚年"的口号，各国政府及国际性组织纷纷提出自己的主张，并进行了社区居家养老模式的试行。国外社区居家养老服务的发展经验可以概括为两个方面，即国外养老服务首先经历了一个从机构化到去机构化，进而走向居家养老服务的过程。19世纪，欧洲各国相继建立了许多机构，将需要照顾的孤儿、老年人、精神病患者等集中于机构中提供服务和照顾。但随着时间的推移，机构服务存在的诸多缺陷表现出来，尤其是机构化使得老年人形成依赖，容易丧失自我或者缺乏自立意识。上述弊端引发西方社会的反思，20世纪50年代初期，西方国家开始尝试老年福利服务正常化，肯定了需要服务者的个人权利，要求普通人应当将需要照顾的老年人视为正常人，为其提供独立生活的便利，并向其提供既有助于其生活，又不至于使其丧失自由与意愿的必要服务。20世纪70年代以来，西方福利国家陷入困境，从而导致福利服务政策的变革，西方社会形成自助、互助与国家保障相结合的福利理念。社会福利服务不仅应该依靠国家,也应该依靠社会的力量,还应该发挥个人自助的作用,这不仅可以为民众提供充分的社会福利,还可以避免过分的国家福利服务所带来的弊端,同时也有利于个人责任心与进取心的增强。于是,西方养老服务逐步转向去机构化的发展方向,居家、社区与机构养老服务相结合的养老服务成为一种重要的发展趋势。于是,各国和地区建立了居家养老服务的政策支持体系。具体包括:①建立护理保险制度或者养老服务补贴制度,为养老服务提供必要的支持。建立护理保险制度的典型国家有日本、德国、韩国等,老年成员通过参加长期护理保险制度,为自己提供必要的老年护理及相关服务的费用。建立养老服务补贴制度的典型国家有英国、瑞典等,提供养老服务的家庭成员或者其他人员,都可以通过其所提供的养老服务获得一定的政府补贴,从而认可了家庭成员所提供的养老服务。护理保险制度或者养老服务补贴制度有助于社区居家养老服务的稳定。②实行税收优惠或者购房优惠等政策,鼓励家庭成员与老年人共同居住。我国香港地区实行的是对与年迈老年人共同居住者的税收减免政策,以认同其所履行的赡养老年人和提供养老服务的责任与义务。新加坡则实行与老年人共同居住者在购房时的优先与优惠政策,以期通过与家人共同居住而获得养老服务的便利。实行税收优惠或者购房优惠等政策有助于社区居家养老服务的实施。③对提供社区居家养老服务的家庭成员给予社会保障缴费认同,鼓励家庭成员主动提供对老年人的居家养老服务。英国和瑞典等福利国家是实行这种政策的典型国家。其政策规定,家庭成员每照顾未成年家庭成员、长期患病的家庭成员以及年迈的家庭成员一年,可以免除一定周数的社会保障缴费,亦即视同其缴纳一定周数的社会保障税费。这些国家和地区实施上述政策的基本理念是,家庭成员对未成年家庭成员、长期患病的家庭成员以及年迈的家庭成员所提供的服务,实际上是其所履行的一种社会责任,理应得到社会的认可和制度的认同。

此外,一些国家和地区还实行其他一些居家养老服务的支持政策。例如,完善社区养老服务基础设施,为社区居家养老服务提供必要依托;建立适合民众需求与支付能力的养老服务机构,为社区居家养老服务提供必要的支撑;组织和动员非政府组织及志愿者提供社区居家养老服务,为社区居家养老服务提供人力资源支持;积极培养专业养老服务工作者,为社区居家养老服务提供专业化服务指导与专业化服务;建立社区居家养老服务的服务标准,为社区居家养老服务提供必要的评价指标等。

现在,以美国为代表的一些发达国家如意大利、瑞典、日本等已经在一些方面取得了成功。

1. 美国:开发全面监测系统　美国政府对老年人实施全面医疗照顾,为老年人提供急性照顾服务、看护服务、初级医疗照顾、住院治疗、护理院照顾等。这种方式解决了慢性病老年人需要长期照顾的困难,使这些体弱多病的老年人可以居住在自己的家里,保持尽可能的健康,同时使他们能保持一种独立、有尊严、有质量的生活。在此基础上,美国政府还基于社区为老年人提供一系列的居家养老服务,包括病历管理、成人日间照顾、家庭健康扶助、个人照料、杂务服务等。当然,费用主要由受助人支付。另外,美国还为居家老年人安装电子应急系统,处理紧急情况。

2. 意大利:鼓励老年人和子女一起生活　意大利的养老事业不是国家统一管理、执行的,而是下放到每个大区。其中伦巴第的养老模式曾被评为世界上最先进的养老模式,因为它提倡"居家养老"的观念,除非真正生活不能自理的老年人,其他情况政府都鼓励老年人和子女一起生活在家中,并实行一定的经济补贴,子女不在家时由社区型养老机构对老年人提供日间照料。这种模式,不仅可以让老年人在家中享受到亲情和温暖,解除独处的孤独感,还能减少政府开支。

3. 瑞典:家政福利按需分配　根据瑞典法律,子女和亲属没有赡养和照料老年人的义务,这完全由国家来承担。经过半个世纪的努力,瑞典已建立起比较完善的社会化养老制度。在今天的瑞典,养老工作的指导原则是:通过各种专业护理,让老年人尽可能延长在自己家中生活的时间。政府为居家老年人提供家政福利,比如个人卫生、安全警报、看护、送饭、陪同散步等日常生活需要的服务,并在一定程度实现按需分配。家政服务的次数和范围根据需要而定,有的是1个月只提供1次服务,有的则1天里要提供多次服务。

4. 日本:一碗汤的距离　20世纪70年代,日本家庭的"空巢"现象十分严重,伦理学家为此提出了"一碗汤距离"的概念,即子女与老年人居住距离不要太远,以送过去一碗汤而不会凉为标准。这样老年人可以住在家里养老,子女又能常回来照顾长辈。日本政府从2000年就开始实行护理保险制度,而"脱离医院,让老年人回归社区、回归家庭"是这项保险的主要目的。日本国民每年缴纳3000日元就可以在65岁后接受这项保险提供的服务。在日本,社区居家养老非常受欢迎,主要原因就是社区服务周到、细致,相对完善,能够让老年人发挥余热。

另外,在发达国家可以看到很多系列化先进设施用于各种护理服务过程,如用于非自理老年人的自动转移系统、特殊洗澡设施、专用便器、电子呼叫对讲系统等。这些设施极大地方便了老年人的生活,减轻了护理的难度。发达国家的养老护理一般都采用先进的管理模式来保证优质服务质量。荷兰采用的欧洲基金质量管理模型和日本采用的"计划—实施—检查—改进"运行模式都强调评估、实施、再评估,突出护理的科学性和针对性。日本的子女在成年后一般租房独立生活,结婚后则购买商品房,年老后则会更换为小住宅家庭养老,随着自理能力减弱则进入养老院。

(二)我国的社区居家养老模式

我国的社区居家养老主要是通过上门服务的形式,给老年人提供生活照料、家政服务、医疗保健和精神慰藉等方面的帮助。对身体状况较好、生活基本能自理的老年人,提供交通和陪伴、老年食堂、法律服务和就业机会;对生活不能自理的高龄、独居、失能等老年人提供家务劳动、家庭保健、辅具配置、送饭上门、无障碍改造、紧急呼叫和安全援助等服务。对于大多数老年人来说,社区居家养老是以"家庭"作为安度晚年的主要场所,这符合绝大多数老年人的思想观念。和传统家庭养老模式相比,社区居家养老方式为老年人提供服务的主体增加了,这在一定程度上弥补了由于家庭结构变化和家庭小型化导致的家庭养老功能的缺位;同时和社会机构养老相比较,老年人不必去养老院、福利院等机构入住,而是在家中就可以享受和养老机构一样的服务,这样老年人仍然能够维持自己原有的生活习惯,和自己周围的邻居及朋友保持日常的互动和交流,享受精神上的愉悦。

社区养老服务是居家养老服务的重要支撑。社区可以通过整合社区内现有资源,作为联系上层政府组织和下层各家庭的中间机构,为老年人提供养老服务。通过在社区中开展相关养老服务设施建设,增加托老服务网点,打造社区居家养老服务平台。社区通过吸纳志愿服务群体和倡导邻里之间的互帮互助,招募一部分照护人员对其进行培训从而建设居家养老服务队伍。这样老年人既可以生活在自己熟悉的人际关系网中,又可以避免社区资源的浪费,这样一种以社区为支撑的居家养老模式,其最大特点是实现了人本理念和成本效益原则的结合。

现代意义的"居家养老"应该是以"社区居家养老服务平台"为基础,配备具有相应资质的生活照料员、护理人员、健康管理师、营养师、康复理疗师、心理咨询师为居家老年人服务,同时还配置相应的康复设备、运动器械、娱乐室、老年课堂为居家老年人提供健康的娱乐方式,充实老年人生活。与此同时,还应整合社会资源,为老年人提供全方位的居家养老服务。

1. 紧急救援　呼叫中心(或一键呼叫系统)24小时为居家老年人提供呼叫服务,针对老年人突发性事件和身体不适,提供各种紧急救援服务,包括通知平台服务人员(也可以直拨平台电话)、物业保安、老年人子女、居委会以及卫生医疗机构、120、110、119等。值班人员会在第一时间根据老年人的地理位置信息和历史记录,全方位地通知有关人员赶到现场,从而保障老年人的生命财产安全。

2. 生活照料　为居家养老客户建立居家档案,包括基本信息、家庭信息、生活习性等,方便社区平台服务人员了解老年人情况,为老年人提供清洁卫生、饮食营养、买菜、洗衣、做饭、代缴各种费用以及心理慰藉等服务。

3. 健康管理　为老年人建立健康档案,中心配有的健康管理师、心理咨询师、全科医师、营养师、康复理疗师,根据居家老年人的健康档案,为老年人提供健康保健,如健康咨询、预约挂号、就医陪护、在医院开通就医绿色通道等,并聘请具有高资历的养老、医疗专家定期到社区居家养老服务平台进行巡诊,为居家养老服务对象送医送药,解决看病贵、看病难、隐患未发现、治疗不及时的医疗问题。

4. 家政服务　根据客户家庭的需要,派遣公司员工入户提供保姆、保洁、护理、做饭、洗衣、陪护、维修等服务。

5. 信息查询中心　以云计算电子软件为基础,随时随地查询个人健康档案,享受服务项目预订、服务项目查询、服务人员档案查询等信息化服务,民政和养老管理部门也可以随时查询养老服务人员的服务情况。

6. 商品配送中心　根据客户需要为客户整合社会资源,提供商品代购、票务、旅游、送水、送餐等服务,送货上门。

我国的社区居家养老护理尚处于起步阶段,国内众多护理学者经过多年研究及借鉴国外居家养老护理经验,提出通过组建全科团队为高龄居家老年人提供高质量、专业化的健康教育、慢性病管理等医疗护理服务,为独居老年人提供聊天、倾诉等心理慰藉。通过借鉴以美国为代表的合作居住养老模式,使社区老年人享有独立的个人空间、收入和充分的公共空间、设施、服务;同时,合作完成日常家务,一起参加社区活动,合作参与社区的发展和日常事务管理。

根据国内外发展趋势,社区居家养老护理发展共同规律为:①社区居家养老是世界养老发展的必然趋势;②依托社区,充分发挥社区在居家养老护理中的职能;③专业人员、社会营利和福利组织、志愿者共同参与,充分调动各方人力资源;④养老责任由政府、社区、社会其他组织共同承担;⑤多渠道筹集资金,包括政府拨款、慈善捐款、服务收费等。

二、社会机构养老模式

虽然过去和现在,家庭都在老年人的支持和照料中扮演着核心的角色,但家庭规模的日趋缩小,家庭结构的逐渐变化,使得家庭赡养老年人的功能日趋式微。日趋减弱的家庭养老功能以及不断增长的老年人口扶养需求必然导致一种新的养老模式——社会机构养老的产生。社会机构养老强调的是养老功能从家庭向社会的部分转移,它反映的是政府、社会、家庭和个人在养老问题上的一种分工和契约。在国外,由于机构养老起步早,各项经营制度和法律法规较健全,使养老机构能够在良好的市场环境下运作。国外的机构养老更趋向产业化、专业化、人性化。他们会针对不同体质、不同收入的老年人提供不同类别、不同层次的服务,真正做到了以人为本、提供全方位的护理。

（一）国外社会机构养老模式

1. 瑞典的福利型养老 瑞典是北欧福利型养老模式的创始者。该模式最主要的特点就是人人享有福利权利，并以国家税收作为福利基金的来源，社会津贴水平高。其老年福利机构分为以下几种类型：①入户服务公寓：入住老年人租住，由市政府社会工作部门根据他们的需要提供各项入户服务。②老年公寓：收住生活无法完全自理并需要经常性照料的老年人。③疗养院：配备护士专门照料患老年期痴呆、晚期重症以及需要经常性医疗护理的老年人。④类家庭：主要收住存在认知障碍的老年人。为降低支出，提高效率，瑞典引入竞争机制，议会批准了老年护理机构实行商业化经营的建议。一些大城市还建立了"城市医疗保健服务有限公司"私营老年服务，为收入较高的老年人提供更为个性化的服务。

2. 美国的产业化养老 在美国，养老机构全天必须有具备执业资格的护士值班，护理人员必须受过培训并持有证书，但即便如此，还是有诸如人力不足和员工流失率高等问题存在。美国的太阳城中心是世界闻名的老年人专业社区，它接纳 55 岁以上的老年人，是标准的老年人乐园。那里不仅有独立的邮局、超市、医疗机构、银行、教堂，还有各种室内外游泳池、网球场、高尔夫球场、保龄球场、健身娱乐中心等，成为老年产业的发展基地。

3. 日本的多元化养老 和欧洲国家一样，日本也支持"属地养老"的原则，即生理或心理有障碍的老年人，在自己家中接受照料，或者尽可能地在靠近他们自己社区的、类似老年之家的机构中接受照顾。日本的养老机构最突出的特点就是多元化服务，包括有老年公寓、康复保健机构、特别养护之家、疗养院（包括老年医院、老年病房等）、痴呆老年人生活小组、静养关怀、日间托管服务等。其中，痴呆老年人生活小组一般由数名痴呆老年人组成，每人都有家庭角色。

4. 澳大利亚的分层机构养老 澳大利亚对老年人提供的服务有两类：一类是院所照料，另一类是社区照料。院所照料由机构提供服务，主要分为老年公寓和老年护理院。老年公寓提供较低水平的照料，服务对象是需要一定医疗保健、生活照料服务的，但有一定自理能力，不需要 24 小时监护的老年人，其开支纳入政府预算，获得相应的资金支持，并根据服务强度和照料等级拨款。老年护理院提供高水平照料，如医院手术的照料、临终关怀等，对象大都是一些失去自理能力，有特殊医疗、生理和心理保健需要的脆弱老年群体，老年护理院要配备专业的护理人员，提供不间断的服务。老年护理院的开支较高，消耗了大部分的联邦和政府预算。

随着世界范围内老龄化问题的出现，老年型国家随之增多，使得养老问题成为很多国家亟待解决的社会问题，在解决此问题上，欧美国家和日本走在了世界的前列。

在发达国家，"以人为本"的理念渗入到养老护理领域，体现了人性化管理和人性化护理的特点。其养老护理针对老年人的个性差异和不同需求，提供合适的护理设施和护理方式，集中反映"以人为本"的服务思想。就养老问题来说，并非某个单一环节便能解决，它往往综合了社会的、制度的、文化的以及具体设施本身等各方面因素。从老年人的养老意愿角度考虑，养老机构虽然也能够为老年人提供生活照料，并且能够比大多数家庭提供更加专业化的康复护理和紧急救援服务，但部分老年人并不会主动选择入住养老机构。一方面是因为现阶段能够提供优质服务的养老机构较少，且收费较高，这使本就处于经济弱势地位的老年群体无力承担这部分额外的开销。另一方面是因为入住老年机构养老会给老年人的心理状况带来某些负面影响。受传统思维约束，目前绝大多数老年人能够接受的养老方式仍是以亲情和血缘为纽带的子女"反哺"的模式，他们认为进入养老院是子女摒弃其养老义务的表现，是子女"抛弃"了他们，而这会给老年人造成心理失落和寂寞的情绪。在养老机构中的老年人会时常目睹自己的同伴逝去,这会为他们的生活平添压力和心理恐惧,甚至造成抑郁等某些精神类疾病。且对于老年人来说,进入养老机构对其来说等于进入一个全新的陌生环境,有些老年人由于性格和健康等因素无法调整自身情绪以适应新的环境,无法和其他老年人进行正常沟通与交流,因而会有孤独、落寞等负面情绪产生,容易与照护人员和其他老年人产生矛盾和纠纷。而一些养老机构也存在管理手段落后、提供养老服务层次单一(仅能满足老年人吃、喝、住等需求,对于精神慰藉等高层次需求无法满足)、缺少具有专业知识的老年人服务队伍等问题,这都是现阶段机构养老所面临的发展困境。

(二)国内社会机构养老模式

我国的社会机构养老服务模式分为日托型、照护型和疗养型。日托型主要针对子女白天外出工作的城市健康老年人,提供日常三餐、文娱活动即可,不需专业医护人员,类似托儿所的性质,该类型可采取私营管理模式,内置棋牌室、健身房、休息室、餐厅等,并对外开放,以提高经营利润。照护型主要收住独居老年人、空巢老年人,提供老年人日常生活照护,主要载体有敬老院、老年社区等,可建在社区医院附近,机构本身只需设立简单的输液室,该类型可采取公办民营、多元化服务的模式,根据老年人不同经济状况提供不同层次服务。疗养型的入住对象主要是身患慢性病的老年人,提供老年人常见慢性病的治疗与护理,主要载体有老年病专科医院、老年公寓等,该类型可采取护理学院经营的模式,充分利用学院护理资源,实现双赢目的。

我国社会机构养老经营模式主要有:公办民营模式、互助养老模式、机构式专业养老模式——老年社区、异地养老模式、社区老年公寓、新型老年公寓、护理学院经营老年公寓等。归纳之后,不难发现,公办民营、依靠社区、养护合一、专业化服务是我国社会机构养老经营模式的核心理念。

1. 公办民营模式 政府出资兴办养老机构,然后由社会团体或个人经营,政府只起到监督作用。有学者指出,养老机构可采用"以房养房"的办法,利用入住者手中的房产,与入住者达成协议,由养老机构方一次性买断入住者住房或帮助入住者经营住房,使老年人有经济能力来承担自己的开销,又使养老机构的经营者能够获取一部分利润,对养老机构进行再投入。

2. 互助养老模式 其运作模式是政府支持、多方参与、民间操作,在老年人家中和社区两个层面建立互助养老点和互助养老中心,形成以老年人家庭为基础的家庭式互助养老和以社区养老设施为依托的社区式互助养老模式。在该模式中,由政府负责为互助养老点购买娱乐设施、补贴水电费等,并加强引导扶持、组织开展活动,条件宽裕的老年人家庭提供活动场所,社区内企事业单位提供闲置场所或提供赞助,有效整合了政府、社会和家庭资源。

3. 机构式专业养老模式——老年社区 该模式通过对老年生活社区的整体开发而较全面地解决养老问题,是社区居家养老和社会机构养老完美结合的一种新型养老模式。在该模式中,老年人以户为单位入住生活社区,完全是居家的概念。同时,老年人置身于社区内,又可获得专业化的照料服务,并参与人际互动,有效地解决了老年人的孤独感。可以说,老年社区代表了我国养老模式的发展方向,上海市第一家老年社区——亲和源老年公寓就是一个很好的例子。

4. 异地养老模式 实质是移地养老,是一个集合概念,包括互动式异地养老、度假养老、回原籍养老等方式,是经济发展到一定阶段的产物。所谓互动式异地养老,是指各地养老机构通过有效的机制建立起一个统一的网络,将老年人的市场需求资源和养老机构闲置资源整合起来,进行交换性服务,相互交换客户资源,让老年人在没有增加很多费用的情况下,可以享受来自不同养老机构的多样化的服务。

5. 社区老年公寓 在社区医院附近建立老年公寓，将社区医院和老年公寓有机结合起来，这种结合能够将社区医院和老年公寓的优势互补，而且还具有以家庭为中心的老年护理模式的优势。

6. 新型老年公寓 经营管理上有两种模式：一是与政府脱离，实行自主经营、自负盈亏的企业化经营；二是国家控股，吸纳社会资金组建有限责任公司。新型老年公寓分为养老区(健康老年人)、康复区(患病老年人)、特护区(临终老年人)、托老所(短期托管)、休闲养老区(异地养老)等不同区位，满足不同状况的养老需要。公寓内娱乐、健身、阅读、配餐等设施一律对外开放，组建面向社会的老年休闲俱乐部，广泛吸纳会员。

7. 护理学院经营老年公寓 其优势主要表现在医院式管理、专业技术优势、教育研究优势方面。医院式管理：以护理为主的医院管理服务，是其特有管理模式。专业技术优势：护理学院的医疗护理知识资源丰富，老年护理专科人才有更多的专业知识和经验，更能够了解老年人的需要。教育研究优势：护理学院经营老年公寓，大量的实践机会使学生得到锻炼，又可以为老年公寓提供更为周到的服务，是一种双赢行为。

中国未富先老的现状必将给养老问题带来沉重负担，但是同时也必将促使新的产业——银色产业的发展。一方面，要认识到我国正处于发展中国家这一基本国情，建立完全福利性养老机构还有很大困难；另一方面，我国可以借鉴发达国家的养老理念与管理模式，并结合我国的养老保障体制，构建具有中国特色的养老服务体系，形成投资主体多元化、服务对象公众化、服务队伍专业化的社会养老机构多元化体制。

总之，打造以社区服务为支撑的居家养老和机构照护体系，是适应老龄化这一客观发展趋势、创新社会化养老机制的必然要求。

第二节 老 年 保 健

世界卫生组织(WHO)在其宪章中宣告"享受最高标准的健康是每个人的基本权利之一"。保健工作开展的水平，不仅是衡量一个国家社会文明进步的重要标志，而且也是促进人类社会经济可持续发展的重要保证。早在1979年，世界卫生大会就通过了以老年保健(health care in elderly)为目标的决议，提出全球老年保健纲要。

老龄化社会大规模地、迅速地到来，尤其是高龄化趋势迫使我国政府相关部门设定专门机构，全面筹划、协调老龄福利问题，逐渐建立和完善社区综合医疗、护理系统，推进家庭护理，提供有利于老年人的医疗服务、保健、康复等。

一、老年保健的概念

广义的老年保健是指在平等享用卫生资源的基础上，充分利用人力、物力促进和维持老年人的健康，发展老年保健事业，使老年人得到基本的医疗、护理、康复和保健等服务。

狭义的老年保健是指"健康老龄化"，即通过调动一切有利于健康长寿的积极因素，使老年人保持较好的身心健康，并拥有较好的智力、心理、躯体、社会和经济功能，让这五大功能得到充分发挥，帮助老年人提高生活质量，让他们的晚年生活更加丰富，延长他们的寿命。健康老龄化不仅单纯追求个体寿命的延长，更主要的是重视提高老年群体的生活质量，将对社会进步、家庭安定带来莫大的福利和效益。

二、老年保健的重点人群及特点

(一)高龄老年人

高龄老年人是指 80 岁以上的老年人。据中国老龄办测算,全国 80 岁以上老年人正在以每年 100 万以上的超高速增长,约为老年人口增速的 2 倍,预计到 2050 年,5 个老年人中就有 1 个是 80 岁以上老年人。我国高龄老年人慢性病患病率较高,超过一半患有一种或一种以上的慢性病,如高血压、心脏病、慢性支气管炎、关节炎和白内障等,而且容易出现多系统的功能衰竭,死亡率和致残率高。

(二)丧偶老年人

在老年阶段,由于死亡率随年龄增长不断上升,很多老年人都可能会经历丧偶之痛,并有可能长期处于此状态中。研究表明,丧偶事件对老年人的健康状况和家庭关系均有显著影响,丧偶的老年人死亡风险高于有配偶的老年人,而且这种影响主要集中在早期,随着时间推移,影响将会逐渐减弱。丧偶对男性老年人死亡风险的影响大于女性老年人,"低龄"老年人的影响大于高龄老年人。除此之外,丧偶老年人患抑郁症的比例显著高于有配偶老年人。

(三)独居老年人

随着中国计划生育政策的实施,"4-2-1"的家庭结构成为主流,家庭规模日趋小型化,加上现代社会中老年人和子女都要求有自己的"自由空间",因此独居老年人的社会现象比较普遍。独居老年人经济基础较差,生活困难,子女不在身边易产生身心疾病,如行为偏离或孤独抑郁。如果合并有慢性疾病,加之缺乏良好的治疗和护理,常会导致严重的并发症甚至死亡。

(四)近期出院的老年人

近期出院的老年人,由于疾病尚未治愈,身体状况差,如果遇到经济困难,并且得不到良好的护理,常导致恢复时间长或预后差。

(五)老年性精神障碍者

老年性精神障碍起病于老年期的慢性进行性智力减退,又称老年性痴呆。患者睡眠不好,常夜间起床活动,其记忆障碍和智能障碍进行性加剧,可有记忆错构或虚构,并发展为全面痴呆。晚期多卧床不起,大小便失禁,终而死于感染或衰竭。病程呈进行性发展,起病后平均4~5 年死亡,亦有发展更快或长达 10 年者。

三、老年保健的基本原则、任务和策略

(一)老年保健的基本原则

1. 老年保健的全面性原则　老年保健应该是多维度、多层次的。老年保健既要关注所有老年人的生理、心理和社会适应方面的问题,也应关注老年人在疾病的预防、治疗、康复和健康促进方面的问题。因此,建立一个统一的、全面的老年保健计划是非常重要的。

2. 老年保健的区域化原则　这是指以社区为基础提供老年保健。《中国护理事业发展规划纲要(2005—2010 年)》明确指出:大力发展立足于社区和家庭的老年护理、慢性病护理、临终关怀等护理服务,以适应社会发展的需要。老年人的居家保健护理将是今后一段时期老年护理的主要型态。因此,建立老年人社区保健制度是相当必要的。一方面,通过在家庭、邻居、社区一级提供保健和社会服务,帮助老年人及其照顾者;另一方面,已建立的长期护理机构通过专业或辅助性服务,日益深入社区为老年人服务。

3. 老年保健的费用分担原则 目前大多数国家老年保健费用由政府、社会和个人三方出资。随着社会老龄化及老年保健需求的日益提高，老年保健费用的筹集是一个越来越严峻的问题。"风险共担"的原则越来越为大多数人所接受。我国正在探索国家、企业、个人三方负责的多层次老年人医疗保障体系。

4. 老年保健的功能分化原则 老年保健的功能分化原则是指在对老年健康的多层次需求充分认识的基础上，对老年保健的各个层面都有足够的重视，提供多种功能的保健服务。例如，根据老年人疾病的特殊性，可以设有老年医院和老年护理院等。考虑到老年人生理、心理和社会问题，为老年人健康服务的团队，不仅要有医生和护士，而且还要有社会工作者、健康教育工作者、保健计划设计者等。

5. 联合国老年政策原则 《联合国老年人原则》于1991年12月16日由联合国大会通过，强调老年人的独立、参与、照顾、自我充实和尊严。

(1)独立性原则 老年人应当借助收入、家庭和社区支持及自我储备去获得足够的食物、住宅及庇护场所；应当有机会继续参加工作或其他有收入的事业；应当能够参与决定何时采取何种方式从劳动力队伍中退休；应当有机会获得适宜的教育和培训；应当能够生活在安全和与个人爱好和能力变化相适应以及丰富多彩的环境中；应当能够尽可能长地生活在家中。

(2)参与性原则 老年人应当保持融入社会，积极参与制定和实施与其健康直接相关的政策，并与年轻人分享他们的知识和技能；老年人应当能够寻找和创造为社区服务的机会，在适合他们兴趣和能力的位置上做志愿者服务；老年人应当能够形成自己的协会或组织。

(3)保健与照顾原则 老年人应当得到与其社会文化背景相适应的家庭和社区的照顾保护；老年人应当获得卫生保健护理服务，以维持或重新获得最佳的生理、心理与情绪健康水平，预防或推迟疾病的发生；老年人应当获得社会和法律的服务，以加强其自治性、权益保障和照顾；老年人应当能够利用适宜的服务机构，在一个有人情味和安全的环境中获得政府提供的保障、康复、心理和社会性服务及精神支持；老年人在其所归属的任何一种庇护场所、保健和治疗机构中都能享受人权和基本的自由，包括充分尊重他们的尊严、信仰、利益、需求、隐私，以及对其自身保健和生活质量的决定权。

(4)自我实现或自我成就原则 老年人应当有追求充分发展他们潜力的机会；老年人应当享受社会中的教育、文化、精神和娱乐资源。

(5)尊严性原则 老年人应当生活在尊严和安全中，避免受到剥削和身心虐待；老年人无论处于任何年龄、性别、种族背景、能力丧失或其他状态，都应当能够被公正对待，并应独立评价他们对社会的贡献。

(二)老年保健的任务

我国老年保健的任务是充分利用各种社会资源，普及慢性病防治工作，积极推进居家养老，开展健康教育，提倡健康的生活方式，增强自我保健意识，推进健康老龄化。老年保健任务的完成需要医院、中间服务机构和社区的共同参与。

1. 老年病医院或老年病科的保健护理 医院内老年人的护理形式有老年病医院和综合医院老年病科，主要任务是诊治疾病，有些医院还提供延续性护理服务，通过家庭访视、电话访谈和健康教育讲座方式促进老年患者进一步康复。

老年患者常合并有多种疾病，住院期间并发症多、易发生重要脏器的衰竭，预后差。由于老年患者在住院期间缺乏对病情正确的认识，导致思想负担沉重，加上行动不便，造成精神上的痛苦和创伤，不利于医治及康复，因此，护理人员应加强心理护理，重视生活护理，并提供饮食护理指导。

2. 中间服务机构的保健护理　中间服务机构是介于医院与社区家庭的中间机构,包括老年护理院、老年人疗养院、日间老年人护理站、敬(养)老院、老年公寓等。这些机构的主要任务是在老年人无法得到照护的情况下通过专门的人员护理以延长其寿命和提高其生活质量。目前有些养老机构提供了日间老年人护理,服务内容包括接送服务、餐饮服务、康复服务等。

3. 社区家庭中的老年医疗保健护理　社区中有些老年人身体健康状况良好或虽然有慢性病但无明显的残障,对这些老年人,社区护士的工作重点是指导老年人自我保健,增强其自我照顾能力,维持健康状态。社区家庭访视护理是一种经济有效的方法,服务内容可包括物理治疗、心理治疗、语言治疗、社会工作、营养咨询、医疗卫生器材租用、搬运患者等。为了便于服务老年人,社区家庭访视可以依托综合性医院提供医疗和保健方面的技术支持。

(三)老年保健的策略

老年保健的策略归纳为 5 个"有所",即:老有所医、老有所养、老有所乐、老有所学、老有所为。

1. 老有所医——老年人的医疗保健　要使老年人老有所医,必须解决好医疗保障问题,因此,应该深化医疗保健制度的改革,逐步实现社会化的医疗保险,运用立法的手段保证大多数公民能享有完善的医疗保障,真正实现老有所医。

2. 老有所养——老年人的生活保障　由于近几年家庭养老功能的逐渐弱化,养老主体由家庭转向社会,如社会福利保健机构的设置。但这对老年人而言也有一些弊端,如经济条件能否承受、缺乏家庭的关心和照顾、不能适应居住环境等,因此在建立完善社区老年服务设施和机构的同时,应大力提倡以居家养老为主,中间服务机构和医院为辅的养老模式,使老年人在得到有效医疗保健的同时,享受到家庭的亲情和温暖。

3. 老有所乐——老年人的文化生活　政府、集体和社区有责任为老年人提供条件,积极引导老年人参与一些力所能及的社会文化活动,既可以提高文化修养,又利于身心健康。社区内可建立老年活动站,开展琴棋书画、阅读欣赏、体育文娱活动,饲养鱼虫花草、组织观光旅游、参与社会活动等。

4. 老有所学和老有所为——老年人的发展与成就

(1)老有所学　我国已建立了多所老年大学,既为老年人提供了一个再学习的机会,也为老年人的社会交往创造了有利的条件。老年人可以根据自己的兴趣爱好选择自己喜欢的学习内容,包括音乐、教育、绘画、烹调、缝纫、医疗保健等,通过学习使他们的生活变得更加充实,思想变得更加活跃,身心疾病也大为减少。

(2)老有所为　老年人虽然在体力和精力上明显下降,但他们丰富的人生和工作经验,是社会的宝贵财富。他们可以直接参与社会发展,将自己的知识和经验直接用于社会活动中,如从事各种技术咨询服务、医疗保健服务、人才培养等,也可以献计献策、参与社会公益活动、编史或写回忆录、参加家务劳动支持子女工作等。老有所为将在一定程度上缓和劳动力缺乏的矛盾,同时,老有所为也为老年人增加了个人收入,对提高老年人在社会和家庭中的地位及进一步改善自身生活质量起到了积极的作用。

四、抗衰老

1. 抗衰老医学的概念　抗衰老医学最初是 2008 年由美国抗衰老医学科学院提出,它是在深入广泛的循证医学实践基础上建立的,以预防、早期发现、早期治疗及逆转增龄性功能性不良甚至疾病为目的，使老年人达到其本身的最佳健康状态和最高寿命，并提高其生活质量。

目前认为，将衰老相关疾病作为衰老综合征群统一加以考虑对抗衰老有着重要意义。衰老综合征群涵盖与衰老相关疾病，如衰弱症、动脉硬化及其诱发病如血管性痴呆、神经退行性疾病（如老年性痴呆及帕金森病）、某些恶性肿瘤、增龄性甲状腺功能减退症、白内障、老年性耳聋、骨质疏松症等。抗衰老医学针对衰老机制与衰老相关疾病发病的关系，既考虑一般意义上的抗衰老，同时也兼顾日常临床上保健的问题。将抗衰老与临床医学结合起来统一考虑，既有助于广大中老年人的保健工作，也可以为干预衰老提供某些策略性的考虑。

由于人口快速老龄化及保健系统超负荷导致的需求，抗衰老正迅速成为老年保健的标准，其手段包括运动、饮食及营养、药物治疗等。

2. 抗衰老超前性干预　定期、正规、全面及完整的体检是抗衰老超前性干预的重要措施。所谓定期就是指每年至少一次体检（高龄及衰弱对象需每年两次）；正规是指必须有全面安排的正式体检；全面是指整个机体有关器官的检测，而不是只偏重某一方面的检测；完整是指在每一项有关器官的检查中必须要有相对完整的指标，体检结果必须完整，缺项需补做。我们应在体检阶段及其前导及后续随访工作中重视口头及文字的卫生宣教。目前我国已借鉴国外经验，大多数社区开展了老年人定期体检，并建立了电子健康档案，便于老年人病史资料的收集和分析。

3. 抗衰老与心身疾病　心身疾病在老年各种疾病患者中发病率高，对整体衰老或某一脏器的衰老影响较大，说明心身疾病可能使衰老加快。积极防治心身疾病，既有助于减少其患病率，又可以调整神经内分泌的功能，进而改善机体身心状况，尽可能起到抗衰老的作用。

4. 抗衰老与运动　研究显示运动对脑功能的维持具有同样的促进作用，机体缺乏运动会明显增加与衰老密切相关的神经退行性疾病的发病率，因此积极参加有氧运动对提高机体的抗氧化能力、健身防病和延缓衰老十分有益。

第三节　老年人的日常生活照护

由于老年期出现各器官功能的衰退，同时罹患多种慢性疾病，老年人完成日常生活活动出现困难，需由他人帮助。因此对老年人的护理，不仅要重视疾病本身的康复，更需要注意的是老年人日常生活功能的康复。

日常生活是指每天要经历的事情，具有连续性、习惯性、反复性和恒常性的特点。老年人的日常生活内容不仅包括基本日常需要，还包括生活照料和精神慰藉。日常生活功能主要包括三个层次的内容：一是基本的日常生活活动能力，包括正常人日常生活中所必须完成的活动，如吃饭、穿衣、如厕、修饰打扮、上下床活动等；二是工具使用的生活活动能力，反映老年人的社会适应能力，包括购物、做饭、做家务、旅游等；三是高级日常生活功能，反映老年人的智能能动性和社会角色功能，如社会交往等。老年人的日常生活照护，应该重视老年人这三个层次的日常生活功能，包括沟通、营养与饮食、休息与活动、皮肤卫生与衣着、性需求和性卫生等方面的护理。

一、沟通

随着年龄的增长，老年人的个性和交往能力基本上是稳定的，但活动性、反应性和自我控制能力随着年龄的增加而降低,尤其是 70 岁以上的老年人变化较为明显。要充分了解老年人,尤其是老年患者的心理特点,以便掌握更有效的沟通方法,提高沟通效率。

(一)老年人的沟通特点

1. 语言沟通的技巧　与老年人沟通就要有"存善心、说好话"的心态。

(1)亲切的关怀　要将温暖和关爱通过语言传递给老年人,让他们体会到自己仍然被大家关心,受到尊重。关爱的语言要表述清晰,注意语言的规范性、逻辑性,把握好交谈的深浅度,对老年人关注和敏感的话题,不要妄加评论,以免加重其心理负担。为了便于老年人听清楚,语速要适当,可以说得慢一些。必要时运用表情、手势、图片、文字、提示卡、教具等,可以附上相关明信片,还可以读给老年人听。在谈话过程中要多采用开放式谈话,少采用封闭式谈话。

(2)注意称呼　称呼对于老年人是一个敏感的问题,应根据老年人曾经的称呼来唤醒老年人内在的自尊与荣耀。

(3)必要时采用善意的谎言　老年人因生理有恙,心情忧郁,情绪失落,他们最希望听到的是鼓励的话、亲切的话、安慰的话。即使老年人脸色差、身形消瘦,也不能实话实说,可以用善意的谎言如"你的脸色看起来很红润,精神状态很好"来鼓励老年患者。

2. 非语言沟通的技巧　很多时候,无声的语言也能达到意想不到的沟通效果。

(1)自信的微笑与倾听　自信的微笑、耐心的倾听,更容易使孤独与失落的老年人感到轻松与安慰。微笑是最好的语言,可以缩短与老年人交往的距离。要耐心地倾听,表示出对他们的谈话内容很感兴趣,这样才能促使他们多说、才能使谈话能很好地进行。在沟通过程中还应学会处理好谈话中的沉默,要区别对待各种情况的沉默,有时是等待反馈,有时是过于激动,有时是难言之隐,有时是进入了自然延绵的境地,正所谓"此时无声胜有声"。

(2)自然的陪伴与接纳　在语言沟通过程中,老年人可能会不停地诉说自己的过去,这与他们以自我为中心,适应性下降的心理有关。作为沟通者就应该采用陪伴与接纳的方式,尽可能让老年人表述自己的想法,让他们有一个倾诉或者发泄的渠道,必要时以点头来表示对他们的认同。这种类似于同感的方式,能深入到老年人的内心世界,并能准确地向对方表达你对他的理解与认同,以达到情感的共鸣。

(3)优雅的着装与举止　与老年人沟通,也要注重外在的形象仪表与举止。应做到仪表端正、举止大方、服饰整洁,应该给老年人以大方得体的印象。有时,可运用轻微的抚摸,碰到一时情急、情绪失控的老年人可能就要运用必要的拥抱,使他们缓和情绪,尽快平静下来。

(二)促进老年人有效沟通的技巧

1. 善于运用书面沟通　书面沟通是以文字为媒体的信息传递,与老年人进行书面沟通的形式主要包括信件、卡片等。这种沟通方式一般不受场地的限制,虽然在计算机信息系统普及应用的今天,我们很少采用纸质的方式进行沟通,但对于记忆力减退和喜欢怀旧的老年人来说,这种方式显得格外亲切,可增强沟通的信任感和安全感。

2. 增进语言沟通效果

(1)安排安静和私密性好的环境,避免外界干扰。

(2)沟通时态度诚恳、自然　面对老年人,以利于其读唇并有眼神交流;不要在老年人视线范围内与工作人员或亲友轻声细语,以防老年人产生不适当的联想;以适宜的称谓称呼老年人,经常自我介绍、说明彼此的关系和其他相关的信息,以增强老年人的信任感。

(3)有效控制自我情绪的反应 降低说话语调,可增加声量但不要变成叫嚣,而被误认为生气或躁怒,以免诱发老年人的不悦和反感,留意自己与老年人的面部表情和身体语言。沟通过程中,宜确认老年人所传达的情绪内容,如遇极度沮丧,可适当转移其注意力。当老年人表达出不恰当或不正确的信息与意见时,千万不可辩白或当场使他困窘,不要坚持须把沟通信息传达清楚才罢休。

(4)语句简短和清晰,注意语速缓慢 尽量使用全名或增加相关说明,避免代名词、抽象语句或专业术语;说话得体、多主动倾听、鼓励老年人畅所欲言;说话速度和缓且清楚,给老年人足够的时间来理解信息和反应。

当老年人未完全表达时,避免做片面或仓促的回复,不完全了解谈话内容时,应坦言说明,不可妄下结论和轻易回答。

(5)耐心倾听 沟通者应明确沟通的目的是了解老年人,而不是为了回答问题,应鼓励老年人多表达自己的想法。

(6)运用非语言形式 沟通过程中,可多运用非语言形式回答老年人。如点头或拍对方的肩膀以表示认同或支持,并能适时吸引老年人对谈话者的专注力,也可适当运用肢体语言或实物,如卡片、报刊等,以强化沟通的内容。

(7)放慢语速或分解步骤 当老年人反应迟钝,理解力下降时,应尽量放慢语速,可把一个句子分解成几个词语,例如:"每天、早上、吃什么"。或把一个动作分解为几个步骤,例如:"水、牛奶、糖、搅拌"。

(8)同一时间最多给两个选择 这样既不增加困扰又可维护自主权。

3. 促进正向沟通的方法 Miller提出许多促进正向沟通的方法。

(1)展开会谈的话题 如"您有没有想过上次所讨论的事?""您现在想谈些什么呢? 由您做主好了"等。

(2)鼓励进一步沟通话题 如"您对这件事的看法如何? 为何您会这样想?""这件事究竟怎么回事? 您可否再详细点?""假设我是您的女儿,您试着告诉我您想说的话,好吗?""您再多讲一点好吗?""对呀! 然后呢?"等。

(3)应用沟通时的沉默 表现出鼓励的眼神或表示了解地点头,或握住老年人的手;当老年人讲完时,回答"是","我了解","还有呢","然后是……"等,等待老年人再说话。适时重复老年人最常说的话或其中几个字,表示还要继续下去。

(4)注意避免以下妨碍沟通的对话方式

①劝告或建议式,如"我认为你最好自己做这件事"(养成老年人依赖他人的决定)。

②争论式,如"事实摆在眼前,你还……"(令老年人感到反感或不敢说明自己的主张)。

③说教式,如"明理的老年人是不会这样做的"(令老年人感到羞愧、不悦)。

④分析式,如"你就是怕丈夫遗弃你"(令老年人不安、愤怒)。

⑤批判式,如"你偷吃,所以血糖会这么高"(令老年人自卑、无望)。

⑥命令式,如"时间到了,快去睡觉"(令老年人抗拒、反感)。

⑦警告式,如"太吵了,关掉电视"(老年人可能更不合作)。

⑧责问式,如"你怎么可以不按时服药"(令老年人觉得无能力、不被信任)。

⑨转移话题,如"抱歉,我要去看别的患者"(令老年人感到被忽视或忧虑)。

二、饮食与营养

人在进入老年期后,身体上会产生一系列的变化,比如生理功能减退、新陈代谢减弱、消化系统的适应能力下降等。这些变化使得老年人对于营养的需要也会产生相应的变化,因此必须了解老年人的营养需求,在饮食结构和饮食习惯上做出适当调整,才能满足其健康和长寿的要求。

（一）老年人的营养需求

1. 热量按需摄取　近年来由于生活节奏加快,老年人的生活也丰富多彩,无论是在公园内、马路上,还是老年大学里都可见到他们的身影,不少老年人还从事一些有益的社会活动。由于老年人活动量增加,以往营养学上给老年人制订的每日供应热量的标准就显得不够了。如果人体得不到足够的热量,抵抗力就会下降,进而影响活动的能力。因此,学者们认为,对于活动量大的老年人,每日的热量供给应为 8.37 MJ（2000 kcal）左右较为合适,但对于合并高血压、高血脂等代谢综合征的老年人,应适当降低热量的摄取,以免增加心血管事件的发生概率。

2. 蛋白质适量摄入　蛋白质是组成人体的重要成分之一,它对维持老年人的健康十分必要。从目前的经济条件和机体的实际需要考虑,对老年人每日供给 70 g 蛋白质是适宜的。研究表明,脑卒中和胃癌患者的蛋白质摄入量均低于正常人,蛋白质中最好有一半是来自优质蛋白质,如肉、乳、蛋、豆制品等。蛋白质在总热量中应占 12%～15%。

3. 脂肪摄入不宜过高　营养学家认为,脂肪的供给量应控制在总热量的 20%～25%。目前上海市区老年人的脂肪摄入量占总热量的 25%～33.8%,有的老年人甚至高达 35.8%,而且不饱和脂肪酸与饱和脂肪酸的比值也偏低,仅 0.6 左右。造成这种状况可能与以下几种原因有关:①肉食中以猪肉为主;②鱼类摄入较少;③食用油以含单不饱和脂肪酸较多的菜油为主。脂肪摄入过多不仅会引起肥胖,还会增加血管粥样硬化的发生率,因此胆固醇的每日摄入量应低于 300 mg。

4. 补足维生素和无机盐　目前老年人中常见维生素 B_2、维生素 B_1、维生素 C 等缺乏。研究还发现,某些维生素缺乏与一些疾病有关,如脑卒中患者维生素 B_6 的摄入量低于正常人,胃癌患者的维生素 B_2、维生素 C、维生素 E、维生素 PP 含量也比正常人低,维生素 D 缺乏易使老年人发生骨折。缺钙和缺铁仍是老年人无机盐供给中的主要问题,如上海地区约有 1/3 的老年人患缺铁性贫血。老年人每日维生素的供给量应为:维生素 A 1000 视黄醇当量,维生素 D 400 IU（10 μg）,维生素 E 10 mg,维生素 B_1、B_2 各 1.2 mg,维生素 C 60 mg,维生素 PP 12 mg,维生素 B_6 2.2 mg。钙和铁的摄入主要应从动物性食物中摄取。

5. 限盐　钠过量与心血管病和胃癌的发生有关。根据我国某些城市调查,每个老年人每日平均摄入食盐量为 12～14 g,远远超过国外专家建议的食盐每日摄取量 5 g,这可能是由于老年人味蕾退化、味觉不灵,常喜重口味,以致摄入食盐量较大。

知识链接

老年人饮食营养方案

　　针对老年人的特点,专家推荐了一个最佳饮食营养方案:每日饮食中应包括 250 g 左右的主食（包括薯类）、400 g 以上的蔬菜、1～2 个水果、适量的鱼虾和瘦肉、50 g 豆制品或 100 g 豆腐、1 袋牛奶、30 mL 以下的烹调油。如此就能基本满足老年人对于营养的特殊需要。

（二）饮食原则

1. 保证足够的营养　老年人应保持营养平衡,每日摄入含足够的优质蛋白、低脂肪、低盐、高维生素、高纤维素和含钙铁丰富的食物,饮食注意多样化。饮食应该清淡,少用各种含钠高的酱料,不吃腌制食物,避免过多的钠摄入引起高血压;烹调方式尽量避免煎炸,多采用蒸、煮、炖、焯,避免摄入过多的脂肪导致肥胖;烹调时可用醋、姜、蒜等调料来刺激食欲。

2. 饮食应易于消化 由于老年人的咀嚼和消化功能的减退,应该避免粗糙、坚硬和刺激性强的食物,饮食宜温热,在食物加工过程中尽量注意细、松、软,有些牙齿尚好的老年人可以食用一定硬度的食物,但不宜过多,以免引起消化不良。

3. 养成良好的饮食习惯 老年人进餐应定时、定量,避免过饱或饥饿;应注意少量多餐,避免暴饮暴食;一日三餐适量、合理分配,遵循"早晨吃好,中午吃饱和晚上吃少"的原则。

4. 注意饮食卫生 选择新鲜的食材,烹饪前清洗干净,注意饭前便后洗手;如出外就餐,应选择卫生干净的饭馆,同时应不吃烟熏、烧焦、发霉或过烫的食物,以防肿瘤性疾病的发生。

（三）饮食护理

1. 餐前准备 给老年人布置一个安静、干净的进餐环境,去除一切异味和不良视觉刺激;督促或协助老年人洗手和漱口;协助老年人选取舒适的体位,如坐位或半坐位。

2. 进餐 有自理能力的老年人鼓励其自己进餐;不能自理的老年人可以在取得老年人同意的情况下给其喂饭,喂饭时要配合老年人咀嚼的速度,不宜过快,以免引起老年人哽噎;不能经口进餐的老年人,可采用鼻饲法、肠道高营养法和全肠道外营养等。

3. 餐后处理 及时撤去餐具,清理食物残渣,整理环境;督促或协助老年人洗手、漱口或做口腔护理。

4. 评价老年人的进餐情况 定期评价老年人的进餐环境、食欲和营养状态,及时发现潜在的问题并予以改善。

三、休息与活动

（一）休息与睡眠

良好的休息对人们的身心健康至关重要,老年人由于生理机能的逐渐减退,从睡眠的质量和时间来说,远远不如其他年龄层人群,其睡眠障碍的发生率高。睡眠障碍俗称失眠,主要表现为入睡困难、早醒、多梦、身体不适等。国外有文献报道老年人睡眠障碍发生率为30%～40%,严重影响老年人休息,并可诱发和加重多种躯体疾病。临床上引起失眠的原因很多,主要包括心理压力、躯体疾病、环境因素以及生活习惯等。为保证老年人良好的休息应注意以下几点。

1. 营造舒适的居住环境 应把老年人安置在光线充足的南向房间,经常通风;家居温度保持在22～24 ℃,湿度在50%～60%,以利于休息;居室应该整洁、宽敞和安静,可采用暖色调。偏瘫老年人宜加床栏,防止老年人坠床。

2. 形成良好的睡眠习惯 研究表明,采用"子午觉"和晚上睡前步行锻炼、泡脚、自我按摩等方法可以改善老年人睡眠质量。

（1）"子午觉" 子时,相当于半夜11时至凌晨1时,"子午觉"是指老年人白天在11—13时之间午睡20～30 min,以静寐为主,闭目养神,不以深度入睡为标准;晚上在10时到10时30分以前上床休息,保证子时良好的睡眠质量。老年人坚持"子午觉"睡眠习惯不但可以缓解疲劳、放松精神进而提高睡眠质量,而且还可预防心脑血管病,提高身体免疫力。

（2）晚上睡前步行锻炼 指导老年人在晚餐后、睡眠前2 h散步40～50 min,但不宜超过60 min,以100步/分钟速度、身体略感微微出汗为度。

(3)泡脚　睡前用温水泡脚,水温不宜超过 45 ℃,以老年人感到舒适为度,不宜过热,时间为 20 min 左右。避免烫伤,当身体感到温热、微汗时,便达到最佳效果。泡脚后,要注意脚部的保暖。

(4)自我按摩　老年人泡脚后随即按揉足三里 3 min,按揉三阴交 1～2 min,用对侧手掌心擦热足底涌泉穴,一般为 100 次左右。

(二)活动

1.老年人活动的重要性

(1)生理方面　长期运动有助于老年人保持体形,降低血压、血脂,延缓心脑血管硬化及粥样病变,提高肺活量,改善老年人免疫功能等,从而增进健康和减少疾病。

(2)心理方面　活动可以缓解老年人精神压力。研究表明,参加群体性运动的老年人心理功能方面受益较大,老年人运动时聚在一起,能寻找到共同话题,培养共同兴趣,减少心理上的孤独感和负面情绪,增加主观幸福感,对心理健康和心理平衡可能有积极意义。

(3)对睡眠的影响　适量的体育运动,能够促进人的大脑分泌出抑制兴奋的物质,促进深度睡眠,迅速缓解疲劳,从而进入一个良性循环。经常参加体育锻炼的老年人在睡眠时间、睡眠效率、睡眠质量方面明显好于未参加者。

2.老年人的活动种类、活动量和强度　老年人的活动种类可以分为日常生活活动、家务活动、职业活动、娱乐活动、体育运动等。老年人的活动种类、活动量和强度因人而异。

(1)散步　散步是老年人最为适宜的有氧运动。一般情况下,以中速(每分钟 80～90 步)或快速(每分钟 100 步以上)步行才能达到良好的锻炼效果;对于疾病初愈和年老体弱的患者可用助步器和手杖帮助行走,注意助步器和手杖的高度和平稳性,及时检查、维修助步器和手杖的防滑胶垫是否完好,注意检查轮式助步器的轮子是否灵活。

(2)健身跑　速度为每分钟 120～130 m,以自觉不难受、不气短,能边跑边与人说话为宜。初练时应循序渐进,逐渐增加至每次 30～40 min;跑步结束后,应缓慢步行或原地踏步做整理运动,再逐渐恢复到安静状态。

(3)游泳　老年人游泳的姿势不限,速度不宜过快,时间不宜过长;每次游程以不超过 500 m 为宜;入水前需做准备活动,游泳时注意自我监测;有严重的心血管疾病、皮肤病和传染病者不宜参加。

(4)其他　骑自行车、跳舞、球类运动、医疗体育、太极拳与气功等。

3.老年人的活动原则

(1)"三、五、七"原则　即每周运动 3～5 次,每次 30 min 左右,运动后最适宜心率(次/分)＝170－年龄。

(2)循序渐进　循序渐进的运动有利于老年人适应运动的强度,避免引起不必要的损伤和不适,应从简单、运动量小的活动开始,逐渐增加到难度和活动量大的活动。

(3)持之以恒　研究表明,锻炼年限和锻炼次数对生命质量有积极意义,运动年限越长,次数越多,累积运动量越高,身体越能适应运动的节律性,更能促进身心健康,而且规律运动的生命质量最好。

(4)注意自我监测　运动后除了监测最适宜的心率,还应结合主观感觉调整活动量,如运动时全身有热感或微微出汗,运动后感到轻松愉快或稍有疲劳、食欲增进、精神振作、睡眠良好,表示运动适当、效果好;如运动后感到疲乏、头晕、心悸、胸闷、气促、食欲减退、睡眠不良,说明运动量过大。

4. 活动时的注意事项

(1)餐后不宜立即运动,糖尿病患者应注意不要空腹运动,运动时随身携带糖果等。

(2)最好着大小合适的运动装和旅游鞋,以有利于活动。

(3)恶劣的天气不要外出活动,以免发生意外。

(4)年老体弱或患病的老年人,应根据医嘱进行适当的运动;急性疾病或情绪不佳时不宜运动;注意防止跌倒;对于老年期痴呆患者外出运动时应有家人陪伴,家属应在患者胸前挂上联系卡片。

知识链接

老年人活动的最佳时间

过去认为,运动的最佳时间为早晨,近年来,有的专家对老年人晨练问题提出不同的看法,并告诫老年人要慎重对待晨练。研究证明,每日上午10时与下午3时左右为两个空气质量相对最佳期,而且上午6时至9时这段时间,人体血小板聚集率高,容易形成血栓,去甲肾上腺素浓度增大,易引起冠状动脉收缩,甚至痉挛。若在这时进行体育锻炼,特别是运动量过大时,使心肌耗氧量增加,易造成冠状动脉痉挛或形成血栓。美国的专家指出,在傍晚锻炼对身体最为有益,因为黄昏时刻,人的感觉最为灵敏,协调能力最强,体力的发挥和身体的适应能力最强,并且这时血压和心率既低又平稳,因此,下午特别是黄昏时分锻炼对身体最为有益。

四、皮肤清洁与衣着卫生

人到老年,皮肤逐渐老化,皮肤护理成为老年人日常生活护理必不可少的一部分,尤其对长期卧床的老年人尤为重要。

(一)皮肤清洁

老年人皮肤的特点有皮脂腺组织萎缩,感觉功能和反应性减弱;免疫系统功能下降导致皮肤抵抗力全面降低。因此,在护理时应注意以下几点。

1. 保持皮肤清洁 定期洗发和淋浴,注意皱褶部位如腋下、肛门、外阴和乳房下皮肤的清洗。

2. 避免对皮肤的刺激 沐浴时用温水洗涤,避免使用碱性肥皂;洗发时使用中性洗发液,不宜使用电吹风,尽量减少烫发的次数;洗浴次数不宜过勤。

3. 注意皮肤的滋润 皮肤清洁后要使用润肤品,防止皮肤干裂;适当使用化妆品,以含油脂和中性的为佳。

(二)衣着卫生

选择老年人衣着时需注意以下几点。

(1)选择棉质、透气、颜色浅淡的衣物,经常更换和清洗。

(2)选择易于老年人穿着、舒适和大小适中的衣物。由于老年人行动不便,尽量选择容易穿脱的衣物,衣物过小会限制其活动且不舒适,过长有容易绊倒的危险,因此应根据老年人的身高和胖瘦选择合适的衣物。

(3)关心老年人衣着的社会性。可根据老年人的性格、喜好和出席场合的不同帮助其选择合适的衣物。有的老年人喜欢端庄、大方的款式,有的老年人喜欢鲜艳、时尚的款式,应尊重老年人多样化的选择。

五、性生活卫生

老年人无论是男性还是女性均存在性生理需求。瑞士学者的调查显示,70岁以上的男性和女性均认为性活动对于他们的生活有着较为积极的影响。就老年女性而言,国外多项研究均得出老年女性仍有一定程度的性需求,来自日本的研究结论甚至指出老年女性性欲高于男性。近年来,我国每年报告的人类免疫缺陷病毒(HIV)感染者或艾滋病患者中,50岁及以上年龄组构成比呈逐年上升趋势,国内对于老年人获得生理安慰情况及对其认知研究较少,给制订及开发有针对性的老年人性健康教育措施带来诸多挑战。

(一)护理评估时的注意事项

1. 护士应具备专业的知识和坦然的态度　护理人员应掌握正确的性知识,了解不同的社会文化及信仰,并真诚地尊重老年人的个人及家庭。同时,应认识到性生活是人的正常生理需求之一,在评估时抱有坦然面对的态度。

2. 尊重老年人的隐私权　性生活涉及老年人的隐私,因此老年人一般对评估者采取回避的态度,可以从其他话题如睡眠质量等慢慢过渡到性生活,同时可以用一些较为含蓄的语言进行交谈,如"那事儿""在一起"等。在评估过程中,也要注意不要随意露出惊讶的表情或动作,以免引起老年人的反感或愤怒。

3. 积极提供专业的诊治机构信息　在评估中,可能会遇到一些自己也无法解决的问题,可通过网络或其他途径帮助老年人获得一些有用的信息,如向泌尿科专家、性治疗师、婚姻咨询师咨询等。

(二)老年人性生活的卫生指导

性卫生不仅包括性器官的清洁,还包括合适的性生活频度以及性生活安全等。护士应向老年人强调性卫生的重要性,指导老年人如何做好性生活前后的卫生工作,以及如何适度进行性生活。

1. 性生活前

(1)对老年人及其配偶、照顾者进行性知识的教育,使老年人正视自己的性需求。

(2)指导老年人性生活应在安静、舒适的环境中进行,既要保证私密性,也应考虑床、卫生间等的实用性和安全性。

2. 性生活过程中

(1)性生活频度和时间个体差异大,一般以性生活的次日不感到疲劳且精神愉快较适宜,老年人性生活应量力而行,注意观察自己和性伴侣的不适,如果出现时立即停止。

(2)由于大多数老年人具有多种慢性疾病,应在医生的指导下控制性生活的频率和强度,必要时服用相关的药物。如患有心脏病的老年人应该避免在饱餐和疲劳时进行,性生活前15~30 min服用硝酸甘油,注意观察有无心悸、胸痛等症状。

(3)老年女性停经后由于雌激素水平下降而导致阴道黏膜较干,可使用润滑剂来进行改善。

(4)男性老年人如产生勃起的问题,可用药物及其他辅助器协助,如真空吸引器、使用前列腺素E(PGE)注射和人工阴茎植入等,但一定要在专业人员的指导下正确使用。

(5)为避免性传播疾病,最好选择固定的性伴侣,必要时正确使用避孕套。

3. 性生活后　应注意休息,起床时动作要缓慢,在性生活后最好清洗外阴,以免引起男女双方的泌尿、生殖系统感染。

本章小结

　　人口老龄化是当今世界的大问题,现行的养老模式主要是家庭养老、社会养老和自我养老。国外有很多先进的养老模式,国内现在的养老体系也趋于多样和全面。WHO 将老年保健定义为在平等享用卫生资源的基础上,充分利用人力和物力促进和维持老年人的健康,发展老年保健事业,使老年人得到基本的医疗、护理、康复和保健等服务。老年保健的重点人群有高龄老年人、丧偶老年人、独居老年人、近期出院的老年人和老年性精神障碍者。老年保健的基本原则为全面性原则、区域化原则、费用分担原则、功能分化原则和联合国老年政策原则。老年保健的策略归纳为 5 个"有所",即:老有所医、老有所养、老有所乐、老有所学、老有所为。抗衰老是在深入广泛的循证医学实践基础上建立的,以预防、早期发现、治疗及逆转增龄性功能性不良甚至疾病为目的,使老年人达到其本身的最佳健康状态、最高寿命,并提高其生活质量。

　　促进老年人有效沟通的技巧包括善于运用书面沟通、增进语言沟通效果和促进正向沟通。老年人饮食护理遵循的原则有:①保证足够的营养;②饮食应易于消化;③养成良好的饮食习惯;④注意饮食卫生。为提高老年人睡眠质量应该:①营造舒适的居住环境;②形成良好的睡眠习惯,包括采用"子午觉"和晚上睡前步行锻炼、泡足、自我按摩等方法,可以改善老年人睡眠质量。老年人活动应遵循"三、五、七"原则、循序渐进、持之以恒、注意自我监测,还应注意皮肤清洁与衣着卫生。老年人无论是男性还是女性均存在性生理需求,性卫生不仅包括性器官的清洁,还包括合适的性生活频度以及性生活安全等。护士应向老年人强调性卫生的重要性,指导老年人做好性生活前后的工作,以及如何适度进行性生活。

思考题

1. 国内外的养老照护模式有哪些?
2. 我国老年保健的策略有哪些?
3. 我国老年保健的重点人群有哪些?
4. 如何与老年人进行有效的沟通?
5. 老年人饮食护理包括哪些内容?
6. 如何促进老年人的睡眠?
7. 活动对老年人有哪些积极意义?如何指导老年人进行活动?

（徐　晶　张迎红）

第五章　老年人的安全用药护理

学习目标

识记:老年人用药的基本原则。

理解:老年人常见药物不良反应、药物代谢特点。

应用:老年人安全用药的护理。

随着社会发展、医学进步,人类寿命也随之延长,人口老龄化日益明显。老年人对健康的需求增多,用药问题在老年人疾病治疗和日常保健中日益受到重视。随着年龄的增长,老年人各脏器的组织结构和生理功能逐渐出现一系列的退行性变化,这些变化使药物在体内的吸收、分布、代谢和排泄过程发生明显改变。药物代谢动力学的改变又直接影响组织特别是靶器官中有效药物浓度维持的时间,影响到药物的疗效。此外,老年人常常同时患有多种疾病,通常为慢性病,需要长期治疗,用药种类较多,导致药物不良反应的发生率增加。因此,如何保证老年人安全用药、如何在提高药物疗效的同时减少药物不良反应的发生至关重要。

第一节　概　　述

一、老年人药物代谢特点

老年药物代谢动力学简称老年药动学,是研究老年人机体对药物处置的科学,即研究药物在老年人体内的吸收、分布、代谢和排泄过程以及药物浓度随时间变化规律的科学。

（一）药物的吸收

药物的吸收是指药物从给药部位转运至血液的过程。口服给药是老年人最常用的给药途径,药物经胃肠道吸收后进入血液循环,再到达靶器官发挥效应。因此老年人胃肠道环境或功能的改变都可能影响药物的吸收。下面具体介绍影响老年人胃肠道药物吸收的因素。

1. 胃酸分泌减少,胃液 pH 值升高　老年人胃黏膜萎缩,胃壁细胞功能下降,胃酸分泌减少(比年轻人减少 25%～35%),胃液 pH 值升高,可影响药物的溶解性和离子化程度,从而影响到某些药物的吸收。如弱酸性药物阿司匹林、呋喃妥因等在正常胃酸情况下,在胃内非解离的比例大,胃中吸收良好,当胃酸缺乏致胃液 pH 值升高时,则离子化程度增大,使药物在胃中吸收减少(解离型者不易被吸收,未解离型者易被吸收);又如安定类药物,必须在胃酸中水解转化为有效代谢物去甲基安定,才能发挥作用,因老年人胃酸分泌减少,胃内 pH 值升高,使此种转化减少,血液浓度降低,即生物利用度差,从而影响药效。

2. **胃排空速度减慢** 老年人因胃肌萎缩、胃蠕动减慢,使胃排空速度减慢,延迟药物到达小肠的时间。因此药物吸收延缓、有效血药浓度到达的时间推迟,作用强度下降,特别对在小肠远端吸收的药物或者肠溶片影响较大。这主要见于固体剂型,液体剂型药物不受此影响。

3. **肠肌张力增加和蠕动减弱** 老年人肠蠕动减慢,使肠内容物在肠道内移动的时间延长,药物与肠道吸收表面接触时间延长,理论上可使药物吸收增加。但是胃排空延迟,胆汁和消化酶分泌减少等因素又影响药物的吸收。

4. **胃肠道和肝血流量减少** 老年人胃肠道和肝血流量随年龄增长而减少,较正常成年人可减少 40%～50%,胃肠道血流量减少可影响药物吸收速度和程度。如老年人对主动转运吸收的钙、铁、乳糖、维生素 B_1 等物质的吸收明显下降。肝血流量减少使药物首过消除效应减少,对有些主要经肝脏氧化消除的药物(如普萘洛尔),老年人口服后其血药浓度比青年人高,消除减慢,故临床上应注意老年人服用普萘洛尔后血药浓度升高引起的不良反应,服用时宜相应减量。

> **▌知识链接▐**
>
> **什么是首过消除效应**
>
> 从胃肠道吸收入门静脉系统的药物在到达全身血液循环前必先通过肝脏,如果肝脏对其代谢能力很强,或由胆汁排泄的量大,则使进入全身血液循环内的有效药物量明显减少,这种作用称为首过消除效应。

5. **胃肠道内液体量减少** 老年人消化液分泌减少,使不易溶解的药物如地高辛、甲苯磺丁脲、氨苄西林的吸收减慢。

综上所述,尽管老年人有胃酸分泌减少、胃液 pH 值升高,胃排空速度减慢,胃肠道血流量减少等因素可影响药物的吸收,但对被动转运吸收的药物来说,其吸收不受影响,对大多数药物老年人无论在吸收速率或吸收量方面,与青年人并无显著差异。主动转运吸收的药物(如半乳糖、葡萄糖、维生素 B_1 和维生素 B_2、铁剂、钙剂等)则影响较大,老年人吸收减少。因为主动吸收必须由人体付出能量和载体,而老年人吸收这些物质所需要的酶和糖蛋白等载体分泌减少,于是吸收功能减弱。

(二)药物的分布

药物的分布是指药物吸收进入体循环后向各组织器官及体液转运的过程。药物的分布不仅与药物的储存、蓄积及清除有关,而且也影响药物的效应。影响药物在体内分布的主要因素有:器官血流量的多少、机体组成成分、血浆蛋白结合率、药物与组织的结合能力及药物的理化性质,如药物分子大小、亲脂性及酸碱性质等。

1. **机体组成成分发生改变**

(1)老年人由于细胞功能减退,细胞内液减少,总体液量显著减少(高达 15%),故水溶性药物分布容积减小,血药浓度增高,如阿司匹林、地高辛、哌替啶等。

(2)老年人脂肪组织比例增加(50%～75%),导致脂溶性药物分布容积增大,药物作用持续较久,半衰期延长,长期服用容易引起蓄积中毒,如苯巴比妥、利多卡因等。

(3)老年人血浆蛋白含量降低(约 20%),使与血浆蛋白结合率高的药物的游离型成分增加,分布容积加大,对受体部位的活性增强,药效增强,易引起不良反应。如抗凝药华法林与血浆蛋白结合减少,游离药物浓度增高而抗凝作用增强,毒性增大。因此,老年人使用华法林应减少剂量。

2. 药物与血浆蛋白的结合能力发生改变　老年人往往患多种疾病,需同时服用两种及以上的药物。由于不同药物对血浆蛋白结合具有竞争性置换作用,从而改变了其他游离型药物的作用强度和持续时间。如保泰松和水杨酸可取代甲苯磺酰丁脲与血浆蛋白的结合,同时服用可使甲苯磺酰丁脲在常用剂量下可因游离型药物浓度增高而导致低血糖。

（三）药物的代谢

药物的代谢是指药物在体内发生的化学变化,又称生物转化。肝脏是药物代谢的主要器官。随着年龄增长,肝脏的重量降低,肝血流量和细胞量比成年人降低40%～65%。肝脏微粒体酶系统的活性也降低,肝脏代谢速度只有年轻人的65%。因此,老年人肝脏本身血流量减少以及肝内酶素活性的降低而使其代谢能力减退,抑制了药物的代谢作用,导致代谢率降低。肝脏本无法分泌某些酶素,也可能干扰到一些需要酶素才能进行的药物的去毒和结合作用,从而延长药物停留于体内的时间,如老年人服用利多卡因、保泰松、普萘洛尔后血药浓度增加,半衰期延长。此外循环时间的延长,使药物长时间存于体内,不易排出,易增加某些主要经肝脏代谢的药物蓄积、中毒的机会。

（四）药物的排泄

药物的排泄是指药物在老年人体内经吸收、分布、代谢后,最后以药物原形或其代谢物的形式通过排泄器官或分泌器官排出体外的过程。肾脏是大多数药物及其代谢产物排泄的重要器官。肾脏血流量以将近每年1%的速率减少,65岁时老年人的肾血流量仅为年轻人的50%,有效肾单位数量和体积也显著减少,使肾血流和肾小球滤过率降低,年龄从20岁增至70岁时肾小球滤过率降低35%。因此导致老年人肾功能减退,包括肾小球滤过率降低、肾血流量减少、肾小管的主动分泌功能和重吸收功能降低。这些因素均可使主要由肾以原形排出体外的药物蓄积,表现为药物排泄时间延长,血浆半衰期延长,清除率降低,容易引起药物蓄积中毒,特别是应用洋地黄类、氨基糖苷类抗生素、苯巴比妥、利多卡因、四环素、心得安、磺胺类等药物时更应注意。常见老年人肾脏排泄减少的药物见表5-1。

表5-1　老年人肾脏排泄减少的药物

类　型	药　物	类　型	药　物
抗生素	链霉素	心血管药物	地高辛
	阿米卡星		普鲁卡因胺
	庆大霉素		喹那普利
	妥布霉素		赖诺普利
	呋喃妥因		卡托普利
	环丙沙星		依那普利
利尿药	氢氯噻嗪	其他	雷尼替丁
	呋塞米		西咪替丁
	氨苯蝶啶		氯磺丙脲
	阿米洛利		金刚烷胺
			甲氨蝶呤

总之,老年药动学改变的特点总的来说是药动学过程降低,绝大多数口服药物（被动转运吸收药物）吸收不变、主动转运吸收药物吸收减少,药物代谢能力减弱,药物排泄功能降低,药

物消除半衰期延长,血药浓度增高。

综上所述,老年人药物代谢的变化有其特殊性,在护理工作之中要注意监测血药浓度的动态变化,大多数药物的药效强度与血药浓度是一致的,血药浓度的变化可以反映出药物吸收、分布、代谢、排泄等过程的变化规律,同时也要结合临床指征,随时调整老年人的用药,以保证老年人用药的安全。

二、老年人药效学特点

1. 药物效应动力学 简称药效学,是研究药物对机体的作用及作用机制的科学。老年药效学改变是指机体效应器官对药物的反应随年龄增长而发生的改变。老年药效学改变的特点是:对大多数药物的敏感性增高、作用增强,对少数药物的敏感性降低,药物耐受性下降,在多种药物联合应用时,如不减少剂量,常不能耐受,使药物不良反应发生率增加。

2. 老年人对药物的耐受性降低表现为多个方面

(1)老年人大脑耐受低血糖的能力较差,易发生低血糖昏迷 因此需要教会家属和糖尿病患者识别低血糖的症状,随身携带糖果、饼干和糖尿病卡,便于发生意外时的救治。

(2)对易引起缺氧的药物耐受性差 因为老年人呼吸系统、循环系统功能降低,应尽量避免使用对呼吸、循环系统有抑制作用的药物。如哌替啶对呼吸有抑制作用,禁用于患有慢性阻塞性肺气肿、支气管哮喘、肺源性心脏病等的患者,慎用于老年患者。

(3)对排泄慢或易引起电解质失调的药物耐受性下降 因为老年人肾调节功能和酸碱代偿能力较差,对于排泄慢或易引起电解质失调药物的耐受性下降,故使用时剂量宜小,间隔时间宜长,还应注意检查药物的肌酐清除率。

(4)对肝脏有损害的药物耐受性下降 如利血平、异烟肼等药物。

(5)老年个体差异较大,多种药物联合应用耐受性明显下降 如利尿药、镇静药、催眠药各一种分别服用,耐受性较好,能各自发挥其疗效,当同时应用时,易出现体位性低血压。

第二节 老年人的用药原则

世界卫生组织(WHO)1985 年在肯尼亚首都内罗毕召开的合理用药专家会议上,把合理用药定义为,合理用药要求患者接受的药物适合其临床的需要、药物的剂量符合患者的个体化要求、疗程适当、药价对患者及其社区最为低廉。合理用药的基本要素包括:安全性、有效性、经济性。安全性是合理用药的基本前提,有效性是药物的治疗目的,经济性是以尽可能少的药费支出换取尽可能大的治疗收益,合理使用有限医疗卫生资源,减轻患者及社会的经济负担。

老年人由于各器官储备功能及身体内环境稳定性衰退,因此,对药物的耐受程度及安全幅度均明显下降。据有关资料统计,在 41～50 岁的患者中,药物不良反应(adverse drug reaction,ADR)的发生率是 12%,80 岁以上的患者上升到 25%。老年人 ADR 表现形式特殊,除皮疹、恶心、呕吐等一般症状外,更多见的是老年病五联症——精神症状、跌倒、大小便失禁、不想活动、生活能力丧失,极易导致误诊、漏诊。因此,老年人用药要遵循一定的用药原则,以提高用药安全性。塞在金教授推荐老年人用药五大原则可作为临床老年人合理用药的指南。

一、受益原则

受益原则首先要求老年人用药要有明确的指征。另外还要求用药的受益/风险值>1。只有治疗好处大于风险的情况下才可用药;即便有适应证而用药的受益/风险值<1 时,不应给

予药物治疗,同时选择疗效确切而毒副作用小的药物。塞在金建议医生给老年人用药必须权衡利弊,以确保用药对患者有益。例如:患有心律失常的老年人,如果无器质性心脏病又无血流动力学障碍时,则发生心源性猝死的可能性很小,但是长期用抗心律失常药可能发生药源性心律失常,使死亡率增加,因此,此类患者应尽可能不用或少用抗心律失常药。又如:目前许多老年病(如钙化性心脏瓣膜病)无相应的治疗药物或药物治疗无效,如此时仍坚持用药,则药物不良反应对老年人的危害大于疾病本身,故这类疾病应避免药物治疗。选择药物时应该考虑到既往疾病及各器官的功能情况,对有些病症可以用非药物治疗能改善则不要急于用药物治疗,如失眠多梦、便秘的老年人,可通过调整生活方式来改善。

二、五种药物原则

五种药物原则是指老年人同时用药不能超过五种。这一原则是根据用药数量与 ADR 发生率的关系提出的。有资料表明,同时使用两种药可使药物相互作用增加 6%;五种药增加 50%;八种药增加 100%。由于老年人患病率高,常常多病共存,据有关研究表明,老年人平均患有 6 种疾病,常常需要多药合用,平均用药达 9.1 种,多者达 36 种。过多使用药物不仅增加经济负担,降低依从性,而且还增加 ADR 发生率。并非所有药物的相互作用都能导致 ADR,但无疑会增加潜在的危险性。40%非卧床老年人处于药物相互作用的危险之中,其中 27%老年人处于严重危险之中。联合用药品种愈多,药物不良反应发生的可能性愈大。因此用药品种要少,最好五种以下,治疗时分轻重缓急。当用药超过五种时,就应考虑是否都是必要用药,以及依从性和 ADR 等问题。

执行五种药物原则时要注意:①了解药物的局限性。许多老年性疾病无相应有效的药物治疗,若用药过多,ADR 的危害反而大于疾病本身。②根据病情需要,抓主要矛盾,选主要药物治疗。凡是疗效不确切、耐受性差、未按医嘱服用的药物都可考虑停止使用,以减少用药品种。如果病情不稳定时可适当放宽用药品种,病情稳定后仍要遵守五种药物原则。③选用具有兼顾治疗作用的药物。如高血压合并心绞痛者,可选用 β 受体阻滞剂及钙拮抗剂;高血压合并前列腺肥大者,可用 α 受体阻滞剂,可以减少用药数目。④重视非药物治疗。老年人并非所有自觉症状、慢性病都需要药物治疗。如早期糖尿病可采用饮食疗法,轻型高血压可通过限钠、运动、减肥等治疗,老年人便秘可多吃粗纤维食物、多饮水、加强腹肌锻炼等,病情可能得到控制而无须用药物治疗。⑤减少和控制服用补药。一般健康老年人不需要服用补药,体弱多病的老年人,应当在医生的指导下合理服用滋补药物。治疗过程中若病情好转、治愈或达到疗程时应及时减量或停药。

三、小剂量原则

小剂量原则是指老年人用药剂量应控制在最低有效剂量,以保证用药的有效性和安全性。老年人除维生素、消化酶类、微量元素等药物可用成人剂量外,其他所有药物都应低于成人剂量。因为老年人的肝肾功能减退、白蛋白降低、脂肪组织增加,应用成年人剂量可出现较高的血药浓度,使药物效应和毒副作用增加。因此,塞在金主张应采取小剂量原则,不要完全按药厂提供的剂量使用。值得注意的是,老年人用药也并非始终如一应用小剂量,可以是开始时的小剂量,也可以是维持治疗的小剂量,这主要与药物类型有关。对大多数药物来说,小剂量原则主要体现在开始用药阶段,即开始用药就从小剂量(成年人剂量的 1/5~1/4)开始,缓慢增量,然后再根据临床反应调整剂量,以获得更大疗效和更小副作用为准则,探索每位老年患者的最佳剂量。对需要使用首次负荷量的药物(利多卡因、乙胺碘呋酮等),为了确保迅速起效,老年人首次可用成年人剂量的下限,小剂量原则主要体现在维持量上。另外老年人用药剂量的确定,要遵循剂量个体化原则,老年人衰老、病理损害程度不同、平时用药多少不一,使得个体差异特别突出,尤其是高龄老年人。目前还没有相关的规律可循,应根据老年患者的年龄和健康状态、体重、肝肾功能、临床情况、治疗指数、血浆蛋白结合率等情况综合考虑、具体分析,能用较小剂量达到治疗目的的,就没有必要使用大剂量,这是改善老年人开始和维持治疗的重要策略。尤其是肝素、华法林、阿米替林、地高辛、庆大霉素等药物。也有学者提出,从50岁开始,每增加1岁,老年人剂量应比成人药量减少1‰,60~80岁应为成人剂量的3/4,80岁以上为成人剂量的2/3即可。老年人用药量在《中华人民共和国药典》规定为成人剂量的3/4,剂量要准确适宜。只有把药量掌握在最低有效量,才是老年人的最佳用药剂量。

四、择时原则

择时原则就是根据时间生物学和时间药理学的原理,选择最合适的用药时间进行治疗,以提高药物疗效和降低毒副作用。由于许多疾病的发作、加重与缓解具有昼夜节律变化的特点,如脑血栓、变异型心绞痛、哮喘和痛风等疾病常在夜间发生,急性心肌梗死和脑出血的发病高峰在上午,类风湿性关节炎常在清晨出现关节僵硬等。药动学有昼夜节律的变化,如白天肠道功能相对亢进,因此白天用药比夜间吸收快、血液浓度高。药效学也有昼夜节律变化,例如,胰岛素的降糖作用上午大于下午。因此,进行择时治疗时,应该根据疾病的发作、药动学和药效学的昼夜节律变化来确定最佳用药时间。

五、暂停用药原则

暂停用药原则是指对老年人所用药物给予评价,当怀疑有 ADR 时,要在监护下停药一段时间。老年人在用药期间,应密切观察,一旦发生任何新的症状,包括躯体、认知或情感方面的症状,应考虑为药物的不良反应或是病情进展,因为这两种情况处理截然不同,前者需停药、后者则应加药。对于服药的老年人出现新症状,停药受益明显多于加药受益,所以暂停用药原则作为现代老年病学中最简单、最有效的干预措施之一,值得高度重视。在服药期间出现新症状最好咨询医生遵医嘱停药或加药。

第三节 老年人的安全用药

随着年龄增长,生理功能减退,老年人常多病并存,同时服用多种药物治疗的情况很常见,老年人成为药物不良反应伤害的主要对象。老年人药物不良反应发生率很高,比年轻人高3~7倍,同时老年人记忆力减退,学习新事物的能力下降,服药时间、服药方法常不能正确理解,影响用药安全和药物治疗效果。因此指导老年人安全用药是一项重要的护理工作。

一、老年人常见药物不良反应及发生原因

世界卫生组织对药物不良反应(ADR)的定义为:正常剂量的药物用于预防、诊断、治疗疾病和调节生理机能时出现的有害的、与用药目的无关的反应。其包括药物副作用、毒性作用、变态反应、继发反应和特异性遗传素质等。有研究显示,老年人 ADR 的发生率随年龄增长而增加。据统计表明,50~60 岁患者的药物不良反应发生率为 14.14%,61~70 岁为 15.17%,71~81 岁为 18.13%,80 岁以上为 24.10%。因此老年人合理用药是一个亟待解决的临床问题。

（一）老年人常见的药物不良反应

1. 神经系统症状　老年人脑萎缩，脑细胞数量、脑血流量及受体减少，对许多药物的敏感性增高，导致药效增强，不良反应增多。因此老年人在用药过程中易出现健忘、意识模糊、焦虑、抑郁、定向障碍、痴呆等精神症状。老年人对三环类抗抑郁药、抗惊厥药等均较敏感，此类药物可能严重干扰老年人中枢神经系统功能，从而引起精神错乱、烦躁、抑郁及失眠等症状；中枢降压药利血平、抗胆碱药及皮质激素等可引起明显的精神抑郁和自杀倾向；伴有痴呆症的老年人使用中枢抗胆碱药左旋多巴或金刚烷胺，可引起大脑兴奋，从而加重痴呆症状；长期使用咖啡因、氨茶碱等可导致精神不安、焦虑或失眠；长期大量使用异烟肼也可引起惊厥或兴奋不安、幻听等。因此老年人用药过程中出现精神症状应多方面分析，出现精神症状时首先考虑为用药的关系并加以排除。

2. 体位性低血压　体位性低血压又称为直立性低血压。老年人血管运动中枢的调节功能敏感性降低，即使没有药物的影响也会因体位的突然改变而产生头晕，而对利尿药、降压药的敏感性增高，药理作用增强，当使用利尿剂、β受体阻滞药、亚硝酸盐类血管扩张药、左旋多巴、三环类抗抑郁药、降压药等时易引起体位性低血压。因此使用这些药时应引起重视。70岁以上的老年人选用降压药时，首先要考虑到其不良反应，如美加明、哌唑嗪的降压作用虽强大，但易引起体位性低血压及头昏、眩晕甚至晕厥的症状，故老年人应避免使用。

3. 耳毒性　由于老年人内耳毛细胞数目减少，听力都有不同程度的减退，易受药物影响而产生前庭症状和听力下降。年老体弱者使用氨基糖苷类抗生素和多黏菌素时可致第八对脑神经受损。前庭受损害时，主要症状是眩晕、头痛、恶心及共济失调；当耳蜗受损害时出现耳聋、耳鸣，老年体弱患者表现更明显。由于毛细胞损害后难以再生，故可产生永久性耳聋。因此老年人尤其是体弱者尽量避免应用氨基糖苷类抗生素和其他影响到内耳功能的药物，例如，庆大霉素、链霉素等耳毒性药物，必须应用时则应减少剂量，同时密切观察。另外引起注意的是，依他尼酸、呋塞米不宜与氨基糖苷类抗生素合用，合用后明显增加耳聋的发生率。因此具有影响内耳功能的药物同时应用或与其他药物联合应用时应严格控制。

4. 尿潴留　老年精神抑郁患者服三环类抗抑郁药，震颤麻痹患者使用中枢抗胆碱药，这两类药物都有阻断副交感神经的作用，对伴有前列腺肥大及膀胱颈纤维性变的老年患者易导致尿潴留。如必须使用三环类抗抑郁药宜从小剂量开始，视患者耐受情况逐渐增量。老年人膀胱逼尿肌张力下降，在应用抗胆碱类药物如硫酸阿托品、山莨菪碱等时易出现尿潴留。老年前列腺肥大患者在应用呋塞米、依他尼酸等强效利尿剂后易出现急性尿潴留，因此，老年患者使用利尿剂最好选用中效、弱效利尿剂，如氢氯噻嗪、氨苯蝶啶等。

5. 肝肾功能损害　大多数药物都是由肝脏代谢、肾脏排泄，老年人体内水分减少，肝肾功能减退。60岁以上老年人的肾脏排泄毒物的功能比25岁时下降20%，70～80岁时下降40%～50%。60岁以上老年人肝脏血流量比年轻时下降40%，解毒功能也相应下降。肝肾功能的减退，导致机体对药物的代谢和排泄等功能减退，药物的半衰期延长，在体内蓄积，增加了肝脏及肾脏的负担，从而引起肝肾细胞损伤，肝肾功能损害。如静脉滴注四环素可产生高氮质血症，严重损害肝肾。肾毒性大的药物，如氨基糖苷类、抗癌药物（环磷酰胺、甲氨蝶呤、阿糖胞苷等）、万古霉素等尤应慎用。对乙酰氨基酚、异烟肼、利福平、乙胺丁醇长期大量应用严重损害肝功能，因此老年人应慎用，应用时严密监测肝功能。

6. 心脏毒性反应　老年人出现心功能减退，心排血量减少，窦房结内起搏细胞数目减少，心脏传导系统障碍。因此应用有些药物时选择剂量不当或患者伴有其他严重的基础疾病可出现心律失常,如洋地黄、吗啡、麻黄碱、阿托品、心得安、奎尼丁等应用时易出现心脏毒性反应。

老年人常用药物的不良反应见表 5-2。

表 5-2 老年人常用药物的不良反应

药 物	主要不良反应
抗胆碱药	幻觉、定向力障碍、青光眼急性发作、便秘、尿潴留
巴比妥类	精神错乱、低血糖、长期应用易产生依赖、容易反跳
苯二氮䓬类	精神错乱、嗜睡、乏力、眩晕等
甲基多巴	抑郁、锥体外系综合征、肝功能障碍、溢乳
左旋多巴	不自主运动、消化道症状、精神障碍、心律失常
洋地黄	精神错乱、腹泻、心律失常、视觉障碍
利血平	抑郁、精神错乱、镇静作用和体位性低血压
噻嗪类利尿药	脱水、再生障碍性贫血
螺内酯	腹泻、多毛症、男性乳房发育
呋塞米	耳聋、高尿酸血症、高血糖
抗心律失常药	粒细胞减少、系统性红斑狼疮(普鲁卡因胺)、视觉障碍(奎尼丁)
降压药	溶血性贫血(甲基多巴)、水肿、体位性低血压、周围神经病变(肼屈嗪)
磺脲类	粒细胞减少、低血糖
西咪替丁	便秘、溢乳
异烟肼	肝毒性
抗关节炎药	肾上腺皮质功能不全、白内障、水肿、消化道症状、骨质疏松、青光眼、中性粒细胞减少(吲哚美辛)、眩晕耳鸣听力下降(水杨酸类)

(二)老年人服用危险性增高的常见药物

老年人由于各器官组织结构与生理功能均出现退行性改变,服用某些药物中毒的危险性增加。老年人服用属于高危险的常见药物如下。

1. 镇痛药 吲哚美辛、保泰松、哌替啶、喷他佐辛等。

2. 镇静催眠药 苯二氮䓬类、巴比妥类等。

3. 抗精神失常药 阿米替林、多虑平、丙咪嗪、甲丙氨酯等。

4. 心血管类药 地高辛、双嘧达莫、丙吡胺、甲基多巴、利血平等。

5. 胃肠解痉药 颠茄生物碱、东莨菪碱等。

6. 抗组胺药 溴苯那敏、氯苯那敏、曲吡那敏、苯海拉明、赛庚啶、溴马嗪、羟嗪、异丙嗪等。

7. 降血糖药 氯磺丙脲等。

(三)老年人药物不良反应发生的原因

1. 药动学和药效学改变 老年人各器官的组织结构和生理功能出现退行性改变,如机体组成成分改变,血浆蛋白含量少,使游离药物浓度增加,易造成药物蓄积中毒;体内水分减少,脂肪所占比例增加,影响药物在体内的分布;肝血流量减少,对药物的代谢及解毒能力下降,连续用药易造成药物在体内蓄积中毒;肾小球滤过率降低,肾小管的排泄和重吸收能力下降,导致药物的排泄减慢等。总之药动学过程减慢,代谢能力减弱,药物排泄功能降低,血药浓度增高,容易发生药物不良反应。老年人药效学也发生改变:对多数药物的敏感性增强,如使用巴比妥类药物后容易出现精神错乱和共济失调。对少数药物敏感性降低,药物耐受性下降,药物不良反应发生率增加。另外老年人生理储备减小,使用影响内环境稳定的药物容易产生强烈不良反应。老年人免疫功能下降,使药物变态反应发生率增加。

2. 用药品种增多,常多药联用　老年人常患多种疾病,需同时服用多种药物。合理地联合用药可以提高药物的疗效,相反可使药物的不良反应发生率增加。现已证实老年人药物不良反应的发生率与用药种类呈正相关。据统计,同时用药 5 种以下者,药物不良反应发生率为 6％～8％,同时用 6～10 种时不良反应发生率为 40％,同时用 15～20 种时不良反应发生率升至 70％～80％。在老年人中 10 多种药物合用者是屡见不鲜的。如强心苷与排钾利尿药合用时可因低钾而增加心脏毒性,合用时应注意及时补钾。呋塞米等所致的听力与前庭功能损害,可因与氨基糖苷类抗生素合用而加重,故禁止配伍使用。

3. 滥用滋补药或抗衰老药物　老年人缺乏医药知识,经常滥用滋补药、抗衰老药、维生素和保健药等,而且不遵守用法、用量易引起药物不良反应。例如:服用过量维生素 E 可致恶心、呕吐及免疫功能下降等;长期大量服用维生素 A、D 引起发热、腹泻、中毒;另外,如阴虚火盛服用人参,不但不能获得疗效,可能出现皮疹、便秘、精神兴奋、失眠、血压升高、流鼻血等症状。

4. 用药方法不当　老年人记忆力、听力、视力等功能均减退,导致健忘、注意力不集中,对药品剂量、时间、方法等记不清,易滥服、误服或过量服药。

5. 不良生活方式的影响　老年人由于受教育水平的差异,对安全用药知识的不足,用药期间用药者的某些不良饮食习惯以及不良嗜好会影响到药物的作用,如吸烟、酗酒、饮茶对药动学有明显影响,影响到用药的安全性。吸烟者,尼古丁可增加药物毒性,影响肝脏解毒功能;酒精可使多种药物毒性增加;服药时以茶代水,茶中鞣酸可使药物失去活性。另外,老年人用药依从性差,不遵医嘱或自行购药等因素也是导致老年人药物不良反应发生率增高的原因。

二、老年人安全用药的护理

据统计,我国每年 5000 万住院患者中,至少有 250 万人的入院与 ADR 有关,其中重症 ADR 占 50 万人,死亡 19 万人,其中老年人数量比成年人高 3 倍以上,在所有 ADR 致死病例中占一半。因此指导老年人安全用药是护理工作中重要的内容。

（一）用药评估

1. 老年人的用药史　详细评估老年人以往以及现在的用药情况,如药物品种、名称、剂量、方法、服用时间、效果和不良反应,并建立完整的用药记录,尤其要详细了解、记录引起不良反应和过敏的药物。

2. 老年人服药的能力　全面评估老年人的智力状态,如阅读能力、理解能力、记忆力、视力、听力、吞咽能力、准备药物的能力、准时准量服药的能力、及时发现不良反应的能力等。通过对老年人服药能力的评估,便于及时辅助老年人安全用药和观察服药后的反应。

3. 老年人各系统的老化程度　仔细评估老年人各脏器的功能情况,如肝肾功能,以判断所用药物是否合理,如肾功能明显减退者,应避免给予经肾排泄的药物。

4. 老年人的心理-社会状况　评估老年人的家庭、经济状况、文化程度、饮食习惯、对当前治疗方案和护理计划的了解、认知程度和满意度,家庭的支持情况,对药物有无依赖、期望、反感、恐惧或其他心理等。

（二）监测和预防老年人用药不良反应

1. 密切观察药物的不良反应　由于老年人反应迟钝，脏器的储备能力差，而且个体差异较大，ADR 的表现可能较为隐匿和更为复杂，加上老年人常存在沟通障碍，特别是脑卒中后遗症、老年期痴呆的患者，要密切观察老年人用药后可能出现的不良反应。如果患者用药后出现说明书列举的 ADR 的表现、不能用原有疾病解释的临床表现或病情突然加重，均应考虑 ADR 发生的可能，发现后要及时处理。例如：老年人应用降压药时，要注意提醒其站立、起床时动作要缓慢，避免体位性低血压；服用洋地黄类药物，服药前要测心率，经常询问老年人是否有黄、绿视等洋地黄中毒反应；服用安定后，要立刻上床休息，不要再多走动，防止跌倒。

2. 注意观察药物矛盾反应　老年人用药后容易出现与用药治疗效果相反的特殊不良反应，即药物矛盾反应。例如：硝苯地平治疗心绞痛反而加重心绞痛，甚至诱发心律失常。所以用药后要细心观察，一旦出现不良反应时宜及时停药、就诊，并根据医嘱改服其他的药物，并保留余药。

3. 选用便于老年人服用的药物剂型　对于存在吞咽困难的老年人不宜选用片剂、胶囊制剂，最好选用液体剂型，如冲剂、口服液等，必要时也可选用注射给药。胃肠功能不稳定的老年人不宜服用缓释剂，因为胃肠功能的改变可影响缓释药物的吸收。

4. 用药从小剂量开始　用药一般从成年人剂量的 1/4 开始，逐渐增大至 1/3，再到 1/2，然后是 2/3，最后是 3/4。在老年人服药的同时还应考虑到老年人的个体差异，治疗过程中要进行连续观察，一旦发现不良反应，应及时报告和协助医生处理。

5. 规定适当的服药时间和服药间隔　根据老年人的服药能力、生活习惯，给药方式应尽可能简单，当口服药物与注射药物疗效相似时，则采用口服给药。但要注意许多食物和药物同时服用会导致彼此的相互作用而干扰药物的吸收。如含钠基或碳酸钙的制酸剂不可与牛奶或其他富含维生素 D 的食物一起服用，以免刺激胃液过度分泌或造成血钙或血磷过高。此外，如果给药间隔过长会达不到治疗效果，而频繁给药又容易引起药物中毒。因此，在安排用药时间和用药间隔时，既要考虑老年人的作息时间，又应保证有效的血药浓度。

6. 其他预防药物不良反应的措施　由于老年人用药依从性较差，当药物未能取得预期疗效时，更要仔细询问患者是否按医嘱服药。对于长期服用某一种药物的老年人，要特别注意定期监测血药浓度。对老年人所用的药物要进行认真的记录并注意保存。

（三）提高老年人服药依从性

服药依从性是指患者对医嘱的服从或遵从，患者求医后其行为与临床医嘱的符合程度，为遵循医嘱的行为活动。老年患者，尤其是有慢性病的老年人治疗效果不满意，除病因、发病机制不明，缺乏有效的治疗药物外，还有一个重要的问题，就是老年患者服药的依从性差。有研究显示，75 岁的老年人服药依从性指数（CI，CI＝已服药量/处方所开药量×100%）只有 60% 左右，在某些需要长期服药的慢性病，如高血压、糖尿病、支气管哮喘等，老年人服药依从性低已成为影响治疗效果最重要的因素。导致老年人服药依从性较差的原因有：①记忆力减退，容易漏服或错服药；②经济收入减少，生活相对拮据，导致擅自减药或停药；③担心药物不良反应和存在偏见而自行停药；④家庭社会的支持不够，如长期服药的慢性病患者，没有家人的协助就医、服药，造成不能持续用药；⑤服药种类、剂量、次数过于复杂，剂型不合适或口感差；⑥用药剂量、时间、疗程及注意事项等阅读或理解错误；⑦受以往用药经验、广告宣传等影响。影响老年人用药依从性的因素众多，应有针对性地采取措施，以提高服药依从性。

提高老年人服药依从性的护理措施如下。

1. 加强药物护理

(1)对住院老年人,护理人员应该严格执行给药操作规程,按早晨空腹、餐前、餐时、餐后、睡前等服药时间将药物按时送到患者手中,做到看服到口。

(2)对出院仍需继续服药的老年人,护理人员要通过口头或者书面的方式,向老年人说明药物名称、用量、服药方法、作用、副作用及用药时间。用字体较大的标签注明用药的剂量和时间,以便于老年人识别和记忆,意识清醒能自行服药的老年患者能够正确复述和操作。此外,还需要定期通过电话督促老年人服药,了解服药后的疗效。社区护理人员定期到老年人家里根据处方清点其剩余药片的数量,有助于提高老年人服药的依从性。

(3)对记忆力较差的老年人,应指导其采取防止漏用、错用的措施,如把药物放在水壶、饭桌等经常接触或显眼的地方;老年人或家属也可将每日需要服用的药物放置在专用的服药盒内,盒子内应有若干小格子,每个格子标明服药的时间,并将药物放在醒目的位置,或者早、中、晚要服用的药物用不同颜色的格子分开并标明。促使老年人养成按时服药的习惯。

(4)对于吞咽障碍及神志不清的老年人,一般通过鼻饲给药。对神志清楚但有吞咽障碍的老年人,可将药物加工制作成糊状物后再给予。

(5)对于空巢、孤寡独居、活动不便的老年人,应协助其取得家属、邻居及社区服务机构的帮助,定时提醒和协助老年人用药。

(6)对于精神异常或不配合治疗的老年人,护理人员需协助和督促老年人服药,并确定其是否将药物服下。老年人若在家中,应要求家属配合做好协助督促工作,可通过电话追踪,确定老年人服药情况。

(7)长期用药时,注意选择老年人经济条件允许的药物。详细解释药物治疗作用,可能出现的不良反应、结果及应对方法,尽量消除老年人的担忧和顾虑。对于外用药物,护理人员应详细说明并贴上明显标记,注明外用药不可口服,并告知家属。

2. 开展健康教育　患者良好的用药依从性与患者的健康观念、知识层次密切相关。因此,无论在门诊、病房,还是社区,护理人员可通过发放宣传资料、专题讲座、小组讨论、个别指导等健康教育方式,反复强化疾病相关知识及安全用药知识,提高老年患者对疾病相关知识、安全用药的认知能力,使其采取有益的生活方式,自觉地提高其用药的依从性。

3. 建立合作性护患关系　以患者感受为核心基础的健康信念模式认为,患者若主观感受到采取遵医嘱服药行为将获得利益,则采取依从性的行为可能性越大。护理人员要鼓励老年人及其家属参与护理计划与治疗方案的制订,指导家属学会正确观察病情变化,监督指导患者服药,提高用药依从性。另外也可以发放家庭服药记录卡,提醒患者每日根据记录服药,避免漏服、多服,并清楚记录患者的服药次数和时间,这也是提高服药依从性的有效方法。

4. 行为治疗措施　①行为监测:要求老年患者记服药日记,进行病情自我观察情况记录等。②刺激与控制:将老年患者的服药行为与日常生活习惯联系起来,如设置闹钟提醒服药的时间等。③强化行为:当患者依从性好时给予表扬和肯定,反之给予提醒和指正。

(四)家庭和老年人的用药健康指导

1. 加强老年人用药的解释工作　护理人员要以老年人能够接受的方式,向其解释药物的种类、名称、用药方法、剂量、药物作用、不良反应及期限等,同时,要反复强调正确服药的方法和意义。

2. 指导老年人不要随意购买及服用药物　患有慢性病的老年人需要经常服药,护理人员应指导老年人严格遵守医嘱服药,病情有变化或疗效不佳时,需在医生的指导下调整药物的种类或剂量。一般健康老年人不需要服用滋补药、保健药、抗衰老药和维生素。只要注意调整好日常饮食,注意营养合理、科学安排生活,保持平衡心态,就可达到健康长寿的目的。对于体弱多病的老年人,要在医师的指导下,辨证施治,适当服用滋补药物。

3. 鼓励老年人首选非药物治疗 指导老年人如果能以非药物性治疗方法缓解症状的,暂时不要用药。如便秘、失眠等,应先采用非药物性的措施解决问题,将药物对人体的危害性降至最低。

4. 加强家属的安全用药知识教育 护理人员不仅要对老年人做好药物治疗的安全指导,同时还要重视对其家属进行有关安全用药知识的教育,使他们学会正确协助和督促老年人用药,防止发生用药不当造成的意外。

5. 药品保管的教育指导 指导老年人及家人正确保管药品,定期整理药柜,保留好常用药物和正在服用的药物,对于过期、发霉、变色、变质的药品及药品标签不清的药物要及时清除处理。

本章小结

本章讲述了老年人药动学及药效学特点、常见药物不良反应、老年人安全用药原则及老年人安全用药护理。通过这些知识的学习,护士在给老年人用药时能够根据老年人这些特点,遵循安全用药原则,指导老年人正确合理用药,达到老年人用药安全,防止不良反应发生的目的。

思考题

1. 老年人的安全用药原则包括哪些?
2. 老年人用药常见的不良反应有哪些?
3. 如何提高老年人服药依从性?

(杜小静)

第六章　老年人常见健康问题与护理

学习目标

识记：跌倒、噎呛、疼痛的护理诊断、护理措施及护理评价。

理解：活动受限、排泄障碍的护理。

应用：听力障碍、视觉障碍及皮肤瘙痒的护理。

随着社会老龄化的进程，老年人健康问题的发生率不断上升。据相关统计数据显示，有 1/3 的老年人出现两种以上的日常生活活动能力下降，30% 的居家老年人和 50% 的住院老年人有尿失禁，80% 的老年人有营养不良，60% 的居家老年人租住护理院，老年患者占有 60% 的急诊量、49% 的住院日和 85% 的长期照护床位。近年来，有学者引入"老年综合征"（geriatric syndrome）描述老年人由于年老体衰、智能和感官以及运动功能障碍等引发的包括虚弱、跌倒、尿失禁、疼痛、失眠、痴呆、谵妄、晕厥、抑郁症、药物滥用和老年帕金森病等一系列健康问题症候群。积极实施老年人的健康管理与护理，可有效预防老年人健康问题的发生，提高老年人的生活质量，降低医疗成本，节约医疗康复和护理费用。

本章就老年人常见的健康问题，如跌倒、活动受限、噎呛、疼痛、便秘、大便失禁、尿失禁、听力障碍、视觉障碍、皮肤瘙痒及其护理进行介绍。

第一节　老年人跌倒的护理

跌倒（fall）是一种不能自我控制的意外事件，指个体突发的、不自主的、非故意的体位改变，而脚底以外的部位停留在地上、地板上或者更低的地方。国际疾病分类（ICD-10）将跌倒分为从一个平面至另一个平面的跌落和同一平面的跌倒两类。

老年人跌倒发生率高，是老年人伤残和死亡的重要原因之一。世界卫生组织（WHO）指出，跌倒是老年人慢性致残的第三大原因，每年大约有 30% 的 65 岁以上的老年人发生过跌倒，其中有 15% 的老年人发生 2 次以上，并伴有骨折、软组织损伤和脑部伤害等，因而导致老年人活动受限、医院就诊或死亡。在美国，老年人意外事故中有 2/3 由跌倒所致，每年因跌倒造成的医疗总费用超过 200 亿美元。在我国，跌倒是 65 岁以上老年人首位意外伤害，按 30% 的发生率估算，每年将有 4000 多万老年人至少发生 1 次跌倒。老年人跌倒死亡率随年龄增长急剧上升，跌倒严重威胁着老年人的身心健康，也增加了家庭和社会的负担。但是，老年人的跌倒事件因为存在可预知的潜在危险因素，所以是可以通过评估和干预进行预防和控制的。

一、护理评估

跌倒后应尽早进行护理评估,需立即了解老年人是否出现与跌倒相关的损伤和导致跌倒的原因。

(一)健康史

1. 一般资料 收集跌倒者的年龄、性别及文化背景等基本信息。

2. 跌倒原因 跌倒是多种因素相互作用的结果,跌倒的可能性随着危险因素的增加而增加。跌倒的原因分为内在危险因素和外在危险因素两大类。

1)内在危险因素 内在危险因素主要来源于患者本身,通常不易察觉且不可逆转,需仔细询问方可获知。

(1)生理因素 ①中枢神经系统:老年人智力、肌力、肌张力、感觉、反应能力、反应时间、平衡能力、步态及协同运动能力降低,使跌倒的危险性增加。②感觉系统:老年人的视力,视觉分辨率,视觉的空间、深度觉及视敏度下降。老年性传导性听力损失、老年性耳聋甚至耳垢堆积影响听力,老年人很难听到有关跌倒危险的警告声音;老年人触觉下降,前庭功能和本体感觉退行性改变,导致老年人平衡能力降低,从而增加跌倒的危险性。③步态:步态的稳定性下降也是引发老年人跌倒的主要原因。老年人缓慢踱步行走,造成步幅变短、行走不连续、脚不能抬到一个合适的高度,加之中枢控制能力下降,导致跌倒危险性增加。④骨骼肌肉系统:老年人骨骼、关节、韧带及肌肉的结构、功能损害和退化是引发跌倒的常见原因。老年人骨质疏松会增加与跌倒相关的骨折发生率,尤其是跌倒导致的髋部骨折。

(2)病理因素 ①神经系统疾病:脑卒中、帕金森病、脊椎病、小脑疾病、前庭疾病、外周神经系统病变。②心血管疾病:体位性低血压、脑梗死、小血管缺血性病变等。③影响视力的眼部疾病:白内障、偏盲、青光眼、黄斑变性等。④心理及认知因素:痴呆、抑郁症等。⑤其他:昏迷、眩晕、惊厥、偏瘫、足部疾病及足或脚趾的畸形等都会导致神经反射时间延长和步态紊乱;感染、肺炎及其他呼吸系统疾病、血氧不足、贫血、脱水以及电解质平衡紊乱会导致机体的稳定能力受损;老年人泌尿系统疾病或其他伴随尿频、尿急、尿失禁等症状的疾病常使老年人如厕次数增加或发生排尿性晕厥等而增加跌倒的危险。

(3)药物因素 一些药物通过影响人的神志、精神、视觉、步态、平衡等方面而容易引起跌倒。可能引起跌倒的药物有:①精神类药物:抗抑郁药、抗焦虑药、催眠药、抗惊厥药等。②心血管药物:降压药、利尿剂、血管扩张药等。③其他:降糖药、非甾体抗炎药、镇痛剂、多巴胺类药物、抗帕金森病药等。

(4)心理因素 沮丧、抑郁、焦虑、情绪不佳及其导致的社会隔离均可增加跌倒的危险。沮丧可能会削弱老年人的注意力,潜在的心理状态混乱也与沮丧相关,都会导致老年人对环境危险因素的感知和反应能力下降。另外,害怕跌倒也使行为能力降低、活动受限,影响步态和平衡能力而增加跌倒的危险。

2)外在危险因素 与内在危险因素相比,外在危险因素更容易控制。

(1)环境因素 ①室内环境因素:如昏暗的灯光,湿滑、不平坦的地面,障碍物,不合适的家具高度和摆放位置,楼梯台阶,卫生间没有扶栏、把手等都可能增加跌倒的危险。②户外环境因素:台阶和人行道缺乏修缮、雨雪天气、拥挤等都可能引起老年人跌倒。③个人环境:居住环境发生改变、不合适的穿着和行走辅助工具、家务劳动(如照顾小孩等)、交通损伤等。

(2)社会因素 老年人的教育和收入水平、卫生保健水平、享受社会服务和卫生服务的途径、室外环境的安全设计,以及老年人是否独居、与社会的交往和联系程度等都会影响其跌倒的发生。

(3)既往史 了解老年人过去是否有跌倒的历史和最近一次跌倒的情况,有无惧怕跌倒的心理,既往疾病及其诊治、用药等是否与跌倒有关。

(二)跌倒的状况

1. 跌倒现场状况 主要包括跌倒环境、跌倒性质、跌倒时着地部位、老年人能否独立站起、现场诊疗情况、可能的跌倒预后和疾病负担以及现场其他人员看到的跌倒相关情况等。

2. 跌倒后的身体状况 主要检查是否出现与跌倒相关的损伤。老年人跌倒后容易并发多种损伤,如软组织损伤、骨折等,故需要重点检查着地部位、受伤部位,并对老年人做全面细致的体格检查。详细检查外伤及骨折的严重程度,同时进行头部、胸腹部、四肢等的全面检查,如观察生命体征、意识状态、面容、姿势等;检查听觉、视觉、神经功能等。

(三)辅助检查

根据需要做影像学及实验室检查,明确跌倒造成的损伤情况和引发跌倒的现存或潜在的健康问题。辅助检查包括:影像学检查、实验室检查、诊断性穿刺等。

(四)心理-社会状况

除了解老年人的一般心理和社会状况外,要特别关注有跌倒史的老年人有无跌倒后恐惧心理,有这种心理的老年人往往因害怕再次跌倒而减少活动和外出,导致活动能力降低、活动范围缩小、人际交往减少,既增加了再跌倒的危险,又对老年人的身心产生负面影响,致使其生活质量下降。

二、常见护理诊断/问题

1. 有受伤害的危险 与跌倒有关。
2. 急性疼痛 与跌倒后损伤有关。
3. 恐惧 与害怕再跌倒有关。
4. 移动能力障碍 与跌倒后损伤有关。
5. 如厕自理缺陷 与跌倒后损伤有关。
6. 健康维护能力低下 与相关知识缺乏有关。

三、护理计划与实施

总体护理计划:①做好跌倒后的正确处理和护理;②通过积极治疗原发病或干预危险因素,预防跌倒的再发生;治疗和护理的具体目标:①患者跌倒后得到正确有效的处理和护理;②患者日常生活需求得到满足;③患者和(或)照顾者理解跌倒的危险因素,能够主动进行自我防护/他护;④患者对跌倒的恐惧心理好转或消除。

(一)紧急处理

老年人跌倒后,不要急于扶起,要分情况进行跌倒后的现场处理。

(1)检查确认伤情:①询问老年人跌倒情况及对跌倒过程是否有记忆,如不能记起跌倒过程,提示可能为晕厥或脑血管意外,需要行 CT、MRI 等检查确认;②询问是否有剧烈头痛或口角歪斜、言语不利、手脚无力等,若有提示可能为脑卒中,处理过程中注意避免加重脑出血或脑缺血;③检查有无骨折,如查看有无肢体疼痛、畸形、关节异常、肢体位置异常、感觉异常及大小便失禁等,以确认骨折情形,适当处置(详见《外科护理学》中"骨折的护理"章节)。

(2) 正确搬运:如需搬运应保证平稳,尽量保持平卧姿势。

(3) 有外伤、出血者,立即止血包扎并进一步观察处理。

(4) 如果老年人试图自行站起,可协助其缓慢起立,坐位或卧位休息,确认无碍后方可放手,并继续观察。

(5) 查找跌倒危险因素,评估跌倒风险,制订防治措施及方案。

(6) 对跌倒后意识不清的老年人,应特别注意:①有呕吐者,将头偏向一侧,并清理口腔、鼻腔呕吐物,保证呼吸通畅;②有抽搐者,移至平整软地面或身体下垫软物,防止碰、擦伤,必要时使用牙间垫等,防止舌咬伤,注意保护抽搐肢体,防止肌肉、骨骼损伤;③如发生呼吸、心跳停止,应立即进行胸外心脏按压、口对口人工呼吸等急救措施。

(二)一般护理

1. 病情观察　立即观察患者神志、心率、血压、呼吸等,警惕内出血及休克征象。严密观察生命体征、神志、瞳孔大小及对光反射,以及单侧虚弱、口齿不清、打哈欠、跌倒后排泄情况,警惕有无颅脑损伤等。

2. 提供跌倒后的长期护理　大多数老年人跌倒后伴有不同程度的身体损伤,往往导致长期卧床。对于这类患者需要提供长期护理:①根据患者的日常生活活动能力,提供相应的基础护理,满足老年人日常生活需求;②预防压疮、肺部感染、尿路感染等并发症;③指导并协助老年人进行相应的功能锻炼、康复训练等,预防废用综合征的发生,促进老年人身心功能康复,回归健康生活。

(三)心理调适

重点针对跌倒后出现恐惧心理的老年人进行心理护理。帮助其分析产生恐惧的原因,探讨是因为虚弱、身体功能下降还是自己或身边的老年朋友有跌倒史,从而导致恐惧情绪的产生,并共同制订针对性的措施,以减轻或消除恐惧心理。

(四)健康指导

跌倒的健康指导,着重于如何预防再次发生跌倒。积极开展预防老年人跌倒的指导干预,将有助于减少老年人跌倒的发生,减轻老年人跌倒所致伤害的严重程度。

1. 评估并确定危险因素,制订针对性指导措施　通过监测、调查或常规工作记录收集老年人跌倒信息,进行分析评估,确定老年人跌倒的危险因素,并根据国际公认的伤害预防策略,即教育预防策略、环境改善策略、工程策略、强化执法策略和评估策略五个原则,制订预防老年人跌倒的指导措施。

2. 健康指导内容　根据评估结果,指导老年人纠正不健康的生活方式和行为,规避或消除环境中的危险因素,防止跌倒的发生。具体指导内容如下。

(1)增强防跌倒意识　加强防跌倒知识和技能的宣教,帮助老年人及其家属增强预防跌倒的意识。告知老年人及其家属老年人发生跌倒时的不同情况的紧急处理措施,同时告知其在紧急情况发生时应如何寻求帮助等,做到有备无患。

(2)合理运动　指导老年人坚持参加适宜的、规律的体育锻炼,以增强其肌肉力量、柔韧性、协调性、平衡能力、步态稳定性和灵活性,从而减少跌倒的发生。适合老年人的运动包括太极拳、散步、慢跑、游泳、平衡操等。

(3)合理用药　指导老年人按医嘱正确服药,不要随意加药或减药,更要避免自行同时服用多种药物,并且尽可能减少用药的剂量,了解药物的副作用,注意用药后的反应。用药后动作宜缓慢,以预防跌倒的发生。

(4)选择适当的辅助工具　指导老年人使用长度合适、顶部面积较大的拐杖,并将拐杖、助行器及经常使用的物件等放在老年人触手可及的位置。如有视觉、听觉及其他感知障碍的老年人应佩戴视力补偿设施、助听器及其他补偿设施。

(5)创造安全的环境　①保持室内明亮,通风良好,保持地面干燥、平坦、整洁,将经常使用的东西放在伸手容易拿到的位置,尽量不要登高取物。保持家具边缘的钝性,防止对老年人产生伤害。对道路、厕所、灯等予以明确标志,并将其具体方位告知老年人。②衣着舒适、合身,避免过于紧身或过于宽松的服饰,避免行走时绊倒。鞋子要合适,尽量避免穿拖鞋、鞋底过于柔软的鞋、过大的鞋、高跟鞋以及易滑倒的鞋。③设置跌倒警示牌于病床床头,提醒患者及其照护人员,共同维护老年人的安全。

(6)调整生活方式　指导老年人及家属,在日常生活中应注意:①避免走过陡的楼梯或台阶,上下楼梯、如厕时尽可能使用扶手。②转身、转头时动作一定要慢。③走路保持步态平稳,尽量慢走,避免携带沉重物品。④避免去人多及湿滑的地方。⑤乘坐交通工具时,应等车辆停稳后再上下车。⑥放慢起身、下床的速度。⑦避免睡前饮水过多导致夜间多次起床如厕,晚上床旁尽量放置小便器。⑧避免在他人看不到的地方独自活动。

(7)防治骨质疏松,减轻跌倒后损伤　指导老年人加强膳食营养,保持饮食均衡,适当补充维生素 D 和钙剂。绝经期老年女性必要时应进行激素替代治疗,增强骨骼强度,降低跌倒后损伤的严重程度。

四、护理评价

经过治疗和护理,是否达到:①跌倒得到正确有效的处理和护理。②老年人日常生活需求得到满足。③老年人和(或)照顾者理解跌倒的危险因素,主动进行自我防护或他护。④老年人对跌倒的恐惧心理好转或消除。

第二节　老年人活动受限的护理

不利的生活因素、某些疾病及不良的环境和心理因素等均可引起老年人活动受限。了解老年人活动受限的主要因素,有利于护理人员采取恰当的预防和护理措施。

一、护理评估

(一)健康史

(1)一般资料收集,包括患者的年龄、性别以及一般身体情况等。

(2)评估老年人生活中有无不利因素

①不适当的服装可能会阻碍活动,后背扣或过膝的衣服使使用轮椅、导管、装假肢的老年人不舒服,尤其对于独居老年人,无人帮助他们拉开后背衣服拉链或扣纽扣,这样的服装使得穿脱衣服成为耗时和令人沮丧的经历。

②不适当的鞋,如鞋码尺寸过大或过小、鞋底过硬或无防滑、鞋跟过高、鞋子系带过长等,容易造成老年人绊倒。

③其他:对于坐轮椅、留置导管的老年人,缺乏合适的轮椅袋、导管袋等,使其不方便走动。

（3）了解老年人有无跌倒的经历，目前所服用药物，特别是有无影响活动的药物。

（4）评估老年人有无影响活动受限的健康因素，包括步态失调、骨质疏松症、心脏病、糖尿病、慢性肺部疾病、关节病变、约束以及对活动的恐惧和害怕等。

（5）询问老年人目前的居住环境状态，是否空间足够、出行方便，有无助行工具等。

（二）临床表现

任何原因造成活动受限均可导致严重后果。不同程度的活动受限往往是疾病暂时或永久的结局。下面主要介绍步态失调、骨质疏松症、风湿性疾病、约束等所引起的活动受限的表现。

1. **步态失调** 表现为起立缓慢、迈步变小、前进速度慢、身体左右摇摆、步态不稳等。站立时，可以发现姿势反射障碍，前进和后退姿势不稳，有摇摆倾向，给人感觉需要用拐杖或支持设备才有安全感。

2. **骨质疏松症** 骨质疏松症是一个严重的医疗、经济和社会问题。它会导致明显的疼痛、功能丧失、痛苦，容易发生骨折，甚至死亡。骨质疏松症患者的骨质丢失是隐性的，没有任何症状，直到发生骨折才发现有骨质疏松症。在某些人中发现的骨质疏松症外在症状是身高较年轻时变矮7～10 cm或脊柱后凸、胸椎弯曲，通常伴有腹部膨隆。

3. **风湿性疾病** 老年人常患风湿性疾病，如滑囊炎、风湿性多肌痛、痛风、肌腱炎、肩周炎、腰腿痛、急性椎间盘突出症、慢性椎间盘退行性变、腰椎管狭窄症、类风湿性关节炎、骨关节炎等。据估计，有上百种不同类型的关节炎，是由遗传、负荷过重、肥胖、感染等多种因素引起。关节炎是导致残障最痛苦的疾病。虽然关节炎在老年人中是最普遍的疾病之一，但可因年龄、性别、种族、社会经济状态及地理环境而异。关节炎患者常表现出疼痛、行动不便、抑郁症、功能失调和自我概念紊乱。

4. **约束** 约束是为了保护患者，对患者进行干预治疗的一种简单、有效的解决方法，并且也保护照护者的安全。约束一般分为身体约束、药物约束及环境约束3种。

（1）**身体约束** 身体约束是指任何徒手或采用物理的、机械的设备、材料或者使用患者附近不易移动的设施，来限制患者活动或身体自由。其定义明确了利用约束工具、材料和设备：①约束患者的身体。②选择一种体位（站立、行走、卧位、坐位等），防止身体自由运动。③无法被患者控制或被轻易除去。临床上身体约束是在患者出现谵妄、烦躁、不配合治疗，甚至有自伤行为时使用。

（2）**药物约束** 通过给药来限制患者活动自由，或用于控制意外行为。药物约束应保证患者安全，符合法律和道德规范，否则滥用精神科药物，可以认为是一种潜在的虐待老年人的形式。

（3）**环境约束** 主要针对有不能静坐、自我刺激行为、跟踪、寻找出路等精神症状的个体，采用有意的环境改变以有效地限制个体运动，避免身体约束的损伤。这种约束可采用锁门、固定椅子高度等方法。

（三）实验室及辅助检查

1. **步态失调的评估** 可采用简单"起立-行走"试验测评，该方法可以在任何环境下进行。要求患者按照坐于靠背椅—站立起来—向前步行约3 m—转身—走回椅子—转身—坐下的顺序的进行动作。采用5点评分法，从1分表示"正常"至5分表示"严重异常"，评估其平衡受损的情况。3分或更高分表示有跌倒的危险。

2. **其他** 为了解患者的基础疾病状态或明确诊断，有必要进行双能X线骨密度测定、血常规、心电图、CT 等检查。

(四)心理-社会状况

活动受限或行动不便对老年人最大的心理影响是自我概念和自尊的影响。无法自由和独立走动,对人的自主性和独立性意识产生消极后果。长时间固定于一个小而局限的生活区域,可能会导致感知和行为异常,出现情绪抑郁、精神萎靡、退缩、烦躁或焦虑。长时间活动受限或行动不便,可导致与他人接触减少,缺乏社会交往,发生社会角色改变。

二、常见护理诊断/问题

1. 有受伤害的危险　与活动能力受限有关。
2. 移动能力障碍　与步态失调有关。
3. 如厕自理缺陷　与活动能力受限有关。
4. 健康维护能力低下　与相关知识缺乏有关。

三、护理计划与实施

治疗和护理的总体目标是:①患者日常生活需求得到满足。②患者基础疾病得到很好的治疗。③能够恢复日常正常的生活。

(一)减少生活中老年活动相关的不利因素

(1)老年人生活居室空间面积适宜、设施简单、定位放置;家具高度适宜,洗漱间及厕所与居室邻近,安装坐便器及扶手;地面平坦、防滑,光线充足,出入方便等。

(2)指导和帮助老年人选择合适的服装和鞋子、拐杖、腿部支撑器、疼痛缓解装置、扶手、步行器等,对坐轮椅、留置有导管等的老年人,设计适当的轮椅袋、导管袋等,尽可能方便老年人移动。老年人服装设计和选择宜简单、方便、独立可穿脱,宜前胸或侧面开口,开口用魔术贴,也可着插肩袖、斗篷风格的服装,有充足的反折空间。面料宜舒适、耐用、吸水性强和易于洗涤。

(3)对于长期卧床老年人,特别是对于使用利尿剂的老年人,尽可能将必需物品放在床头柜上,给予醒目的预防跌倒、坠床标识,床头安装呼叫装置,以便呼叫得到及时援助。

(4)提供老年人外出助行和交通工具,帮助搬运和驾驶。

(二)及时评估老年人的步态,加强步态训练

(1)护士对老年人步态失调进行初步评估,并给予适当的假肢和步态训练的专业咨询。对于需要进行康复训练者,介绍康复专家对患者进行步态训练。

(2)协助患者进行平衡与步态训练,并观察步态训练的效果。

(三)积极治疗基础疾病

鼓励和指导老年人积极治疗基础疾病,包括骨质疏松症、帕金森病、类风湿性关节炎、骨关节炎、糖尿病、心脏病、慢性肺部疾病等,遵循医疗方案,防止疾病进展。

(四)尽早解除约束,恢复老年人的正常活动

约束期间,注意避免约束对老年人造成危害,多与老年人沟通,交代约束的目的及注意事项,预防跌倒等意外。对于使用环境约束的老年人,帮助和指导老年人在限定范围内活动,增加耐力和功能训练,使用护理技巧,尽早解除约束,恢复老年人的正常活动。

(五)合理选择和正确使用助行工具

助行工具包括辅助设备、轮椅、运输设备、汽车等。在一般情况下,应遵守以下原则。

(1)首先移动辅助设备,然后移动患侧下肢,最后移动健侧下肢。

(2)穿低跟、防滑鞋。

(3)当拄拐杖上下楼梯时,上楼时帮助健侧腿,而下楼梯时帮助患侧腿。当抬患侧腿时,使用拐杖作为用力支撑。携带拐杖爬坡时,在往上爬一步之前拐杖应先支撑;而下坡时,应注意将拐杖先下一步,然后移动患侧腿,最后移动健侧腿。

(4)使用步行器时,身体直立并用双手抬起步行器,将双腿站于步行器中一个舒适的距离,移动患侧腿向前时用步行器,然后移动健侧腿。步行器在攀爬楼梯时不能使用。

(5)每种辅助设备均必须进行调适,以符合个人的高度。拐杖的高度应与人站立时手腕高度持平。

(6)拐杖的手柄应舒适,适合手掌的大小和形状。

(7)拐杖的底端部位是安全的保障,部分采用环状橡胶圈设计,使用越频繁,其磨损越快。应注意及时更换底部,以免影响安全。

四、护理评价

经过治疗和护理,是否达到:①老年人日常生活需求得到满足。②患者基础疾病得到治疗。③患者恢复日常正常的生活。

第三节　老年人噎呛的护理

噎呛(choke)是指进餐时食物噎在食管的某一狭窄处,或呛到咽喉部、气管,而引起的呛咳、呼吸困难,甚至窒息。医学上称为老年性食管运动障碍,民间又称为"食噎"或"噎食"。老年人随着年龄的增加,咽喉黏膜、肌肉退行性变化或神经通路障碍,协调功能不良,减弱了防止异物进入气道的反射性动作,容易发生噎呛。噎呛在 65 岁及以上的老年人中发生率较高,且随着年龄增长风险增高。噎呛致死可发生在任何年龄阶段,但约 75% 发生在老年期。据近年报道,美国每年有 4000 多人因噎呛猝死,占猝死病因的第 6 位。

一、护理评估

(一)健康史

1. 一般资料　收集患者的年龄、性别及文化背景等基本信息。

2. 摄食-吞咽功能

(1)口腔功能的观察　仔细观察口部开合、口唇闭锁、舌部运动、有无流涎、软腭上抬、吞咽反射、呕吐反射、牙齿状态、口腔卫生、构音、发声(如湿性嘶哑提示声带上部有唾液等残留),口腔内知觉、味觉等。

(2)吞咽功能的观察　临床较常使用在床边便可进行的两种测试,即反复唾液吞咽测试和饮水试验。①反复唾液吞咽测试:临床上评估老年人吞咽能力的简单易行的方法。具体做法为:被检查者采取坐位,卧床时采取放松体位。首先,用人工唾液或 1 mL 水让患者口腔湿润,检查者将手指放在被检查者的喉结及舌骨处,让其尽量快速反复吞咽唾液,观察 30 s 内喉结及舌骨随着吞咽越过手指,向前上方移动再复位的次数。判断标准为 30 s 内吞咽 3 次属正常;30 s内吞咽2次或小于2次则有噎呛的风险。②饮水试验:目前临床上常采用"洼田饮水试验"进行患者吞咽能力的评估。

（3）摄食过程评估　①先行期:意识状态、有无脑功能障碍影响食速、食欲。②准备期:开口、闭唇、摄食、食物从口中洒落、舌部运动（前后、上下、左右）、下颌（上下、旋转）、咀嚼运动、进食方式变化。③口腔期:吞送（量、方式、所需时间）、口腔内残留。④咽部期:喉部运动、噎食、咽部不适感、咽部残留感、声音变化、痰量有无增加。⑤食管期:胸口憋闷、吞入食物逆流。此外,有必要留意食物内容、吞咽困难的食物性状、吞咽时间、一次摄食量、体位、残留物去除方法、疲劳、环境、帮助方法、帮助者的问题等。

3. 其他功能状态　①注意有无体力、呼吸状态、疾病稳定性、脱水、营养等方面的问题,确认患者是否属于适合摄食的状态。②确认患者的意识水平是否可进行清醒进食,是否随着时间发生变化。③观察语言、认知、行为、注意力、记忆力、情感、智力水平等高级脑功能有无问题。

4. 基础疾病　把握有无脑损伤、肿瘤、重症肌无力等基础疾病及其发展阶段,可作为选择不同康复手段的参考依据。

（二）噎呛的临床表现

噎呛的患者常被误认为心绞痛发作而延误最佳抢救时机,所以一定要正确评估、及时判断。噎呛的临床表现大致分为三期。

1. 早期表现　进食时突然不能说话、欲说无声,大量食物积存于口腔、咽喉前部,患者面部涨红,并有呛咳反射。如果食物吸入气管,患者感到极度不适,大部分患者常不由自主地一手呈"V"字状紧贴于颈前喉部,并用手指口腔,呼吸困难,甚至出现窒息的痛苦表情。

2. 中期表现　食物堵塞咽喉部或呛入气管,患者出现胸闷、窒息感,食物吐不出,手乱抓,两眼发直。

3. 晚期表现　患者出现满头大汗、面色苍白、口唇发紫、猝倒、意识不清、烦躁不安,则提示食物已误入气管,不及时解除梗阻,可出现大小便失禁、鼻出血、抽搐、昏迷,甚至呼吸心跳停止。

（三）辅助检查

主要是为正确评价吞咽功能,以了解是否有噎呛的可能及发生的时期。可采用吞咽造影、内镜、超声波、吞咽压检查等手段动态观察。

（四）心理-社会状况

由于噎呛的结果常常危及老年人的生命,患者及其照护人员在知识不足的情况下往往容易产生焦虑和恐惧的心理,所以,要特别评估患者及其家属是否已出现焦虑和恐惧的心理问题。

二、常见护理诊断/问题

1. 吞咽障碍　与老化、进食过快、食物过硬或过黏、疾病原因（如脑梗死、痴呆、谵妄）等有关。

2. 有窒息的危险　与摄食-吞咽功能减弱有关。

3. 有急性意识障碍的危险　与有窒息的危险有关。

4. 焦虑　与担心窒息而紧张有关。

5. 恐惧 与担心窒息而害怕有关。

三、护理计划与实施

治疗和护理的总体目标是：①噎呛能够得到及时处理，不发生窒息和急性意识障碍等危险；②患者焦虑、恐惧程度减轻，配合治疗及护理；③不发生相关并发症。

（一）紧急处理

1. 清醒状态下噎呛的急救 通常采用海姆立克氏（Heimlich）急救法，步骤如下。

（1）护士帮助患者站立并站在患者背后，用双手臂由腋下环绕患者的腰部。

（2）一手握拳，将拳头的拇指一侧放在患者的胸廓下段与脐上的腹部部分。

（3）用另一手抓住拳头，肘部张开，用快速向上的冲击力挤压患者腹部。

（4）反复重复上一步骤，直至异物吐出。

2. 无意识状态下噎呛的急救 将患者置平卧位，肩胛下方垫高，颈部伸直，摸清环状软骨下缘和环状软骨上缘的中间部位，即环甲韧带（在喉结下），稳准地于气管内刺入一个粗针头（12～18#），以暂时缓解缺氧状态，争取时间进行抢救，必要时配合医师行气管切开术。

（二）一般护理

1. 体位 应采取半卧位、侧卧位。

2. 呼吸道护理 噎呛后应仔细清理呼吸道，同时，定时帮助患者翻身、拍背，并指导患者有效咳嗽、排痰，以保持呼吸道通畅，且注意进食后 30 min 内不进行吸痰等容易诱发恶心、呕吐等的操作。

3. 饮食护理

（1）食物要求 ①避免容易噎呛的食物和黏性较强的食物，如鱼刺、骨头、年糕等。②避免食物过冷或过热、过量饮酒。③对脑卒中等有吞咽困难的患者，给予半流质饮食；对偶有呛咳的患者，合理调整饮食种类，以细、碎、软为原则，且温度适宜。

（2）进食指导 ①尽量取坐位，上身前倾15°，卧床患者进餐后，不要过早放低床头。②对于进食慢的患者，可将餐盘留下，不要催促。③避免一次进食过多，鼓励少食多餐、细嚼慢咽。④对于发生呛咳的患者，间隙时可用汤匙将少量食物送至舌根处，让患者吞咽，待患者完全咽下张口确认无误后再送入第二口食物，发生呛咳时宜暂停进餐，等到呼吸完全平稳时再喂食物，频繁呛咳且严重者应停止进食。

（三）心理调适

当噎呛发生后，应及时稳定患者情绪，安慰患者，以缓解其紧张情绪。引导患者接受由于吞咽障碍导致的进食困难的现实，并告知患者可以通过有效的预防措施来防止噎呛的发生等，减轻或消除焦虑、恐惧心理。

（四）健康指导

防治噎呛的健康指导对象应包括患者及其照护人员。

1. 现场应急指导

（1）当患者出现呛咳时，立即协助其低头弯腰，身体前倾，下颌朝向前胸。

（2）如果食物残渣堵在咽喉部危及呼吸时，患者应再次低头弯腰，喂食者可在其肩胛下缘快速连续拍击，使残渣排出。如果仍然不能取出，取头低足高侧卧位，以利体位引流。用筷子或用光滑薄木板等撬开患者口腔，插在上下齿之间，或用手巾卷个小卷撑开口腔，清理口腔、鼻腔、喉部的分泌物和异物,以保持呼吸道通畅。在第一时间尽可能自行去除堵塞气道异物的同时,应尽早呼叫医务人员抢救。

2. 教会患者自救方法和步骤 见 Heimlich 急救法。

3. 吞咽功能锻炼指导 ①面部肌肉锻炼:包括皱眉、鼓腮、露齿、吹哨、龇牙、张口、咂唇等。②舌肌运动锻炼:伸舌,使舌尖在口腔内左右用力顶两颊部,并沿口腔前庭沟做环状运动。③软腭的训练:张口后用压舌板压舌,用冰棉签于软腭上做快速摩擦,以刺激软腭,嘱患者发"啊"音,使软腭上抬,利于吞咽。通过上述方法,促进吞咽功能的康复或延缓吞咽功能障碍的恶化,预防噎呛的再发生。

四、护理评价

经过治疗和护理,效果是否达到:①噎呛得到及时处理,未发生窒息和急性意识障碍等危险;②患者焦虑、恐惧程度减轻,配合治疗及护理;③未发生相关并发症;④患者及其照护人员掌握噎呛的自救方法和预防噎呛的知识。

> **▌知识链接▌**
>
> **洼田饮水试验**
>
> 评估方式:让患者端坐,喝下 30 mL 温开水,观察所需时间及呛咳情况,并对患者吞咽能力进行分级。判断标准为 1 级——能顺利地 1 次咽下;2 级——分 2 次以上,能不呛咳地咽下;3 级——能 1 次咽下,但有呛咳;4 级——分 2 次以上咽下也有呛咳;5 级——全量咽下困难,频频呛咳。操作注意事项:①专人负责;②做饮水试验时,不要告诉患者,以免患者紧张,影响试验分级;③测试者给患者喂水或告诉家属喂水时,剂量要准确,并根据患者平时呛咳的情况决定喝水的方法,以免给患者造成不适感觉。

第四节 老年人疼痛的护理

疼痛(pain)是由感觉刺激而产生的一种生理、心理反应及情感上的不愉快经历。疼痛是老年人晚年生活中经常存在的一种症状。随着增龄变化,老年人准确感觉和主诉疼痛的能力降低,而不明确的疼痛和由此引发的不适感明显增加。风湿、关节炎、骨折、胃炎、溃疡病、糖尿病、心绞痛、脑卒中和癌症等许多疾病都可以诱发老年人疼痛的发生。65 岁以上者有 80%～85% 患有一种以上易诱发疼痛的疾病,故老年人各种疼痛的发病率高。老年人疼痛发生、流行趋势为:①持续性疼痛的发生率比例高于普通人群;②骨骼肌疼痛的发生率增高;③疼痛程度加重;④功能障碍与生活行为受限等症状明显增加。许多老年人常年都生活在各种疾病的疼痛之中,不仅严重地影响了老年人的生活质量,而且增加了社会负担。因此,老年人疼痛已经成为一个普遍性的社会问题。

一、护理评估

(一)健康史

1. 了解病史 详细询问疼痛的部位、性质、开始时间、持续时间和强度、加强或缓解疼痛的因素。询问目前正在使用哪些药物治疗,疼痛对食欲、睡眠和日常生活的影响。

2. 疼痛的原因 不同疼痛类型其原因不同,明确疼痛类型和原因有助于选择恰当的止痛方法。

(1)根据起病缓急和持续时间而分的疼痛类型及其原因 ①急性疼痛:有明确原因引起的急性发作,如骨折、手术等,持续时间多在 1 个月内。常伴有自主神经系统症状,如心跳加快、出汗,甚至血压轻度升高等。②慢性疼痛:起病较慢,一般超过 3 个月。多与慢性疾病有关,如糖尿病性周围神经病变、骨质疏松症等。一般无自主神经症状,但常伴有心理障碍,如抑郁的发生。

(2)根据发病机制而分的疼痛类型及其原因 ①躯体疼痛:源自皮肤、骨筋膜或深部组织的疼痛,定位比较明确,性质为钝痛或剧痛。②内脏疼痛:源自脏器的浸润、压迫或牵拉,疼痛位置较深且定位不清,性质为压榨样疼痛,可伴牵涉痛。以腹腔脏器的炎症性疾病较为多见。③神经性疼痛:性质为放射样烧灼痛,常伴有局部感觉异常。常见原因是斑疹后神经痛、糖尿病性周围神经病变、椎管狭窄、三叉神经痛、脑卒中后疼痛。

(二)疼痛的状况

老年人的短期记忆能力下降,各种疼痛量表可量化评价老年人的疼痛情况,使护士对疼痛状况有较为准确的了解。

1. 数字评分法(numeric rating scale,NRS) 用数字 0～10 代替文字来表示疼痛的程度(图 6-1)。将一条直线等分为 10 段,按 0～10 分次序评估疼痛程度。0 分表示无痛,10 分表示剧痛,中间次序表示疼痛的不同程度。口述:"过去 24 h 内最严重的疼痛可用哪个数字表示,范围从 0 到 10。"书写方式为:在描述过去 24 h 内最严重的疼痛的数字上画圈。此评分法宜用于疼痛治疗前后效果测定的对比。

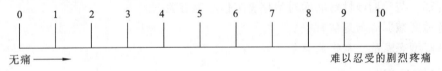

图 6-1 数字评分法

2. 视觉模拟评分法(visual analogue scale,VAS) 用一条直线,不做任何划分,仅在直线的两端分别注明"不痛"和"剧痛",请患者根据自己对疼痛的实际感觉在直线上标记疼痛的程度。这种评分法使用灵活方便,患者有很大的选择自由,不需要仅选择特定的数字或文字。适用于任何年龄的疼痛患者,且没有特定的文化背景或性别要求,易于掌握,不需要任何附加设备。对于急性疼痛的患者、儿童、老年人及表达能力丧失者尤为适用。

3. 面部表情疼痛评定法(face pain scale,FPS) 采用面部表情来表达疼痛程度,从左到右六张面部表情,最左边的脸表示无痛,依次表示疼痛越来越重,直至最右边的脸表示极度疼痛(图 6-2)。请患者立即指出能反映他/她疼痛的那张面部表情图。0=非常愉快,无疼痛;1=有一点儿疼痛;2=轻微疼痛;3=疼痛较明显;4=疼痛较严重;5=剧烈疼痛,但不一定哭泣。

图 6-2 面部表情疼痛评定法

4. 疼痛日记评分法(pain diary scale,PDS)   PDS 是临床上常用的测定疼痛的方法。由患者、家属或护士记录每天各时间段(每 4 h 或 2 h,每 1 h 或 0.5 h)与疼痛有关的活动,其活动方式为坐位、行走、卧位。在疼痛日记表内注明某时间段内某种活动方式、使用的药物名称和剂量。疼痛强度用 0~10 的数字量级来表示,睡眠过程按无疼痛记分(0 分)。此方法简单、真实、可靠,便于比较及发现患者的疼痛与生活方式、疼痛与药物用量之间的关系等。

一般情况下,对同一位患者疼痛的判定应始终使用同一个量表。此外疼痛是一个变化的过程,在评估患者某一阶段的疼痛情况时,应记录患者在这一时段的平均疼痛程度(average pain intensity,API)、最重的疼痛程度(worst pain intensity,WPI)和最轻的疼痛程度(least pain intensity,LPI)。

(三)辅助检查

根据疼痛原因及部位等选择辅助检查,如影像学(X 线、CT、MRI、造影等)以及实验室检查等。

(四)心理-社会状况

慢性疼痛常常伴随消极的情绪,故要及时评估老年人的心理、社会因素,如精神状态有无抑郁、焦虑,是否有社会适应能力下降,老年人个性以及注意力等。

二、常见护理诊断/问题

1. 急性疼痛/慢性疼痛   与组织损伤和反射性肌肉痉挛,继发于骨骼肌疾病、血管疾病、糖尿病、感染等有关。

2. 焦虑   与紧张、疼痛,担心治疗预后有关。

3. 抑郁   与长期慢性疼痛而对治疗丧失信心等有关。

4. 舒适度减弱   与疼痛有关。

5. 睡眠型态紊乱   与疼痛有关。

三、护理计划与实施

疼痛治疗和护理的总体目标是:①正确评估疼痛;②老年人的疼痛得到改善,生活不受到明显的影响;③患者接受现实,能说出急、慢性疼痛的存在;④患者能正确服药,并掌握处理疼痛的非介入性止痛方法。

(一)用药护理

1. 药物止痛   疼痛治疗药物主要包括非甾体抗炎药(nonsteroidal anti-inflammatory drugs,NSAID)、麻醉性镇痛药、抗抑郁药、抗焦虑药与镇静催眠药等。因老年人多以慢性疼痛多见,因此止痛时最好选择长效缓释剂。

(1)非甾体抗炎药   适用于短期治疗炎症关节疾病(痛风)和急性风湿性疾病(风湿性关节炎)引起的疼痛。对乙酰氨基酚(泰诺林)是用于缓解轻至中度肌肉骨骼疼痛的首选药物。

(2)阿片类药物   适用于急性疼痛和恶性肿瘤引起的疼痛。阿片类药物对老年人的止痛效果好,但老年人常因间歇性给药而造成疼痛复发。阿片类药物的副作用有恶心、呕吐、便秘、镇静和呼吸抑制,用药过程中注意观察和处理。

(3)抗抑郁药物   除了抗抑郁效应外,还有镇痛作用,可用于治疗各种慢性疼痛综合征。此类药包括三环类抗抑郁药,如阿米替林和单胺氧化酶抑制剂。三环类、四环类抗抑郁药不能用于严重心脏病、青光眼和前列腺肥大的患者。

(4)其他药物　曲马多主要用于中等程度的各种急性疼痛和手术后疼痛,由于其对呼吸抑制作用弱,适用于老年人的镇痛。

(5)外用药　临床上常用多瑞吉止痛贴(芬太尼透皮贴剂)等外用止痛,适用于不能口服的患者和已经应用大剂量阿片类药物的患者。护理上注意各种外用止痛药的使用方法,做到正确有效使用。

2. 非药物止痛　可减少止痛药物的用量,改善患者的健康状况。作为药物治疗的辅助措施,非常有价值。但是非药物止痛不能完全取代药物治疗。冷热疗法、按摩、放松疗法、音乐疗法均为有助于减轻疼痛的方法,详见基础护理学相关内容。

（二）运动锻炼

运动锻炼对于缓解慢性疼痛非常有效。运动锻炼在改善全身状况的同时,可调节情绪,振奋精神,缓解抑郁症状。运动锻炼可以增强骨承受负荷及肌肉牵张的能力,减缓骨质疏松的进程,帮助恢复身体的协调和平衡。

（三）心理调适

护士应重视、关心患者的疼痛,认真倾听患者的主诉,给予适当安慰,减轻他们的心理负担。指导患者或家属遵医嘱按时服用止痛药物,同时为患者施行有效的非药物止痛疗法,这些均有助于减轻患者的疼痛和焦虑、抑郁情绪。

（四）健康指导

1. 用药指导　对于长期服用阿片类药物导致的便秘可选用麻仁丸等软化粪便。心血管药、降糖药、利尿药及中枢神经系统药都是老年人常用的药物,止痛药物与这些药物合用时,应注意药物的相互作用可能带来的影响。同时,教会患者和家属使用常用的疼痛评估方法,以便调整药物而得到正确有效的镇痛。

2. 减轻疼痛的方法　疼痛时采取舒适的体位,尽量深呼吸,分散注意力,提倡进食清淡、高蛋白、低脂、无刺激的易消化食物,少量多餐,保持大便通畅,减轻腹胀,以免诱发疼痛。保持情绪稳定。

四、护理评价

通过治疗和护理后,效果是否达到:①疼痛得到正确评估;②患者的疼痛改善,生活未受到明显的影响,表现为睡眠良好,饮食、活动均正常进行;③患者接受现实,能说出并被证实急、慢性疼痛的存在;④患者正确服药,并掌握非介入性止痛方法等处理疼痛。

第五节　老年人排泄障碍的护理

一、便秘

便秘(constipation)是指排便困难或排便次数减少,且粪便干结,便后无舒畅感。老年人便秘属于慢性便秘,慢性便秘常使用罗马Ⅱ标准来诊断。罗马Ⅱ标准为在不用泻剂的情况下,过去12个月中至少12周连续或间断出现以下2个或2个以上症状即称为便秘。症状:①大于1/4的时间排便费力;②大于1/4的时间粪便是团块或硬结;③大于1/4的时间有排便不尽感;④大于1/4的时间有排便时肛门阻塞感或肛门梗阻;⑤大于1/4的时间排便需用手协助;

⑥大于 1/4 的时间每周排便少于 3 次。老年人的便秘程度随增龄而加重。据资料统计,老年人的便秘发生率为 5%～30%,长期卧床老年人可高达 80%,严重影响老年人的生活质量。

（一）护理评估

1. 健康史

1）一般情况　收集患者的年龄、性别、饮食习惯、生活方式等。

2）既往史　了解患者的疾病史、用药史、家族史等。

3）便秘的原因　引起老年人便秘的原因很多,需从生理因素、不良的饮食习惯、生活方式、心理因素以及是否有并发症等方面进行评估。

（1）生理因素　随着年龄增加,老年人的食量和体力活动明显减少,胃肠道分泌消化液减少,肠管的张力和蠕动减弱,腹腔及盆底肌肉乏力,肛门内、外括约肌肌力减弱,胃结肠反射减弱,直肠敏感性下降,使食物在肠内停留过久、水分过度吸收引起便秘。

（2）不良饮食习惯　①膳食纤维摄入不足:日常生活中动物性食物多,谷类食物、膳食纤维的摄入量减少,使得肠道蠕动缓慢、排便不畅而造成便秘。②不良的饮食行为:如饮酒、喜食辛辣食物、饮水过少、偏食等不良的饮食行为与便秘的发生有关。

（3）不良生活方式　如久坐不动、缺乏运动的人,生活起居无规律,或没有养成良好的排便习惯的老年人容易发生便秘。

2. 便秘的状况

（1）便秘的情况　询问便秘开始的时间,大便的频率、性状,疾病和用药情况,饮食、活动等情况。

（2）便秘的伴随症状　观察排便是否伴有口渴、恶心、腹胀、腹痛、会阴胀痛等;配合直肠指检以排除直肠、肛门的疾病。

（3）便秘的并发症　①粪便嵌塞:粪便持久滞留堆积在直肠内,坚硬不能排出。②粪瘤与粪石:粪便长期滞留在结肠形成坚硬的粪块称粪瘤,粪瘤钙化形成粪石。③粪性溃疡:粪块的滞留、粪瘤与粪石的嵌塞,可刺激结肠黏膜而成溃疡,易发生在直肠、乙状结肠,其次为横结肠,又称为"宿便性溃疡"。④大便失禁:持续便秘形成了粪块的阻塞,由于粪块不能继续运行,上段肠管内的静止粪便被肠管内微生物液化为粪水,这些粪水通过阻塞粪块而流到直肠末端,加之肛门内、外括约肌的舒缩功能下降,缺乏灵敏的调节,致使粪液从肛门流出,造成大便失禁。⑤直肠脱垂:轻度者仅发生在排便时,还可自行还纳,患病日久,可造成肠黏膜糜烂、溃疡出血、黏液渗出以及肛门功能失调。

3. 辅助检查　为了排除结肠、直肠病变及肛门狭窄等情况,可视情况选择以下辅助检查:①结肠镜;②直肠镜;③钡剂灌肠;④直肠肛门压力测定;⑤球囊排出试验等。

4. 心理-社会状况　精神紧张、压力大、失眠者,与无此症状的老年人相比,便秘发生的危险性要增加 30%～45%,故便秘老年人需评估其心理、社会压力等情况。

（二）常见护理诊断/问题

1. 便秘　与老化、活动减少、不合理饮食、药物副作用等有关。

2. 焦虑　与患者担心便秘并发症及其预后有关。

3. 舒适度减弱　与排便时间延长、排便困难、便后无舒畅感等有关。

4. 知识缺乏:缺乏合理饮食、健康生活方式及缓解便秘方法等相关知识。

（三）护理计划与实施

老年人便秘的治疗护理应针对引起便秘的原因进行。治疗和护理的总体目标是：①患者便秘缓解或消失；②患者形成良好习惯，定时排便；③患者掌握便秘护理知识，能描述引起便秘的原因；④保证每日含纤维素食品和水分的摄入；⑤坚持每日活动锻炼，预防便秘。

1. 排便护理

（1）指导老年人养成良好的排便习惯　①定时排便，早餐后或临睡前按时蹲厕，培养便意，有便意则立即排便。排便时取坐位，勿用力过猛；注意力集中，避免排便时看书看报。②勿长期服用泻药，防止药物依赖性的发生。③保证良好的排便环境，便器应清洁而温暖。

（2）指导使用辅助器　为体质虚弱的老年人提供便器椅或在老年人面前放置椅背，提供排便坐姿的依托，减轻排便不适感，并保证安全。

（3）人工取便法　老年便秘者易发生粪便嵌顿无法自行排出时，需采取人工取便法。向患者解释清楚，嘱患者左侧卧位，戴手套，用涂上皂液的食指伸入肛门，慢慢将粪便掏出，取便完毕清洁肛门。

（4）排便注意事项　指导患者勿忽视任何一次便意，尽量不留宿便；注意排便技巧，如身体前倾，心情放松，先深呼吸，后闭住声门，向肛门部位用力等。

2. 一般护理

（1）调整饮食结构　饮食调整是治疗便秘的基础。①多饮水：如无限制饮水的疾病，则应保证每日的饮水量在 2000～2500 mL。清晨空腹饮一杯温开水，以刺激肠蠕动。②摄取足够的膳食纤维：指导老人酌情添加粗制面粉、玉米粉、豆制品、芹菜及韭菜等，适当多吃带馅面食，如水饺、馄饨、包子等，有利于保证更全面的营养，又可以预防便秘。③多食产气食物及 B 族维生素丰富的食物，如白薯、香蕉、生蒜、生葱、木耳、银耳、黄豆、玉米及瘦肉等，利用其发酵产气，促进肠蠕动。④增加润滑肠道食物：对体重正常、血脂不高、无糖尿病的患者，可清晨空腹饮一杯蜂蜜水等。⑤少饮浓茶或含咖啡因的饮料，禁食生冷、辛辣及煎炸刺激性食物。

（2）调整生活方式　改变静止的生活方式，每日保持 30～60 min 活动时间，卧床或坐轮椅的老年人可通过转动身体、挥动手臂等方式进行锻炼。同时养成在固定时间（早晨或饭后）排便的习惯。

（3）满足老年人私人空间需求　房间内居住两人以上者，可在床单位间设置屏风或窗帘，便于老年人的排泄等需要。照顾老年人排泄时，只协助其完成无力完成的部分，不要一直在旁守候，以免老年人紧张而影响排便，更不要催促，以免令老年人精神紧张、不愿麻烦照顾者而憋便。

3. 用药护理

（1）口服泻药原则　指导患者勿长期服用泻药，防止药物依赖性的发生。①宜用液状石蜡、麻仁丸等作用温和的药物，因其不易引起剧烈腹泻，适用于年老体弱、高血压、心力衰竭、动脉瘤、痔、疝、肛瘘等患者。②必要时根据医嘱使用刺激性泻药，如大黄、番泻叶、果导等，由于作用强，易引起剧烈腹泻，尽量少用，并在使用过程中注意观察。③指导患者避免长期服用泻药，长期服用泻药可能造成依赖性，减弱肠道自行排便功能而加重便秘，同时还可能造成蛋白质、铁和维生素损失，从而导致营养缺乏症。

（2）外用简易通便剂　老年患者常用简易通便剂，如开塞露、甘油栓、肥皂栓等，经肛门插入使用，通过刺激肠蠕动、软化粪便，达到通便效果。此方法简单有效，易教会患者及家属掌握。

（3）灌肠法　严重便秘者必要时给予灌肠，可遵医嘱选用 123 溶液、植物油或肥皂水行小量不保留灌肠（详见基础护理学相关内容）。

4．心理调适　耐心听取患者的倾诉，取得患者的信任，反复强调便秘的可治性，增加患者的信心。及时发现并解决问题，增加治疗信心。讲解便秘出现的原因，调节患者情绪，使其精神放松，避免因精神紧张刺激而引发便秘。鼓励患者参加集体活动，提高患者的家庭支持和社会支持水平。

5．健康指导

（1）适当运动和锻炼　①参加一般运动：老年人根据自身情况参加运动，若身体条件允许可适当参加体育锻炼，如散步、慢跑、太极拳等。②避免久坐久卧：避免长期卧床或坐轮椅等，如果不能自行活动，可以借助辅助器械，帮助其站立或进行被动活动。③腹部按摩：可做腹部按摩，取仰卧位，用手掌从右下腹开始沿顺时针向上、向左、再向下至左下腹，按摩至左下腹时应加强力度，每日 2～3 次，每次 5～15 回，站立时亦可进行此项活动。④收腹运动和肛提肌运动：收缩腹部与肛门肌肉 10 s 后放松，重复训练数次，以提高排便辅助肌的收缩力，增强排便能力。⑤卧床锻炼方法：躺在床上，将一条腿屈膝抬高到胸前，每条腿练习 10～20 次，每日 3～4 次；从一侧翻身到另一侧（10～20 次），每日 4～10 次。

（2）建立健康的生活方式　①培养良好的排便行为，指导患者在晨起或早餐前排便或用餐后 1 h 如厕，即使无便意，也要坚持蹲厕 3～5 min。②纠正不良饮食习惯，多食粗纤维含量高的食物，多饮水。③高血压、冠心病、脑血管意外患者应避免用力排便，若排便困难，要及时告知医务人员，采取相应措施，以免发生意外。

（3）正确使用通便药物　①容积性泻药服药的同时需饮水 250 mL。②润滑性泻药不宜长期服用，以免影响脂溶性维生素的吸收。③温和的口服泻药多在服后 6～10 h 发挥作用，故宜在睡前 1 h 服用。④简易通便剂的使用方法：老年人取左侧卧位，放松肛门括约肌，将药挤入肛门，保留 5～10 min 后进行排便。

（四）护理评价

通过治疗和护理后，患者是否达到：①便秘减轻或消失，能够规律排便，大便次数较治疗前有所增加；②主诉能排空大便，而且便后无不适感；③心理状态良好；④获得预防及治疗便秘相关知识，保证每日饮食中含纤维素食品的量和水分的摄入，调整饮食，建立健康饮食方式。

二、大便失禁

大便失禁是指肛门括约肌不受意志控制而不自主地排便。老年人由于肛门括约肌张力减弱，肛管、直肠感觉功能减退，大便失禁发生较为常见。据报道，大便失禁在居家老年人中发生率约为 10%，在美国的一些老年护理院高达 60%。女性因为分娩时所致耻骨神经及盆底组织损伤，大便失禁的发生率高于男性。

（一）护理评估

1．健康史

（1）评估老年人排便情况　包括排便习惯，排便时间、次数、性状、量，有无便秘、腹泻等。如果全日大便失禁可能与粪便嵌塞有关，若一日只出现 1～2 次，且与进食有关，很可能是神经性大便失禁。

（2）了解老年人最近进食情况　如果长期低渣饮食，则大便失禁可能与便秘有关，近期饮食变化或进食不洁食物，可能与腹泻有关。

2. 临床表现

(1)排便异常 排大便频繁不止，或每日有 1~2 次成形粪便，无排便感觉，排在床上或裤内。

(2)皮肤损害 因肛周受失禁粪便的浸渍，出现皮肤糜烂、湿疹样改变，容易引起局部或全身感染。

3. 实验室及其他检查

(1)直肠镜检查 观察直肠黏膜的颜色，有无溃疡、炎症、出血、肿瘤、狭窄。

(2)粪便细菌学检查、腹部平片、钡灌肠 对大便失禁的原因查找有一定的帮助。

4. 心理-社会状况 老年人因大便失禁给其活动和社交造成不便，产生心理负担，表现为不愿进出公共场合、不愿和他人交往，担心家人嫌弃，常常远离社会，内心感到孤独、耻辱、抑郁。

（二）常见护理诊断/问题

1. 焦虑 与大便失禁经常性发生有关。

2. 恐惧 与患者担心大便失禁随时发生有关。

3. 舒适度减弱 与稀便频繁地刺激有关。

4. 社会交往障碍 与大便失禁引起的不适、困窘和担心等有关。

5. 知识缺乏：缺乏大便失禁治疗、护理及预防等知识。

6. 有皮肤完整性受损的危险 与粪便刺激局部皮肤、辅助用具使用不当等有关。

（三）护理计划与实施

1. 积极治疗原发病，必要时对症处理 如为粪便嵌顿引起主要治疗便秘；如为症状性大便失禁以治疗原发病为主；如神经性大便失禁可通过饮食或药物重新建立条件反射，可让患者起床后坐在坐便器上饮水，直到粪便排出后再起来，这样可以帮助老年人建立正常、规律的肠蠕动，重新规律排便。另外，可遵医嘱使用阿片类制剂或新斯的明等药物重建排便条件反射。

2. 调整饮食和生活习惯 宜摄取营养丰富、容易消化吸收、少渣少油的食物，避免进食粗糙和刺激性强的食物，以减轻胃肠道的负担。便秘时，多饮水，补充液体；若无禁忌，老年人每日摄入 3000 mL 液体；腹泻严重时，可短期禁食，或进食清淡流质食物，如米汤、面汤、果汁等；恢复期进少渣少油半流质饮食，如汤、稀粥等；腹泻停止后，进食软食，如蛋羹、菜泥、瘦肉末、软饭等。

3. 建立规律的排便习惯 在病情容许的情况下，鼓励老年人活动或锻炼，有助于建立正常的排便反射；坚持每日在同一时间排便，排便时尽量采取坐姿；必要时，提供床旁便器和辅助器具如轮椅、拐杖，或帮助患者如厕，使患者能及时排便。

4. 保持会阴部及肛门周围皮肤干燥，便后坐浴，以防破溃 肛门周围的皮肤因频繁的稀便刺激发红，可涂抹氧化锌软膏。严重者使用烤灯每日进行局部皮肤烘烤，每次 20~30 min，以保持皮肤干燥；稀便常流不止者，选择合适的大便失禁器具，如失禁垫、造口袋等。

5. 健康教育

(1)指导老年患者养成良好的排便习惯，不要随意抑制便意而影响排便和生活规律。

(2)鼓励老年人坚持进行力所能及的活动，如散步、慢跑、打太极拳、练气功、养花、绘画等；卧床不起的患者可做肢体活动，并定时翻身和进行腹部按摩，有意锻炼腹肌、膈肌、肛提肌功能，促进排便。

（3）鼓励老年人保持积极乐观的精神状态，参与适当的社交活动以消除紧张心理，也有助于改善消化道的功能。

（四）护理评价

通过治疗和护理后，是否达到：①患者日常生活需求得到满足，无并发症发生；②患者信心增强、能正确使用便失禁护理用具，做到饮食控制及进行规律的康复锻炼等；③患者能主动参与治疗活动，恢复社交活动；④患者了解大便失禁及其处理的相关知识。

三、尿失禁

尿失禁（urinary incontinence，UI）是指由于膀胱括约肌的损伤或神经功能障碍而丧失排尿自控的能力，使尿液不受主观控制而自尿道口溢出或流出的状态。尿失禁是老年人中最为常见的健康问题，不同性别、民族、种族中的尿失禁发生率都随着年龄的增加而增高。据报道，全世界约有 2500 万人患有尿失禁，其中老年女性的发病率高于男性，有研究者对多国护理之家的 280271 个病例资料调研显示，尿失禁的比例为 40.9%（日本）～60.2%（法国）。我国近年报道，60 岁女性尿失禁发生率达 55.3%。尿失禁对大多数老年人的生命无直接影响，但是它所造成的身体异味、反复尿路感染及皮肤糜烂等，是导致老年人发生孤僻、抑郁等心理问题的原因之一；而且它还对患者及其家庭、卫生保健人员以及社会带来沉重经济负担和精神负担，严重影响老年患者的生活质量。

（一）护理评估

1. 健康史

（1）一般资料　关注尿失禁患者的年龄、性别、家庭结构、社会参与、饮酒情况等。

（2）尿失禁的原因　①重点了解患者有无谵妄、老年性痴呆、脑卒中、脊髓疾病、尿路感染、萎缩性尿道炎和阴道炎、心力衰竭和高血糖症等疾病；②是否应用利尿药、抗胆碱能药、抗抑郁药、抗精神病药及镇静安眠药等药物；③有无抑郁等心理问题；④是否有尿道手术史及外伤史等；⑤其他，如有无粪便嵌顿，以及活动情况等。

2. 尿失禁的状况

（1）排尿时是否伴发其他症状，如尿急、尿频（日间排尿超过 7 次）、夜尿、突然出现的排尿急迫感等。

（2）是否有诱发尿失禁的原因，如咳嗽、打喷嚏等。

（3）尿失禁发生的时间、失禁时流出的尿量及失禁时有无尿意等。

3. 辅助检查　根据情况选择相应辅助检查，包括：①尿常规、尿培养和生化检查；②测定残余尿量；③排尿期膀胱尿道造影、站立膀胱造影；④膀胱测压；⑤闭合尿道压力图；⑥必要时行膀胱压力、尿流率、肌电图的同步检查；⑦动力性尿道压力图；⑧尿垫试验；⑨排尿记录等。

4. 心理-社会状况　尿失禁造成的身体异味、反复尿路感染及皮肤糜烂等，容易给患者及其家庭带来经济负担和精神负担。所以，要评估老年人是否发生孤僻、抑郁等心理问题，是否已发生社会交往障碍，以及其家庭的经济负担和精神负担等。

（二）常见护理诊断/问题

1. 压力性尿失禁　与老年退行性变化（尿道括约肌松弛）、手术、肥胖等因素有关。

2. 急迫性尿失禁　与老年退行性变化、创伤、腹部手术、留置导尿管、液体（酒精、咖啡因、饮料）摄入过多，以及患有尿路感染、中枢或周围神经病变、帕金森病等疾病有关。

3. 反射性尿失禁 与老年退行性变化、脊髓损伤、肿瘤或感染引起对反射弧水平以上的冲动的传输障碍有关。

4. 社会交往障碍 与尿频、异味引起的不适、困窘和担心等有关。

5. 知识缺乏:缺乏尿失禁治疗、护理及预防等知识。

6. 有皮肤完整性受损的危险 与尿液刺激局部皮肤、辅助用具使用不当等有关。

（三）护理计划与实施

老年人尿失禁的发生常是数种因素共同作用的结果,故在治疗尿失禁时应遵循个体化的原则,针对不同的情况采取治疗措施。治疗与护理的总目标是:①患者日常生活需求得到满足;②行为训练及药物治疗有效,患者信心增强、能正确使用外引流和护垫、做到饮食控制及规律的康复锻炼等;③患者接受现状,积极配合治疗护理,恢复参与社交活动。

1. 尿失禁护理用具的选择及护理

（1）失禁护垫、纸尿裤 最为普遍且安全的方法,可以有效处理尿失禁的问题,既不影响患者翻身及外出,又不会造成尿道及膀胱的损害,也不影响膀胱的生理活动。注意每次更换时用温水清洗会阴和臀部,防止尿湿疹及压疮的发生。

（2）高级透气接尿器 适用于老弱病残、骨折、瘫痪及卧床不起、不能自理的患者。类型:BT-1型（男）或BT-2型（女）接尿器。使用方法:先用水和空气将尿袋冲开,防止尿袋粘连。再将腰带系在腰上,将阴茎放入尿斗中（男性患者）或接尿斗紧贴会阴（女性患者）,并把下面的2条纱带从两腿根部中间左右分开向上,与三角布上的两个短纱带连接在一起即可使用。这种方法可以避免生殖器糜烂、皮肤瘙痒感染、湿疹等问题。

（3）避孕套式接尿袋 其优点是不影响患者翻身及外出。主要适用于男性老年人,选择适合患者阴茎大小的避孕套式尿袋,勿过紧。在患者腰间扎一松紧绳,再用较细松紧绳在避孕套式接尿袋口两侧妥善固定,另一头固定在腰间松紧绳上,尿袋固定高度适宜,防尿液反流入膀胱。

（4）保鲜膜袋接尿法 其优点是透气性好,价格低廉,引起泌尿系统感染及皮肤改变小,适用于男性尿失禁患者。使用时将保鲜膜袋口打开,将阴茎全部放入其中,取袋口对折系一活扣,系时注意不要过紧,留有1指的空隙为佳。使用时注意选择标有卫生许可证、生产日期、保质期的保鲜袋。

（5）一次性导尿管和密闭引流袋 适用于躁动不安及尿潴留的患者,优点在于为患者翻身按摩、更换床单时不易脱落;缺点是护理不当易造成泌尿系统感染,长期使用会影响膀胱的自动反射性排尿功能。因此,护理上必须严格遵守无菌操作,尽量缩短导尿管留置的时间。

2. 协助行为治疗 行为治疗包括生活方式干预、盆底肌肉训练、膀胱训练。

（1）生活方式干预 如合理膳食、减轻体重、停止吸烟、规律运动等。

（2）盆底肌肉训练 可分别在不同卧位时进行训练。

①站立:双脚分开与肩同宽,尽量收缩骨盆底肌肉并保持10 s,然后放松10 s,重复收缩与放松15次。

②坐位:双脚平放于地面,双膝微微分开,与肩同宽,双手放于大腿上,身体微微前倾,尽量收缩骨盆底肌肉并保持10 s,然后放松10 s,重复收缩与放松15次。

③仰卧位:双膝微屈约45°,尽量收缩骨盆底肌肉并保持10 s,然后放松10 s,重复收缩与

放松 15 次。

（3）膀胱训练　可增加膀胱容量，以应对急迫性的感觉，并延长排尿间隔时间。具体步骤如下。

①让患者在白天每小时饮水 150～200 mL，并记录饮水量及饮入时间。

②根据患者平常的排尿间隔，鼓励患者在急迫性尿意发生之前如厕排尿。

③若能自行控制排尿，2 h 没有尿失禁现象，则可将排尿间隔再延长 30 min，直到将排尿时间逐渐延长至 3～4 h。

3. 用药护理

（1）了解治疗尿失禁的药物　一线药物包括托特罗定、曲司氯铵和索利那新等。其他药物包括：①其他 M 受体拮抗剂：如奥昔布宁。②镇静抗焦虑药：如地西泮、氯丙嗪。③钙拮抗剂：如维拉帕米、硝苯地平。④前列腺素合成抑制剂：如吲哚美辛等。

（2）护理措施　指导老年人遵医嘱正确用药，讲解药物的作用及注意事项，并告知患者不要依赖药物而要配合功能锻炼的重要性。

4. 手术护理　各种非手术治疗失败者，或伴有盆腔脏器脱垂、尿失禁，严重影响生活质量者可采用手术治疗。手术方法不断更新（见知识链接），根据患者具体情况选择不同手术方法。对需要手术治疗的患者，做好相应的术前、术后护理和术后康复指导（详见外科护理学相关内容）。

5. 心理调适　从患者的角度思考及处理问题，建立互信的护患关系。注意患者的感受，进行尿失禁护理操作时用屏风等遮挡保护其隐私。尊重患者的保密意愿，先征求老年人同意后，才可以就其健康问题与其亲友或照顾者交谈。讲解尿失禁问题可以处理好，增强老年人应对尿失禁的信心，减轻老年人的焦虑情绪，同时顾及老年人的尊严，用心聆听老年人抒发困扰及愤怒情绪，帮助其舒缓压力。

6. 健康指导

（1）皮肤护理　指导患者及其照护者及时更换尿失禁护理用具；注意会阴部清洁，每日用温水擦洗，保持会阴部皮肤清洁、干燥；变换体位、减轻局部受压、加强营养等，预防压疮等皮肤问题的发生。

（2）饮水　向老年人解释尿液对排尿反射刺激的必要性，保持每日摄入的液体量在 2000～2500 mL，适当调整饮水时间和量，睡前限制饮水，以减少夜间尿量。避免摄入有利尿作用的咖啡、浓茶、可乐、酒类等饮料。

（3）饮食与大便管理　告诉老年人选择均衡饮食，保证足量热量和蛋白质供给；摄取足够的纤维素，必要时用药物或灌肠等方法保持大便通畅。

（4）康复活动　鼓励老年人坚持做盆底肌肉训练与膀胱训练、健身操等活动，减缓肌肉松弛，促进尿失禁的康复。

（5）其他　指导老年人的卧室尽量安排在靠近厕所的位置，夜间应有适宜的照明灯，对于痴呆或认知障碍患者的厕所要标志清楚。必要时指导老年人按医嘱使用药物。

（四）护理评价

通过治疗和护理后，是否达到：①患者日常生活需求得到满足，无并发症发生；②患者信心增强、能正确使用尿失禁护理用具，做到饮食控制及规律的康复锻炼等；③患者能主动参与治疗活动，恢复社交活动；④患者了解尿失禁及其处理的相关知识。

▎知识链接▎

现代尿失禁手术方法

现代学者对尿失禁的机制从腹压传递障碍、膀胱顺应性改变、逼尿肌功能受损、尿道括约肌结构及功能异常、神经系统障碍等几个层面做了大量研究,提出了诸如膀胱过度活动、膀胱尿道的黏弹性、盆底功能障碍、尿道中段悬吊理论等新理念,开发了一系列新的的手术治疗方法:①经阴道前壁韧带筋膜吊带术;②经阴道无张力尿道中段悬吊术;③经闭孔阴道尿道中段吊带术;④经阴道尿道-耻骨悬吊术;⑤内镜下注射胶原物;⑥射频治疗尿失禁;⑦急迫性尿失禁的微创式骶神经调控术;⑧人工尿道括约肌术;⑨尿道球部/阴茎海绵体间置术等。

第六节　老年人听力障碍——老年性耳聋的护理

老年性耳聋(presbycusis)是指随着年龄的增长,双耳听力进行性下降,高频音的听觉困难和语言分辨能力差的感应性耳聋。老年性耳聋是老年人最常见的听力障碍,部分老年人在耳聋刚开始时可伴有耳鸣,常为高频声,其出现频率随年龄而渐增,60～70岁达顶峰。据美国卫生中心统计,65岁以上的人口中,听力减退者占72%。我国专家认为,随着年龄的增长,耳聋的发病率逐渐增高,60岁以上的老年人中,耳聋发病率为30%左右,70岁增加到40%～50%,80岁以上超过60%。老年性耳聋影响老年人与他人的沟通,更是妨碍了低文化程度老年人对外界信息的接收。

一、护理评估

(一)健康史

老年性耳聋是由多种因素共同作用而引起的。遗传因素、长期的高脂肪饮食、接触噪声和抽烟、使用易损伤听力的药物、精神压力、代谢异常均与老年性耳聋密切相关。老年性疾病,如高血压、冠心病、动脉硬化、高脂血症、糖尿病是加速老年性耳聋的重要因素。

1. 一般情况　患者年龄、性别以及一般身体情况等。

2. 老年性耳聋的原因

(1)疾病影响　询问老年人是否患有与血管病变关系密切的疾病。高血压、冠心病、高脂血症、糖尿病均对人体的血供造成影响,从而影响耳的供血。此外,还要询问老年人有无中耳炎病史等。

(2)饮食与血脂代谢状况　长期高脂饮食和体内脂肪的代谢异常引起老年性耳聋的发生及进展。除因脂质沉积使外毛细胞和血管纹变性、血小板聚集及红细胞淤滞、微循环障碍外,还可能与过氧化脂质对听觉感受器中生物膜和毛细胞的直接损害有关。

(3)用药情况　耳毒性药物,如链霉素、卡那霉素、多黏菌素、庆大霉素、新霉素、万古霉素、奎宁、氯喹、阿司匹林等药物,对听神经均有毒性作用。而伴随老化发生的肝脏解毒和肾脏排泄功能的下降,使之更易受到药物影响。

(4)不良嗜好及习惯　长期吸烟可引起或加重心脑血管疾病,使内耳供血不足;不正确的挖耳习惯可能损伤鼓膜,从而影响听力。

（5）接触噪声史　过去的工作和生活环境中是否长期受到噪声刺激，有无长期使用耳塞听音乐或广播的习惯。因为长期接触噪声的刺激不仅会使听觉器官经常处于兴奋状态，产生疲劳感，而且还可使脑血管处于痉挛状态，导致听觉器官供血不足。此外长期的噪声刺激使人情绪烦躁，进而导致血压升高及神经衰弱等，也会影响听力。

（二）老年性耳聋的状况

1. 中耳及外耳道检查　通过外耳道检查以排除因耵聍阻塞耳道而引起的听力下降；检查鼓膜是否完好。

2. 听力检查　询问老年人两侧耳朵的听觉是否一致，如有差异则先对听力较好的耳朵进行测试。测试者先用耳塞塞住老年人听力较差侧耳朵，站在离老年人约 50 cm 处对另一侧耳朵小声说出两音节的数字，让老年人复述。测试者的声音强度可由柔软的耳语增强到柔软、中等、大声地发音，但测试者的脸不能面对老年人的眼睛。

（三）辅助检查

主要检查为听力学测试。听力学测试强调在专门的医疗机构由专业人员进行，测得的数值可为佩戴助听器提供参考。按照我国的标准，听力在 26～40 dB 为二级重听，听力在 41～55 dB 为一级重听，听力在 56～70 dB 为二级聋，听力在 71～90 dB 为一级聋。如果双侧听力均在 56～70 dB，沟通就会发生明显的障碍。

（四）心理-社会状况

随着听力的逐步下降，老年人与外界的沟通和联系产生障碍而造成生理性隔离等，应评估听力障碍老年人是否产生焦虑、孤独、抑郁、社交障碍等一系列心理问题。

二、常见护理诊断/问题

1. 听力紊乱　与血供减少、听神经退行性改变有关。
2. 社会交往障碍　与听力下降有关。
3. 防护能力低下　与听力下降有关。

三、护理计划与实施

治疗和护理的总体目标是：①听力障碍对老年人日常生活的影响减少或消除；②老年人和家属配合，积极治疗相关的慢性疾病；③老年人表示愿意佩戴合适的助听器等；④老年人和（或）家属能说出影响听力的相关因素及危害性，避免相关因素对听力的进一步影响；⑤老年人能用语言表达自己积极的自我概念。

（一）一般护理

1. 创造有助于交流的环境　①在安静的环境中进行交流，交流前先正面进入老年人的视线，轻拍老年人以引起注意。②对老年人说话要清楚且慢，不高声喊叫，使用短句表达意思。③给电话听筒加增音装置，门铃应与室内灯相连接。④帮助老年人把需要解释和说明的事记录下来。⑤指导老年人的照护者多与老年人交谈。

2. 适当运动　运动能够促进全身血液循环，使内耳的血液供应得到改善。锻炼项目可以根据自己的身体状况和条件来选择，如散步、慢跑、打太极拳、做八段锦等。

3. 病情监测　监测并指导老年人在听力障碍短期内加重时及时检查和治疗。

4. 建立良好的生活方式　清淡饮食，减少动物性脂肪的摄入，多吃新鲜蔬果。一些中药和食物,如葛根、黄精、核桃仁、山药、芝麻、黑豆等,对于延缓耳聋的发生也有一定作用。避免过度劳累和紧张情绪,指导戒烟等。

(二)用药护理

注意避免服用具有耳毒性的药物,必须服用时尽量选择耳毒性低的药物,同时嘱咐老年人及其家属严格遵照医嘱执行。用药剂量不可过大,时间不可太长,并加强观察药物的副作用。

(三)心理调适

听力障碍的老年人可能会产生自卑、烦躁等负性情绪,故除了帮助患者树立克服听力障碍所带来的困难的信心外,还应鼓励老年人使用正性的调适方法,如指导其从家人、朋友处得到良好的情感支持等。

(四)健康指导

1. 指导定期接受听力检查　目前尚无有效的手段治疗老年性耳聋,但可以通过各种方法减缓老年性耳聋的进展,减轻对其日常生活的困扰。指导老年人监测听力,尽早发现和治疗老年性耳聋。

2. 指导佩戴合适的助听器　经专业人员测试后,根据老年人的要求和经济情况选戴助听器。护士可为患者提供合适的建议,如:①盒式助听器操作方便,开关和音量调节灵活,电池耐用,实用经济,但外露明显,会给佩戴者带来压力,且识别率较低,适合于高龄、居家,且经济承受能力较差的老年人使用;②眼镜式助听器外观易被接受,没有低频干扰问题,但价格贵,易损坏,鼻梁、耳廓受压明显,不宜长期使用;③耳背式助听器没有上述两款的缺点,又具备上述助听器的优良性能,价格适中,但也有影响外耳道固有共振频率的缺点;④耳内式助听器更加隐蔽,并保留了人耳的一些固有功能;⑤最新型的动态语言编码助听器对以高频下降型聋为主的老年人用残存听力最大限度听清和理解语言信息带来了较为理想的听觉效果,但费用较为昂贵;⑥从听力康复的原则上要求,双侧助听可发挥双耳定向作用,若经济承受能力有限则单侧佩戴。

3. 积极治疗相关慢性病　指导老年人早期、积极治疗慢性疾病,如高血压、冠心病、动脉硬化、高脂血症、糖尿病等,减缓对耳部血管的损伤。

4. 避免噪声刺激　日常生活和外出时注意加强个人防护,尽量注意避开噪声大的环境或场所,避免长期的噪声刺激。

四、护理评价

通过治疗与护理后,效果达到:①听力障碍对老年人日常生活的影响减少或消除;②老年人相关的慢性疾病得到改善;③老年人能够正确佩戴助听器,积极地面对生活;④老年人和(或)家属能说出影响听力的相关因素及危害性,避免相关因素对听力的进一步影响;⑤老年人能用语言表达自己积极的自我概念。

第七节　老年人视觉障碍的护理

视觉障碍(visual impairment)是指由于先天或后天原因导致视觉器官(眼球视觉神经、大脑视觉中心)的构造或功能发生部分或全部障碍,经治疗仍对外界事物无法(或甚难)做出视觉辨识。国内有学者报道,60岁以上的老年人中80%患有一种或几种眼病,其中白内障的发病率为 60%,这些眼病所引起的视力障碍人数在急剧增多。感觉器官接收到的外界信息,85%以上是依靠眼睛获得的,所以,老年期发生的视觉障碍,使老年人的应对调节困难,影响了日常生活维持、外界信息获取、相互交流等的进行。

一、护理评估

(一)健康史

1. 视力情况 询问老年人近半年内自觉视力有无改变或有无视力减弱,头痛或眼睛疲倦以及症状发作的程度、部位、时间与特点等。

2. 眼镜情况 对于经常佩戴眼镜的老年人应该询问其最近的眼睛检查及验光后重新配镜的时间。

3. 全身性疾病情况 了解老年人有无全身性疾病史,如糖尿病、高血压史等。了解老年人家族中有无青光眼、黄斑变性病史。

(二)视觉障碍的状况

1. 视觉功能情况 与老化有关的视功能的变化主要有老视、视敏度和对比敏感度开始下降,表现在视物的精细感下降、暗适应能力下降和视野缩小。

2. 眼科疾病情况 如白内障、青光眼、糖尿病性视网膜病变、老年性黄斑变性等,使老年人的视力明显减退甚至失明。

(三)辅助检查

主要通过检眼镜等检查判断老年人视力障碍的类型及程度。检查方法及其注意事项详见眼科护理学相关知识。

(四)心理-社会状况

常见的眼科疾病引起的视力减退,影响老年人看电视、书报,继而影响他们的饮食起居以及外出、社会交往等,这严重妨碍老年人的日常生活能力,导致其自信心降低,容易产生消极、悲观情绪。故要评估老年人是否有孤独、抑郁、自信心降低和自我保护能力受损等问题。

二、常见护理诊断/问题

1. 视觉紊乱 与白内障、青光眼、糖尿病性视网膜病变、老年性黄斑变性等有关。
2. 防护能力低下 与视觉障碍有关。
3. 社会交往障碍 与视力减退有关。

三、护理计划与实施

治疗和护理的主要目标:①采取有效措施,减少视力减退对老年人日常生活的影响;②积极治疗眼科常见疾病和相关的慢性疾病;③能采取有助于保持眼睛健康的生活方式。

(一)疾病治疗及护理

1. 开角型青光眼 应遵医嘱正确使用滴眼剂降低眼压;避免增加眼压的活动;嘱咐患者在夜间及暗处活动要小心等。

2. 白内障、闭角型青光眼 常采用手术治疗,做好手术前后护理,特别是手术后嘱患者睡前应佩戴硬质的眼罩,近期内避免从事弯腰搬重物类体力活动,注意保持大便通畅。注意维持血糖和血压值在合适的范围内,防止或减缓部分白内障、糖尿病性视网膜病变的发生。

3. 视网膜病变 可采用激光、手术治疗,双眼覆盖眼罩,卧床休息,提供安全护理和心理支持等。

（二）一般护理

1. 调节室内光线 提高照明度能弥补老年人视力下降所造成的部分困难。老年人的居室阳光要充足,晚间用夜视灯以调节室内光线,避免受到刺眼的阳光和强光灯泡的直接照射,当室外强光照射进户时,可用纱质窗帘遮挡。

2. 指导阅读时间及材料 避免用眼过度疲劳,尤其是精细的用眼活动最好安排在上午进行,看书报、电视的时间不宜过长。老年人对光亮对比度要求较高,故为老年人提供的阅读材料要印刷清晰、字体较大,最好用淡黄色的纸张,避免反光。

3. 物品妥善放置 帮助老年人熟悉日常用品放置的位置,使用的物品应简单,特征性强。为老年人创造一个物品放置固定、有序的生活环境。

4. 日常生活护理 ①多饮水,但是患有青光眼的老年人每次饮水量为 200 mL,间隔时间为 1~2 h,防止眼压升高,加重病情。②戒烟、限酒,减少含咖啡因食物的摄入。③保证充足的睡眠。④保持正常饮食,宜高维生素、低脂饮食。⑤保证一定的运动量。有研究证实,运动和正常的饮食可以降低黄斑变性的风险,罹患视觉障碍的可能性会降低超过 70%。

（三）健康指导

1. 定期接受眼科检查 指导老年人每年接受一次眼科检查,对于有糖尿病、心血管疾病病史的老年人应缩短检查时间。如果近期自觉视力减退或眼球胀痛伴头痛,应该尽快检查,明确病因。

2. 配镜指导 老年人眼的调节力衰退是随年龄的增长而逐渐发展的,因此要根据定期眼科检查的情况,更换适合的眼镜。配镜前先要验光,确定有无近视、远视和散光,然后按年龄和老视的程度增减屈光度。同时还应考虑平时所习惯的工作距离,适当增减镜片的度数。如进行近距离精细工作,应适当增加老花镜度数,反之老花镜度数则应适当降低。

3. 滴眼剂的正确使用和保存 ①用滴眼剂前清洁双手,用食指和拇指分开眼睑,眼睛向上看,将滴眼剂滴在下穹窿内,闭眼,再用食指和拇指提起上眼睑,使滴眼剂均匀地分布在整个结膜腔内。②滴药时注意滴管不可触及角膜。③每种滴眼剂使用前均要了解其性能、维持时间、适应证和禁忌证,检查有无混浊、沉淀,是否超过有效期。④滴药后须按住内眼角数分钟,防止滴眼剂进入泪小管,吸收后影响循环和呼吸。⑤平时要多备一瓶滴眼剂以备遗失时使用,使用周期较长的滴眼剂应放入冰箱冷藏室保存,切不可放入贴身口袋。

4. 外出活动指导 患者的外出活动尽量安排在白天进行。在光线强烈的户外活动时,宜佩戴抗紫外线的太阳镜。从暗处转到亮处时,要停留片刻,待适应后再行走,反之亦然。

四、护理评价

通过治疗与护理后,效果达到:①视力减退对老年人日常生活的影响减少;②眼科常见疾病和相关的慢性疾病得到改善;③老年人能够保持规律、健康的生活方式,有助于眼睛的健康保健。

第八节　老年人皮肤瘙痒的护理

皮肤指身体表面包在肌肉外面的组织,是人体最大的器官,主要承担着保护身体、排汗、感觉冷热和压力的功能。皮肤覆盖全身,它使体内各种组织和器官免受物理性、机械性、化学性和病原微生物性危害的侵袭。皮肤具有温度觉、触觉、痛觉等感觉功能,还具有缓冲外界的刺激和打击、分泌皮脂和汗液的功能。皮肤最能反映人的年龄变化,同时也反映了全身的健康状况。老年人皮肤结构的改变包括干燥、粗糙、皱纹、松弛;功能改变包括细胞更新、屏障功能改变、创伤愈合、免疫应答和体温调节的衰退。老年人因皮肤的老化性改变和全身、局部的疾病影响及情绪波动,常会带来皮肤干燥、瘙痒等问题,给老年生活带来经常性的痛苦和烦恼。

一、护理评估

(一)危险因素

1. 内因　皮肤退行性变化使皮肤变得干燥。内脏疾病,如肝胆系统疾病造成的肝外胆汁淤积,使血液内的胆酸潴留,刺激皮内感觉神经末梢;慢性肾衰竭引起的尿素及其他代谢产物的体内蓄积,可刺激皮内感觉神经末梢;中枢神经系统兴奋,如情绪激动、精神紧张、焦虑、抑郁均可发生或加重瘙痒。

2. 外因　季节的变化在老年人的皮肤瘙痒症中起着非常重要的作用,冬季气候干燥,风吹日晒;药物如砷剂、辛可芬、阿片类、氯丙嗪、水杨酸盐、奎宁、利血平等;感染肠道寄生虫、阴道滴虫、念珠菌、粪链球菌、大肠埃希菌等引起肛门或阴道瘙痒;食物如辛辣、刺激的调味品;外用及接触各种化学物品如消毒剂、杀虫剂、染料,皮肤直接接触化纤、毛料衣服可引起局部皮肤发痒。

(二)健康史

询问瘙痒的部位、发作的频率和程度,洗澡的频率、水温、沐浴液(皂)的性质(偏酸或偏碱)、润肤剂使用情况,用药史、有无全身或局部的相关性疾病。

(三)体格检查

进行全面的体格检查以便明确是由全身疾病或因皮肤老化性改变而引起的瘙痒。

(四)辅助检查

对原因不明的瘙痒,除全身体格检查外,还要做血常规、尿常规、尿糖、肝功能、血清胆红素、尿素、血糖、肝脾 B 超等检查。肛门、外阴局限性瘙痒则要进行真菌、细菌、寄生虫学检查。

二、常见护理诊断/问题

瘙痒与皮肤的清洁、保养不得当,接触各类化学物品、化纤毛料衣服,干燥气候,服用某些药物、麻醉剂,进食刺激性食品,局部真菌、寄生虫感染有关;或与全身的相关性疾病、情绪激动、精神紧张、焦虑、抑郁有关。

三、护理计划与实施

治疗和护理的主要目标:患者瘙痒不适减轻,睡眠质量改善。

(一)一般护理

1. 洗澡要讲究　老年人洗澡次数不宜过多,冬季每周洗澡 1 次,夏季多汗,要每日温水冲洗,但不必每日使用沐浴液。过多的洗澡或用沐浴液可使皮脂丢失,失去滋润,出现干燥、粗糙,引起瘙痒或皮炎;水温不宜过高,一般以 35～40 ℃为宜,不要用烫热水洗澡,洗澡时间不宜过长,以 15～20 min 最好,洗澡时不宜用碱性较大的肥皂,因为这种肥皂去脂效力太大,会增加皮肤干燥度,故应用中性肥皂、弱酸性的硼酸皂、羊脂香皂。沐浴用的毛巾应柔软,洗时轻擦,以防损伤角质层。皮肤瘙痒时尽量避免搔抓或烫洗等强刺激诱发感染。干燥季节浴后,在皮肤潮湿时应涂擦护肤油,以使皮肤保留水分,防止机械性刺激。

2. 要用护肤用品　老年人油脂分泌少,皮肤干燥,故需要经常搽些护肤用品,如:护肤膏、护肤霜、护肤油等,使皮肤保持一定的湿度和滋润度,有利于防止皮肤瘙痒。

3. 衣着卫生　内衣应选用质地柔软、光滑、吸湿性能强、通气性好的纯棉、麻、丝织品。根据老年人不同的身材,衣着适当宽松可减少对皮肤的磨损,也有利于皮肤代谢物的排泄,预防皮肤疾病;内衣裤、袜子勤换洗,洗净后内面向外翻出晾晒,充分利用紫外线的杀菌作用,出汗后及时更换;冬衣、鞋的质地应松、软、轻,保暖性能好。袜子宜选择棉制的松口袜,既舒适,又不会引起局部瘙痒。

4. 饮食嗜好要有利于健康　老年人平日营养要充分,膳食调配要适当,饮食宜清淡,不要吃得太咸、太腻,少吃或不吃辛辣等刺激性食物,多吃新鲜的绿色蔬菜,不喝酒,少饮或不饮浓茶和浓咖啡。

5. 生活要规律　皮肤瘙痒在生活不规律、睡眠不佳、休息不好、心情不舒畅时加重。故老年人必须注意生活规律,睡好觉,不要过度劳累,保持大便通畅。

（二）健康教育

(1)饮食清淡,戒烟、酒、浓茶及咖啡,少食辛辣等刺激性食物,忌食易过敏的食物。

(2)避免过勤洗澡,不可用碱性太强的肥皂。冬季应适量涂抹润滑油膏保护皮肤。

(3)选择衣物宜纯棉、宽大、松软,内衣选用棉织品或丝织品。

(4)遵医嘱用药,不要私自盲目滥用药物。

四、护理评价

经过治疗与护理后,老年人的瘙痒症状发生次数减少,程度减轻或消失,皮肤未发生感染,能复述预防此病的知识。

本章小结

老年人常见的健康问题及护理是针对老年人的基本生活自理状态、老年人的社会适应能力等给予帮助、补充,提高老年人的日常生活能力,从而提高老年人的生活质量。

通过本章的学习,使学生掌握老年人容易出现的健康问题,如由于衰老,老年人会出现便秘、大小便失禁、听力及视觉的障碍,活动能力受到限制,活动时不注意安全会出现跌倒等问题及护理老年人的注意事项,用科学的理论护理老年人,使老年人晚年幸福。

思考题

1. 杨某,女,70岁,丧偶后独居,既往高血压病史 20 年,长期服用降压药物,近半年来记忆力明显下降,目光呆滞,反应迟钝,曾有两次回家时找不到家门。2 个月前开大门时在家门口跌倒过 1 次,被邻居及时发现,检查后无明显外伤。今早 9 时突然再次跌倒,不能爬起。查体:体温 36.7 ℃,脉搏 80 次/分,呼吸 19 次/分,血压 145/80 mmHg,神志清楚,精神差,大小便正常;头颅未见明显外伤,双眼视力差,眼底检查见血管明显充血、水肿;右下肢不能站立,呈屈髋膝右旋位,右下肢比左下肢短 3 cm;余未见异常。

（1）判断杨某发生了什么情况？发生跌倒的危险因素有哪些？

（2）应从哪些方面指导杨某及其家属预防再次跌倒？

（3）对该老年人用药时应注意什么？

2.王某,女,75 岁,有骨质疏松症史,跌倒后右股骨颈骨折 1 天,牵引固定,患者较紧张,出冷汗,诉患肢疼痛,拒绝牵引,要求镇痛治疗。

（1）该老年人疼痛类型及特点是什么？

（2）患者目前出现的护理问题有哪些？

（3）患者目前最适合的疼痛评估方法是什么？

（4）疼痛治疗和护理的总体目标是什么？

3.尿失禁老年人盆底肌肉训练如何进行？

4.如何为听力障碍老年人创造有助于交流的环境？

（文锋华 李 楠）

第七章　老年人常见心理、精神障碍与护理

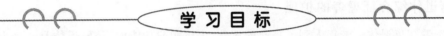

学习目标

识记：离退休综合征、空巢综合征的概念，老年期痴呆的诱因，老年期抑郁症发生的原因，老年期谵妄发生的原因。

理解：离退休综合征、空巢综合征的发生原因与表现，老年期抑郁症特有临床表现，阿尔茨海默病的临床分期及表现，脑退行性病变与脑血管病变导致痴呆表现的异同。

应用：能按照护理程序对离退休综合征、空巢综合征、老年期痴呆、老年期抑郁症及老年期谵妄患者实施恰当的护理。

老年人必须努力面对和适应各种生理机能的逐渐衰退和常常面临的社会角色的改变及疾病、丧偶等生活事件。如果适应不良，常可导致一些心理问题，甚至出现严重的精神障碍，损害老年人的健康，降低生命质量，甚至危及老年人的生命。随着老龄化和高龄化的快速发展，老年人的心理、精神卫生必须受到高度关注，以促进健康老龄化。

第一节　离退休综合征患者的护理

一、离退休综合征的概述

离退休综合征（retirement syndrome）是指老年人由于离退休后不能适应新的社会角色、生活环境和生活方式的变化而出现焦虑、抑郁、悲哀、恐惧等消极情绪，或因此产生偏离常态行为的一种适应性的心理障碍。这种心理障碍往往还会引发其他生理疾病，影响身体健康。

离退休综合征经过心理疏导或自我心理调适大部分在一年内可以恢复常态，个别需较长时间才能适应，少数患者可能转化为严重的抑郁症，也有的并发其他身心疾病，极大地危害了老年人健康。

二、离退休综合征发生的原因

离退休综合征发生的原因包括：①离退休前缺乏足够的心理准备；②离退休前后生活境遇反差过大，如社会角色、生活内容、家庭关系等的变化；③适应能力差或个性缺陷；④社会支持缺乏；⑤失去价值感。

研究表明，离退休综合征与个性特征、个人爱好、人际关系、职业性质和性别有关，事业心强、好胜而善辩、拘谨而偏激、固执的人离退休综合征发病率较高；无心理准备突然退下来的人

发病率高且症状偏重；平时活动范围小、兴趣爱好少的人容易发病；离退休前为领导干部者比普通职工发病率高；男性比女性适应慢，发病率较女性高。

三、离退休综合征的表现

离退休综合征是一种复杂的心理异常反应，主要体现在情绪和行为方面，具体表现为老年人坐卧不安，行为重复或无所适从，有时还会出现强迫性定向行走；注意力不能集中，做事常出错；性格变化明显，容易急躁和发脾气，多疑，对现实不满，常常怀旧，可存有偏见。大多数当事者有失眠、多梦、心悸、阵发性全身燥热等症状。心理障碍的特征可归纳为无力感、无用感、无助感和无望感。

四、离退休综合征患者的护理

1. 正确看待离退休　老年人到了一定的年龄，由于职业功能的下降，退休是一个自然的、正常的、不可避免的过程。

2. 做好离退休心理行为准备　快到离退休年龄时，老年人可适当地减少工作量，多与已离退休人员交流，主动、及早地寻找精神依托；退休前积极做好各种准备，如经济上的收支、生活上的安排，若能安排退休后即做一次探亲访友或旅游，有利于老年人的心理平衡。培养一至几种爱好，根据自己的体力、精力及爱好，安排好自己的活动时间，或找一份轻松的工作，使自己退而不闲。

3. 避免因退休而产生的消极不良情绪　老年人离开工作岗位，常常有"人走茶凉"的感觉，由此而造成心理上的失落、孤独和焦虑。老年人应该勇于面对诸如此类的消极因素，不妨顺其自然，不予计较。对涉及个人利益的事，尽可能宽容。刚刚退休下来，不妨多与亲朋好友来往，将自己心中的郁闷、苦恼通过交谈等方式进行宣泄，及时消除和转化不良情绪，求得心理上的平衡和舒畅。

4. 营造良好环境　要为老年人营造坦然面对离退休的良好环境。家人要热情温馨地接纳老年人，尽量多陪伴老年人；单位要经常联络、关心离退休的老年人，发挥离退休党支部桥梁作用，有计划地组织离退休人员学习、外出参观，从而减少心理问题。

5. 建立良好的社会支持系统　作为老年人退休后的第二活动场所，社区要及时建立离退休老年人的档案，并组织各种有益于老年人身心健康的活动，包括娱乐、学习、体育活动，或老有所为的公益活动，如帮助照顾那些因父母工作繁忙而得不到照顾的孩子、陪伴空巢老人等，让老年人感到老有所用、老有所乐。此外，还要为社区中可能患有离退休综合征或其他疾病以及经济困难的老年人提供特殊帮助。

第二节　空巢综合征患者的护理

一、空巢综合征的概述

空巢家庭是指家中无子女或子女成人后相继分离出去，只剩下老年人独自生活的家庭。生活在空巢家庭中的空巢老人常由于人际疏远、缺乏精神慰藉而产生被疏离、舍弃的感觉，出现孤独、空虚、寂寞、伤感、精神萎靡、情绪低落等一系列心理失调症状，称为空巢综合征（empty nest syndrome）。

据国家卫生和计划生育委员会发布的《中国家庭发展报告（2015 年）》显示，目前我国空巢老人数达到了老年人口的一半。2010年公布的一项调查结果也发现,中国城市老年空巢家庭已达到49.7%,农村老年空巢家庭也达到了38.3%,而在北京、上海、广州等大城市中,这个比例已经超过了2/3。到2020年以后,1949年后生育高峰中出生的、绝大部分为独生子女父母的一代已步入老年,因"空巢"而引发的老年人身心健康问题将更加突出,必须引起高度重视。

二、空巢综合征产生的原因

产生空巢综合征的原因,一是对离退休后的生活变化不适应,从工作岗位上退下来后感到冷清、寂寞;二是对子女情感依赖性强,有"养儿防老"的传统思想,及至老年正需要儿女做依靠的时候,儿女却不在身边,不由心头涌起孤苦伶仃、自悲、自怜等消极情感;三是本身性格方面的缺陷,对生活兴趣索然,缺乏独立自主、振奋精神、重新设计晚年美好生活的信心和勇气。

三、空巢综合征的表现

空巢综合征主要表现如下。

1. 精神空虚,无所事事 子女离家之后,父母原来多年形成的紧张有规律的生活被打破,突然转入松散的、无规律的生活状态,他们无法很快适应,进而出现情绪不稳、烦躁不安、消沉抑郁等。

2. 孤独、悲观、社会交往少 长期的孤独使空巢老人情感和心理上失去支柱,对自己存在的价值表示怀疑,陷入无趣、无欲、无望、无助状态,甚至出现自杀的想法和行为。

3. 躯体化症状 受"空巢"应激影响产生的不良情绪可导致一系列的躯体症状和疾病,如失眠、早醒、睡眠质量差、头痛、食欲不振、心慌气短、消化不良、高血压、冠心病、消化性溃疡等。

四、空巢综合征患者的护理

为避免出现空巢综合征,可采取以下措施。

1. 未雨绸缪,正视"空巢" 随着人们寿命的延长,人口的流动性和竞争压力的增加,年轻人自发地选择离开家庭来应对竞争,从前那种"父母在,不远游"的思想已经不再适用于今天的社会。做父母的要做好充分的思想准备,计划好子女离家后的生活方式,有效防止"空巢"带来的家庭情感危机。

2. 夫妻扶持,相惜相携 夫妻之间可通过重温恋爱时和婚后生活中的温馨时刻,感受、珍惜对方能与自己风雨同舟、一路相伴,促进夫妻恩爱;并培养一种以上共同的兴趣爱好,一同参与文娱活动或公益活动,建立新的生活规律,相互给予更多的关心、体贴和安慰,增添新的生活乐趣。

3. 回归社会,安享悠闲 患空巢综合征的老年人一般与社会接触少,因此面对"空巢"时茫然无助,精神无所寄托。治疗空巢综合征的良药就是走出家门,体味生活乐趣。许多老年人通过爬山、跳舞、下棋或其他文娱活动结识了朋友,体会到老年生活的乐趣。

4. 对症下药,心病医心 较严重的空巢综合征如存在严重的情绪低落、失眠,有多种躯体化症状,有自杀念头和行为者,应及时寻求心理或精神科医生的帮助,接受规范的心理或药物治疗。

5. 子女关心,精神赡养 子女要了解老年人容易产生不良情绪,常与父母进行感情和思想交流。子女与老年人居住距离不要太远,最好是"一碗汤距离",即以送过去一碗汤而不会凉为标准;在异地工作的子女,除了托人照顾父母,更要"常回家看看",注重父母的精神赡养。

6. 政策扶持,社会合力 随着我国老龄化程度的加剧以及独生子女越来越多,只靠子女来照料老年人,几乎是不可能的,需要政府提供社会性的服务。政府应在全社会加强尊老爱幼、维护老年人合法权益的社会主义道德教育,深入贯彻《中华人民共和国老年人权益保障法》,提供有效权益支持,切实维护空巢老年人合法权益;依托社区,组织开展兴趣活动,组织人员或义工定期电话联系或上门看望空巢老年人,转移、排遣空巢老年人的孤独、寂寞情绪。建立家庭扶助制度,制定针对空巢困难老年人的特殊救助制度,把帮扶救助重点放在空巢老年人中的独居、高龄、女性、农村老年人等弱势群体上。可借助国外养老经验,培养专门的服务人员"养老天使",便于老年人在家中生活自理不便时"养老天使"来到家中为老年人服务。这种"养老天使"经验在天津部分地区已有试点,效果不错。

第三节　老年期痴呆患者的护理

一、老年期痴呆概述

老年期痴呆(senile dementia),又称重度神经认知障碍(major neurocognitive disorder),日本称为"认知症",我国台湾地区称为"失智症",我国香港则称为"认知障碍症",是指发生在老年期由于大脑退行性病变、脑血管性病变、感染、外伤、肿瘤、营养代谢障碍等多种原因引起的,以认知功能缺损为主要临床表现的一组综合征。老年期痴呆主要包括阿尔茨海默病(Alzheimer's disease,AD)(简称老年性痴呆)、血管性痴呆(vascular dementia,VD)、混合性痴呆和其他类型痴呆,如帕金森病、酒精依赖、外伤等引起的痴呆。其中以 AD 和 VD 为主,占全部类型的 70%~80%。

AD 是一组病因未明的原发性退行性大脑变性疾病。AD 起病可在老年前期(早老性痴呆),但老年期的(老年性痴呆)发病率更高。在神经细胞之间形成大量以沉积的 β 淀粉样蛋白为核心的老年斑(senile plaque,SP)和神经细胞内存在神经元纤维缠结(neurofibrillary tangle,NFT)是 AD 最显著的组织病理学特征。

VD 是指由各种脑血管病导致脑循环障碍后引发的脑功能降低所致的痴呆。VD 大都在 70 岁以后发病,在男性、高血压和(或)糖尿病患者、吸烟过度者中较为多见。如能控制血压和血糖、戒烟等,一般能使进展性 VD 的发展有所减慢。

2014 年阿尔茨海默病协会国际会议报告显示,美国等西方发达国家 60 岁以上痴呆患病率有所下降,这一现象可能与血管危险因素(如高血压、高脂血症、糖尿病等)的有效治疗、提高受教育水平、改善经济状况等密切相关;而中国以及非洲国家的老年期痴呆患病情况仍被低估,东亚地区的患病率由之前的 5%增至 7%,非洲地区的患病率则由之前的 2%~4%增至 4.76%。根据 2015 年全球老年期痴呆报告显示,全世界约有 4850 万老年期痴呆患者,平均每 3 s 世界上就增加 1 位老年期痴呆患者;目前我国已有超过 600 万 AD 患者,国内 65 岁以上老年人痴呆发病率高达 5.1%。2015 年国际神经精神疾病高峰论坛报告显示,我国 65 岁以上老年人群中,痴呆的患病率达到 6.6%;80 岁以上人群的痴呆患病率则超过 22%。多项研究还表明,AD 患病率随年龄而增长,老年人每增长 5 岁其 AD 患病率约增长 1 倍。老年期痴呆已成为老年人健康的第三大杀手,其发病率和致残率仅次于肿瘤和心脑血管病,死亡率占疾病死亡的第 5 位,老年期痴呆给老年人带来不幸、给家庭带来痛苦、给社会带来负担,已引起广泛关注,AD 和 VD 成为目前的研究热点。

二、老年期痴呆发生的原因

（一）AD 发病的可能因素

1. 遗传因素　早发家族性 AD(familial Alzheimer's disease,FAD)与第 1、14、21 号染色体存在基因异常有关,65%～75%散发 AD 及晚发 FAD 与第 19 号染色体 ApoE ε4(载脂蛋白ε4)基因有关。

2. 神经递质乙酰胆碱减少　影响记忆和认知功能。

3. 免疫系统功能障碍　老年斑中淀粉样蛋白原纤维中发现有免疫球蛋白存在。

4. 其他　慢性病毒感染、高龄、文化程度低等。

（二）VD 发生的原因

VD 发生的原因比较明确,包括脑外伤、心脑血管疾病、糖尿病、既往脑卒中史、吸烟等。

三、老年期痴呆患者的临床表现

AD 和 VD 在临床上均有构成痴呆的记忆障碍和精神症状的表现,但二者又在多方面存在差异,见表 7-1。

表 7-1　AD 与 VD 的鉴别

	AD	VD
起病	隐匿	起病迅速
病程	缓慢持续进展,不可逆	呈阶梯式进展
认知功能	可出现全面障碍	有一定的自知力
人格	常有改变	保持良好
神经系统体征	发生在部分患者中,多在疾病后期发生	在痴呆的早期就有明显的脑损害的局灶性症状体征

此外,VD 的临床表现除了构成痴呆的记忆障碍及精神症状外,还有脑损害的局灶性神经精神症状,如偏瘫、感觉丧失、视野缺损等,并且 VD 的这些临床表现与病损部位、大小及发作次数关系密切。

根据病情演变,AD 一般分为三期。

第一期——遗忘期(早期):①首发症状为近期记忆减退;②语言能力下降,找不出合适的词汇表达思维内容,甚至出现孤立性失语;③空间定向不良,易于迷路;④抽象思维和恰当判断能力受损;⑤情绪不稳,情感可较幼稚,或呈童样欣快,情绪易激惹,出现抑郁、偏执、急躁、缺乏耐心、易怒等;⑥人格改变,如主动性减少、活动减少、孤僻、自私、对周围环境兴趣减少、对人缺乏热情、敏感多疑,病程可持续 1～3 年。

第二期——混乱期(中期):①完全不能学习和回忆新信息,远事记忆力受损但未完全丧失;②注意力不集中;③定向力进一步丧失,常去向不明或迷路,并出现失语、失用、失认、失写、失计算;④日常生活能力下降,如洗漱、梳头、进食、穿衣及大小便等需别人协助;⑤人格进一步改变,如兴趣更加狭窄,对人冷漠,甚至对亲人漠不关心,言语粗俗,无故打骂家人,缺乏羞耻感和伦理感,行为不顾社会规范,不修边幅,不知整洁,将他人之物据为己有,争吃抢喝类似孩童,随地大小便,甚至出现本能活动亢进,当众裸体,甚至有违法行为;⑥行为紊乱,如精神恍惚,无目的性翻箱倒柜,爱藏废物,视作珍宝,怕被盗窃,无目的徘徊,出现攻击行为等,也有动作日渐减少、端坐一隅、呆若木鸡者。本期是本病护理照管中最困难的时期,该期多在起病后的 2~10 年。

第三期——极度痴呆期(晚期):①生活完全不能自理,两便失禁;②智能趋于丧失;③无自主运动,缄默不语,成为植物人状态;常因吸入性肺炎、压疮、泌尿系统感染等并发症而死亡。该期多在发病后的 8~12 年。

四、老年期痴呆患者的护理

(一)护理评估

1. 健康史

(1)了解老年人有无脑外伤、心脑血管疾病、糖尿病、既往脑卒中史、吸烟等。

(2)评估老年人有无 AD 发病的可能因素。

2. 临床表现　有无 AD 和 VD 在临床上构成痴呆的记忆障碍和精神症状的表现。

3. 辅助检查　影像学检查:对于 AD 患者,CT 或 MRI 显示有脑萎缩,且进行性加重;正电子发射断层显像(PET)可测得大脑的葡萄糖利用和灌流在某些脑区(在疾病早期阶段的顶叶和颞叶,以及后期阶段的额前区皮层)有所降低。对于 VD 患者,CT 或 MRI 检查发现有多发性脑梗死,或多发性腔隙性脑梗死,多位于丘脑及额颞叶,或有皮质下动脉硬化性脑病表现。

心理测验:简易智力状态检查量表(MMSE)、长谷川痴呆量表可用于筛查痴呆;韦氏记忆量表和临床记忆量表可测查记忆;韦氏成人智力量表可进行智力测查。国际痴呆研究小组最新研制的 10/66 诊断程序是一个不受教育程度影响、敏感度较高的诊断工具。

采用 Hachinski 缺血量表(Hachinski ischemia scale,HIS)(表 7-2)可对 AD 和 VD 进行鉴别。

表 7-2　Hachinski 缺血量表

临床表现	分数	临床表现	分数
1.突然起病	2	8.情感脆弱	1
2.病情逐步恶化	1	9.高血压病史	1
3.病程有波动	2	10.脑卒中发作史	2
4.夜间意识模糊明显	1	11.合并动脉硬化	1
5.人格相对保存完整	1	12.神经系统局灶症状	2
6.情绪低落	1	13.神经系统局灶体征	2
7.躯体性不适的主诉	1		

注:Hachinski 法评定,满分为 18 分,≤4 分为 AD,≥7 分为 VD。

▌知识链接▐

阿尔茨海默病早期检测的气味和眼睛测试潜力

阿尔茨海默病协会国际会议(AAIC)2014 的两项研究显示,不能正确识别气味可能预示着认知障碍和阿尔茨海默病的发展。基于气味识别测试、认知测试和脑部大小,其中一项以 215 名老年人为研究对象的研究发现,脑细胞功能的丧失和记忆力恶化与气味识别能力相关。另一项以多个种族 757 名老年人为研究对象的研究发现,气味识别缺陷与从轻度认知障碍向阿尔茨海默病转变风险的增加有关。研究对象在气味识别测试中的分数每下降一个点,其患阿尔茨海默病风险就增加大约 10%。

另外两项研究针对用眼睛测试来检测阿尔茨海默病的可能性进行了研究。其中一项研究结果显示,大脑中β淀粉样蛋白(阿尔茨海默病脑部"斑块"的主要成分)水平与视网膜中检测到的水平有重大关系。研究对象服用了一种专门的含有姜黄素的补充剂,它与β淀粉样蛋白绑定并具有荧光特性,从而使淀粉样斑块能够利用先进的影像技术在眼睛的视网膜中被探测到。在另一项研究中,研究人员利用一套新的激光扫描系统来测定20位阿尔茨海默病患者和20位非阿尔茨海默病患者眼睛晶状体中的β淀粉样蛋白的水平,比较基于眼睛晶状体测试的β淀粉样蛋白水平和来自大脑PET扫描的淀粉样斑块形成估计值的时候,能够准确区分阿尔茨海默病患者和非阿尔茨海默病患者。

4. 心理-社会状况

(1)心理方面:老年期痴呆患者大多数时间在家里,常感到孤独、寂寞、羞愧、抑郁,甚至有自杀行为。

(2)社会方面:痴呆患者患病时间长,有自理缺陷、人格障碍,需家人付出大量时间和精力进行照顾,常给家庭带来很大的烦恼,也给社会添加了负担,尤其是付出与效果不成正比时,有些家属会失去信心,甚至冷落、嫌弃老年人。

(二)常见护理诊断/问题

1. 记忆功能障碍　与记忆进行性减退有关。

2. 自理缺陷　与认知行为障碍有关。

3. 睡眠型态紊乱　与白天活动减少有关。

4. 语言沟通障碍　与思维障碍有关。

5. 照顾者角色紧张　与老年人病情严重和病程的不可预测及照顾者照料知识欠缺、身心疲惫有关。

(三)护理计划与实施

治疗护理的总体目标是:老年期痴呆患者能最大限度地保持记忆力和沟通能力,提高日常生活自理能力,减少问题行为,能较好地发挥残存功能,提高生活质量,家庭应对、照顾能力提高。防治原则包括:重在预防,早期发现,早期诊治,积极治疗已知的血管病变和防止脑卒中危险因素。具体护理措施如下:

1. 日常生活护理

1)老年期痴呆患者的日常生活护理及照料指导

(1)穿着:①衣服按穿着的先后顺序叠放;②避免太多纽扣,以拉链取代纽扣,以弹性裤腰取代皮带;③选择不用系带的鞋子;④选择宽松的内裤,女性胸罩选择前扣式;⑤说服患者接受合适的衣着,不要与之争执,慢慢给予鼓励,例如,告诉患者这条裙子很适合她,然后再告知穿着的步骤。

(2)进食:①定时进食,最好是与其他人一起进食;②如果患者不停地想吃东西,可以把用过的餐具放入洗涤盆,以提醒患者在不久前才进餐完毕;③患者如果偏食,注意是否有足够的营养;④允许患者用手拿取食物,进餐前协助其清洁双手,亦可使用一些经特别设计的碗筷,以降低患者使用的困难;⑤向患者逐一解释进食的步骤,并做示范,必要时予以喂食;⑥食物要简单、软滑,最好切成小块;⑦进食时,将固体和液体食物分开,以免患者不加咀嚼就把食物吞下而可能导致窒息;⑧义齿必须安装正确并每天清洗;⑨每天安排喝水数次,并注意水不可过热。

(3)睡眠:①睡觉前让患者先上洗手间,可避免半夜醒来;②根据患者以前的兴趣爱好,白天尽量安排患者进行一些活动,不要让患者在白天睡得过多;③给予患者轻声安慰,有助患者入睡;④如果患者以为是日间,切勿与之争执,可陪伴患者一段时间,再劝说患者入睡。

2)自我照顾能力的训练 对于轻、中度痴呆患者,应尽可能给予自我照顾的机会,并进行生活技能训练,如鼓励患者洗漱、穿脱衣服、用餐、如厕等,以提高老年人的自尊。应理解老年人的动手困难,鼓励并赞扬其尽量自理的行为。

3)其他 患者完全不能自理时应专人护理,注意翻身和营养的补充,防止感染等并发症的发生。

2. 用药护理 目前治疗老年期痴呆的药物主要有两大类:一类为改善认知功能的药物,包括胆碱能激动剂、促智药、钙拮抗剂、神经生长因子等;另一类药物可防止或延缓病程的发展,主要有抗炎药、抗氧化剂等。另外,须积极治疗脑血管疾病以预防和缓解 VD 症状。照料老年期痴呆患者服药应注意以下几点:

(1)全程陪伴 痴呆老年人常忘记吃药、吃错药,或忘了已经服过药又过量服用,所以老年人服药时必须有人在旁陪伴,帮助患者将药全部服下,以免遗忘或错服。痴呆老年人常不承认自己有病,或因幻觉、多疑而认为所给的是毒药,所以他们常常拒绝服药。需要耐心说服,向其解释,可以将药研碎拌在饭中吃下。对拒绝服药的患者,一定要看着患者把药吃下,让患者张开嘴,观察是否咽下,防止患者在无人看管时将药吐掉。

(2)重症老年人服药 吞咽困难的患者不宜吞服药片,最好研碎后溶于水中服用;昏迷的患者由胃管注入药物。

(3)观察不良反应 痴呆老年人服药后常不能诉说不适,要细心观察其有何不良反应,及时报告医生,调整给药方案。

(4)药品管理 对伴有抑郁症、幻觉和自杀倾向的痴呆老年人,一定要把药品管理好,放到患者拿不到或找不到的地方。

3. 智能康复训练

(1)记忆训练 鼓励老年人回忆过去的生活经历,帮助其认识目前生活中的人和事,以恢复记忆并减少错误判断;鼓励老年人参加一些力所能及的社交活动,通过动作、语言、声音、图像等信息刺激,提高记忆力。对于记忆障碍严重者,通过编写日常生活活动安排表、制订作息计划、挂放日历等,帮助记忆。对容易忘记的事或经常出错的程序,设立提醒标志,以帮助记忆。

(2)智力锻炼 如进行拼图游戏,对一些图片、实物、单词做归纳和分类,进行由易到难的数字概念和计算能力训练等。

(3)理解和表达能力训练 在讲述一件简单事情后,提问让老年人回答,或让其解释一些词语的含义。

(4)社会适应能力的训练 结合日常生活常识,训练老年人自行解决日常生活中的问题。

4. 安全护理

(1)提供较为固定的生活环境 尽可能避免搬家,当患者要到一个新地方时,最好能有他人陪同,直至患者熟悉了新的环境和路途。

(2)佩戴标志 患者外出时最好有人陪同,带写有联系人姓名和电话的卡片或戴写有联系人信息的手镯,以助于迷路时被人送回。

(3)防意外发生　老年期痴呆患者常可发生跌倒、烫伤、烧伤、误服、自伤或伤人等意外。应将老年人的日常生活用品放在其看得见、找得着的地方,减少室内物品位置的变动,地面防滑,以防跌伤骨折。患者洗澡、喝水时注意水温不能太高,热水瓶应放在不易碰撞之处,以防烫伤。不要让患者单独承担家务,以免发生煤气中毒,或因缺乏应急能力而导致烧伤、火灾等意外。有毒、有害物品应放入加锁的柜中,以免误服中毒。尽量减少患者的单独行动,锐器、利器应放在隐蔽处,以防痴呆老年人因不愿给家人增加负担或在抑郁、幻觉或妄想的支配下发生自我伤害或伤人。

(4)正确处理患者的激越情绪　当患者不愿配合治疗护理时,不要强迫患者,可稍待片刻,等患者情绪稳定后再进行。当患者出现暴力行为时,不要以暴还暴,保持镇定,尝试引开患者的注意,找出导致暴力表现的原因,针对原因采取措施,防止类似事件再发生。如果暴力表现变频,与医生商量,给予药物控制。

5. 心理护理

(1)陪伴关心老年人　鼓励家人多陪伴老年人,给予老年人各方面必要的帮助,多陪老年人外出散步,或参加一些学习和力所能及的社会、家庭活动,使之去除孤独、寂寞感,感到家庭的温馨和生活的快乐。

(2)开导老年人　多安慰、支持、鼓励老年人,遇到患者情绪悲观时,应耐心询问原因,予以解释,播放一些轻松愉快的音乐以活跃情绪。

(3)维护老年人的自尊　注意尊重老年人的人格;对话时要和颜悦色,专心倾听,回答询问时语速要缓慢,使用简单、直接、形象的语言;多鼓励、赞赏、肯定患者在自理和适应方面做出的任何努力。切忌使用刺激性语言,避免使用呆傻、愚笨等词语。

(4)不嫌弃老年人　要有足够的耐心,态度温和,周到体贴,不厌其烦,积极主动地去关心、照顾老年人,以实际行动关爱老年人。

6. 照顾者的支持指导　教会照顾者和家属自我放松方法,合理休息,寻求社会支持,适当利用家政服务机构和社区卫生服务机构及医院和专门机构的资源,组织有痴呆患者的家庭进行相互交流、联系与支持。

7. 健康指导

(1)及早发现痴呆　大力开展科普宣传,普及有关老年期痴呆的预防知识和痴呆早期症状(即轻度认知障碍和记忆障碍)知识。全社会参与防治痴呆,让公众掌握痴呆早期症状的识别。重视对痴呆前期的及时发现,鼓励凡有记忆减退主诉的老年人应及早就医,以利于及时发现介于正常老化和早期痴呆之间的轻度认知障碍,对老年期痴呆做到真正意义上的早期诊断和干预。

知识链接

轻度认知障碍

轻度认知障碍(mild cognitive impairment,MCI)是正常衰老和阿尔茨海默病的过渡状态。被广泛采用的诊断标准包括:①以记忆减退为主诉(由家属或知情者证实);②客观检查有与年龄和教育程度不符的记忆损害;③总体认知功能正常;④日常生活功能正常;⑤不符合痴呆诊断标准。

60～64 岁、65～69 岁、70～74 岁、75～79 岁及 80 岁以上人群 MCI 发病率分别为10.75％、7.4％、7.4％、8.5％、13.6％,总趋势随增龄而提高。

在 MCI 中,相当比例可演化为痴呆,包括老年性痴呆(AD)、血管性痴呆(VD)以及混合性痴呆,但以 AD 为主。近期欧美国家的研究表明,其演化率趋于每年 12% 左右,较普通人群中痴呆发生率约高 10 倍。研究提示 10%~15% MCI 患者在 1 年内,23% 在 2 年内,34% 在 3 年内,50% 在 4 年内可进展为 AD。所以,及时检出并针对 MCI 采取积极的干预非常重要。

(2)早期预防痴呆

①老年期痴呆的预防要从中年开始做起。

②积极合理用脑、劳逸结合,保护大脑,保证充足睡眠,注意脑力活动多样化。

③培养广泛的兴趣爱好和开朗的性格。

④培养良好的卫生饮食习惯,多吃富含锌、锰、硒、锗类的健脑食物,如贝壳类、鱼类、乳类、豆类、坚果类等,适当补充维生素 E。另外,中医的补肾食疗有助于增强记忆力。

⑤戒烟限酒。

⑥积极防治高血压、脑血管病、糖尿病等慢性病。

⑦按摩或灸任脉的神阙、气海、关元,督脉的命门、大椎、膏肓、肾俞、志室,胃经的足三里(双)等穴位,均有补肾填精助阳、防止衰老和预防痴呆的效果,并且研究表明按摩太阳、神庭、百会、四神聪等穴位可有效提升认知功能或延缓认知功能的衰退。

⑧许多药物能引起中枢神经系统不良反应,包括精神错乱和倦怠,尽可能避免使用镇静剂如苯二氮䓬类药物、抗胆碱能药物、某些三环类抗抑郁剂、抗组胺制剂、抗精神病药物以及苯甲托品。

(四)护理评价

经过预防、治疗和护理干预后,老年人的认知能力是否有所提高或衰退有所延缓,能否最大限度地保持社交能力和日常生活自理能力,生活质量是否有所提高。

第四节　老年期抑郁症患者的护理

一、老年期抑郁症概述

老年期抑郁症(depression in the elderly)泛指存在于老年期(≥60 岁)这一特定人群的重性抑郁障碍(major depressive disorder,MDD),包括原发性抑郁症(含青年或成年期发病,老年期复发)和见于老年期的各种继发性抑郁症。严格而狭义的老年期抑郁症是指首次发病于 60 岁以后、以持久的(时间持续至少 2 周)抑郁心境为主要临床表现的一种精神障碍。老年期抑郁症的临床症状多样化,趋于不典型,其主要表现为情绪低落、焦虑、迟滞和躯体不适等,常以躯体不适的症状就诊,且不能归于躯体疾病和脑器质性病变。

抑郁症是老年人最常见的精神疾病之一。国外 65 岁以上老年人抑郁症患病率在社区为 8%~15%,在老年护理机构为 30%~50%。我国老年人抑郁症患病率可达 7%~10%,在那些患有高血压、冠心病、糖尿病甚至癌症等疾病的老年人中,抑郁症发病率高达 50%。抑郁症还因反复发作,使患者丧失劳动能力和日常生活功能,导致精神残疾。相关研究发现,老年人的自杀和自杀企图有50%～70%继发于抑郁症。所以老年期抑郁症已构成全球性的重要精神卫生保健问题,被世界卫生组织列为各国的防治目标之一。

二、老年期抑郁症发生的原因

老年期抑郁症病因复杂,多由生理、心理、社会因素交互作用引起。

1. **遗传因素** 早年发病的抑郁症患者,具有明显的遗传倾向。

2. **生化异常** 增龄引起中枢神经递质改变,如5-羟色胺(5-HT)和去甲肾上腺素(NE)功能不足以及单胺氧化酶(MAO)活性升高,影响情绪的调节。

3. **神经-内分泌功能失调** 下丘脑-垂体-肾上腺皮质轴功能失调导致昼夜周期波动规律紊乱。

4. **躯体功能障碍或躯体疾病** 多数患者具有数月的躯体症状,如头痛、头昏、乏力,全身部位不确定性不适感,失眠、便秘等。有些患者患有慢性疾病,如高血压病、冠心病、糖尿病及癌症等,或有躯体功能障碍。

5. **心理-社会因素** 老年期遭遇到的生活事件(如退休、丧偶、独居、家庭纠纷、经济窘迫等)对老年期抑郁症产生、发展的作用已被许多研究所证实。此外,具有神经质性格的人比较容易发生抑郁症。老年人的抑郁情绪还与消极的认知应对方式如自责、回避、幻想等有关。老年期抑郁症女性患病率高于男性,分居或丧偶者危险性相对较大。

三、老年期抑郁症患者的临床表现

老年期抑郁症与中青年抑郁症相比,在临床症状上有较大变异,老年期抑郁症症状多样化,趋于不典型,患者更易以躯体不适的症状就诊,而不是抑郁心境。具体表现如下:

1. **疑病性** 患者常从一种不太严重的身体疾病开始,继而出现焦虑、不安、抑郁等情绪,由此反复去医院就诊,要求医生给予保证,如要求得不到满足则抑郁症状更加严重。疑病性抑郁症患者疑病内容常涉及消化系统症状,便秘、胃肠不适是此类患者较常见也是较早出现的症状。

2. **激越性** 激越性抑郁症最常见于老年人,表现为焦虑、恐惧,担心自己和家庭将遭遇不幸,大祸临头,搓手顿足,坐卧不安,夜晚失眠,惶惶不可终日。或反复追念着以往不愉快的事,责备自己做错了事导致家人和其他人的不幸,对不起亲人,对环境中的一切事物均无兴趣,可出现冲动性自杀行为。

3. **隐匿性** 抑郁症的核心症状是心境低落,但大多数老年期抑郁症患者以躯体症状为主要表现形式,常见的躯体症状有睡眠障碍、头疼、疲乏无力、胃肠道不适、食欲下降、体重减轻、便秘、颈背部疼痛、心血管症状等,情绪低落并不太明显,因此极易造成误诊。隐匿性抑郁症常见于老年人,以上症状往往查不出相应的阳性体征,服用抗抑郁药可缓解、消失。

4. **迟滞性** 表现为行为阻滞,通常以随意运动缺乏和缓慢为特点,患者肢体活动减少,面部表情减少,思维迟缓、内容贫乏、言语阻滞。大部分时间处于缄默状态,行为迟缓,重则双目凝视,情感淡漠,对外界动向无动于衷。

5. **妄想性** 大约有15%的患者抑郁比较严重,可以出现妄想或幻觉,看见或听见不存在的东西,认为自己犯下了不可饶恕的罪恶,听见有声音控诉自己的不良行为或谴责自己,让自己去死。由于缺乏安全感和无价值感,患者认为自己已被监视和迫害。这类妄想一般以老年人的心理状态为前提,与他们的生活环境和对生活的态度有关。

6. **自杀倾向** 自杀是抑郁症最危险的症状。抑郁症患者由于情绪低落、悲观厌世,严重时很容易产生自杀念头,且由于患者思维逻辑基本正常,实施自杀的成功率也较高。据统计,抑郁症患者的自杀率比一般人群高20倍。自杀行为在老年期抑郁症患者中很常见,而且很坚决,部分患者可以在下定决心自杀之后,表现镇定自若,不再有痛苦的表情,进行各种安排,如会见亲人、寻求自杀的方法及时间等。由于患者所表现出的这种假象,所以使亲人疏于防范,很容易使自杀成为无可挽回的事实。由于自杀是在疾病发展到一定严重程度时才发生的,所以及早发现疾病,及早治疗,对抑郁症的患者非常重要。

7. 抑郁症性假性痴呆 抑郁症性假性痴呆常见于老年人,为可逆性认知功能障碍,经过抗抑郁治疗可以改善。

8. 季节性 有些老年人具有季节性情感障碍的特点。抑郁常于冬季发作,春季或夏季缓解。

四、老年期抑郁症患者的护理

(一)护理评估

可结合前面已讨论的老年期抑郁症的病因和表现、参考抑郁评估和影像学检查结果进行护理评估。CT、MRI显示脑室扩大和皮质萎缩。

对抑郁的严重程度可采用标准化评定量表进行评估,如老年抑郁量表(GDS)、流调中心用抑郁量表(CES-DS)、汉密顿抑郁量表(HAMD)、Zung抑郁自评量表(SDS)、Beck抑郁问卷(BDI),其中GDS较常用。

(二)常见护理诊断/问题

1. 应对无效 与不能满足角色期望、无力解决问题、认为自己丧失工作能力成为废人、社会参与改变、对将来丧失信心、使用心理防卫机制不恰当有关。

2. 无望感 与消极的认知有关。

3. 睡眠型态紊乱 与精神困扰有关。

4. 有自杀的危险 与严重抑郁悲观情绪、自责自罪观念、有消极观念和自杀企图、无价值感有关。

(三)护理计划与实施

治疗护理的总体目标是:老年期抑郁症患者能减轻抑郁症状,减少复发的危险,提高生活质量,促进身心健康状况,减少医疗费用和死亡率。治疗原则包括:采取个体化原则,及早治疗,一般为非住院治疗,但对有严重自杀企图或曾有自杀行为,或身体明显虚弱,或严重激越者须住院治疗,以药物治疗为主,配合心理治疗、电抽搐治疗。具体护理措施如下:

1. 日常生活护理

(1)保持合理的休息和睡眠 生活要有规律,鼓励患者白天参加各种娱乐活动和适当的体育锻炼;晚上入睡前喝热饮、用热水泡脚或洗热水澡,避免看过于兴奋、激动的电视节目或会客、谈病情。为患者创造舒适安静的入睡环境,确保患者充足睡眠。

(2)加强营养 饮食方面,既要注意营养成分的摄取,又要保持食物的清淡。多吃高蛋白、富含维生素的食品,如牛奶、鸡蛋、瘦肉、豆制品、水果、蔬菜,少吃糖类、淀粉食物。

2. 用药护理

(1)密切观察药物疗效和可能出现的不良反应,及时向医生反映 目前临床上应用的抗抑郁药主要有:①三环类和四环类抗抑郁药。以多虑平、阿米替林、氯丙嗪、麦普替林、米安色林等为常用,这些药物应用时间较久,疗效肯定,但可出现口干、便秘、视线模糊、体位性低血压、嗜睡、心动过速、无力、头晕、心脏传导阻滞、皮疹、诱发癫痫等副作用,对老年患者不作首选药物。②选择性 5-羟色胺再摄取抑制剂(SSRI)。主要应用的有氟西汀、帕罗西汀、氟伏沙明、舍曲林、西酞普兰及艾司西酞普兰六种。常见副作用有头痛、影响睡眠、食欲不振、恶心等,症状轻微,多发生在服药初期,之后可消失,不影响治疗的进行。其中,艾司西酞普兰禁与非选择性、不可逆性单胺氧化酶抑制剂(MAOI)(包括雷米封)合用,以免引起如激越、震颤、肌阵挛和高热等 5-羟色胺综合征的危险;如果患者用药要由单胺氧化酶抑制剂改换成艾司西酞普兰则必须经 14 天的清洗期。③5-羟色胺和去甲肾上腺素再摄取抑制剂(SNRI)。目前所用的 SNRI 主要有文拉法辛、米那普仑、度洛西汀、左旋米那普仑等。SNRI 比使用更广泛但只能单独作用于 5-羟色胺的 SSRI 作用更多,是一种用来治疗重度抑郁症和其他精神障碍的抗抑郁药,主要用于对当前抗抑郁药治疗无效或不能耐受时。其中近年上市的左旋米那普仑安全性、耐受性较好,但对其过敏者、正在使用单胺氧化酶抑制剂的患者、尿路梗阻患者(如前列腺疾病患者)以及哺乳期妇女禁用。④单胺氧化酶抑制剂和其他新药物。因前者毒副作用大,后者临床应用时间不长,可供选用,但不作为一线药物。

(2)坚持服药 因抑郁症治疗用药时间长,有些药物有不良反应,患者往往对治疗信心不足或不愿治疗,可表现为拒药、藏药或随意增减药物。护理人员要耐心说服患者严格遵医嘱服药,不可随意增减药物,更不可因药物不良反应而中途停服。另外,由于老年抑郁症容易复发,因此强调长期服药,对于大多数患者应持续服药 2 年,而对于有数次复发的患者,服药时间应该更长。

3. 严防自杀 自杀观念与行为是抑郁症患者最严重而危险的症状。患者往往事先计划周密,行动隐蔽,甚至伪装病情好转以逃避医务人员与家属的注意,并不惜采取各种手段与途径,以达到自杀的目的。

(1)识别自杀动向 医护人员首先应与患者建立良好的治疗性人际关系,在与患者的接触中,应能识别自杀动向,如在近期内曾经有过自我伤害或自杀未遂的行为,或焦虑不安、失眠、沉默少语,或抑郁的情绪突然"好转",在危险处徘徊,拒餐、卧床不起等,应给予他们心理上的支持,使他们振作起来,避免意外发生。

(2)环境布置 患者住处应光线明亮、空气流通、整洁舒适,墙壁以明快色彩为主,并挂上壁画,摆放适量的鲜花,以利于调动患者积极良好的情绪,焕发对生活的热爱。

(3)专人守护 对于有强烈自杀企图的患者,要专人 24 h 看护,不离视线,必要时经解释后予以约束,以防意外。尤其在夜间、凌晨、午间、节假日等人少的情况下,要特别注意防范。

(4)工具及药物管理 自杀多发生于一刹那间,因此凡能成为患者自伤的工具都应管理起来,妥善保管好药物,以免患者一次性大量吞服,造成急性药物中毒。

4. 心理护理

(1)阻断负向的思考 抑郁症患者常会不自觉地对自己或事情保持负向的看法,护理人员应该协助患者确认这些负向的想法并加以取代和减少。同时,可以帮助患者回顾自己的优点、长处、成就来增加正向的看法。此外,还要协助患者检视其认知、逻辑与结论的正确性,修正不合实际的目标,协助患者完成某些建设性的工作和参与社交活动,减少患者的负向评价,并提供正向增强自尊的机会。

(2)鼓励患者抒发自己的想法 严重抑郁症患者思维过程缓慢,思维量减少,甚至有虚无的罪恶妄想。在接触语言反应很少的患者时,护理人员应以耐心、缓慢以及非语言的方式表达对患者的关心与支持,通过这些活动逐渐引导患者注意外界,同时利用治疗性的沟通技巧,协助患者表述其看法。

(3)怀旧治疗　怀旧治疗(reminiscence therapy)是通过引导老年人回顾以往的生活,重新体验过去的生活片断,并给予新的诠释,协助老年人了解自我,减轻失落感,增加自尊及增进社会化的治疗过程。怀旧治疗作为一种心理社会治疗手段在国外已经被普遍应用于老年抑郁症、焦虑及老年性痴呆的干预,在我国的部分地区也得到初步运用,其价值已经得到肯定。也有研究显示,怀旧功能存在个体差异,某些个体不适应怀旧治疗。

(4)学习新的应对技巧　为患者创造和利用各种个人或团体进行人际接触的机会,以协助患者改善处理问题、人际互动的方式及增强社交的技巧。教会患者亲友识别和鼓励患者的适应性行为,忽视不适应行为,从而改变患者的应对方式。

5．健康指导

(1)不脱离社会,培养兴趣　老年人要面对现实,合理安排生活,多与社会保持密切联系,常动脑,不间断学习;并参加一定限度的力所能及的劳作;按照自己的志趣培养爱好,如种花、钓鱼、书法、摄影、下棋、集邮等。

(2)鼓励子女与老年人同住　子女对于老年人,不仅要在生活上给予照顾,同时要在精神上给予关心,提倡精神赡养。和睦、温暖的家庭和社交圈,有助于预防和度过灰色的抑郁期。避免或减少住所的搬迁,以免老年人不易适应陌生环境而感到孤独。

(3)社会重视　社区和老年护理机构等应创造条件让老年人进行相互交往和参加一些集体活动,针对老年期抑郁症的预防和心理健康促进等开展讲座,有条件的地区可设立网络和电话热线进行心理健康教育和心理指导。

(四)护理评价

通过护理,患者能否面对现实,认知上的偏差是否得以纠正,应对应激的能力是否得到提高,自信心和自我价值感有无增强,能否重建和维持人际关系和社会生活,自杀念头或行为是否消除。

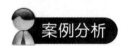

　　刘奶奶,67岁,企业退休职工,因邻居发现其服用大量安眠药昏迷送到医院急救,经洗胃、输液等处理后已苏醒。刘奶奶老伴于半年前因脑卒中去世,一双儿女在外地工作,事业有成。刘奶奶既往体健,但近半年来经常感到身体不适,出现胃痛、胃胀、打嗝、食欲减退、便秘、失眠多梦等。在多家医院做了详细检查后,得知自己的胃肠一切正常,但连着服用了一段时间对症治疗的西药、中药,不适感觉仍不见好转。刘奶奶怀疑自己是否得了不治之症。刘奶奶不想影响儿女的工作,她感到老伴在天之灵向她发出召唤,于是服下大量的安眠药……

　　分析:该患者为老年人,因老伴过世而起病,时间超过2周,临床表现以躯体症状为主,但实验室检查无阳性体征,且对症治疗效果不佳,怀疑自己得了不治之症,这是老年期抑郁症典型的隐匿性、疑病症表现,并有自杀行为。该患者最重要的护理措施是对自杀的防护。

第五节　老年期谵妄患者的护理

一、老年期谵妄概述

谵妄(delirium)，又称急性精神错乱状态(acute confusional state)、代谢性脑病(metabolic encephalopathy)等，是一种急性发作的脑病综合征，是意识障碍的一种。谵妄主要特征为意识清晰程度降低、注意力变差、失去定向感、情绪激动或呆滞、睡眠-觉醒周期混乱、有时清醒有时又变得昏睡，常常伴随着妄想、幻觉等，病程起伏不定，时好时坏。

谵妄在综合医院老年患者、精神科中发生率最高。因老年人本身多有脑器质性病变、常伴有的视力和听力障碍致使接受的感官刺激相对减少、脑内中枢神经递质乙酰胆碱合成减少、对药物的耐受能力降低、下丘脑-垂体-肾上腺轴所形成的内稳态调节机制减弱以及生理-心理-社会应激所致疲劳、失眠、恐惧、焦虑等而导致老年人容易发生谵妄。住院老年患者谵妄发生率为10%～30%，监护病房老年患者谵妄发生率可高达80%。

谵妄发生时应及时发现并给予及时恰当的治疗和护理，多数患者在数小时或1～2周可缓解；若不能及时处理，病程可达数月，少数可继发痴呆，有的可因一般情况差或原发病恶化而危及生命，病死率可达18%～37%。

二、老年期谵妄发生的原因

当谵妄的症状产生时，必须尽快找到造成身体异常的病因，对症治疗，避免潜在的身体疾病恶化，危及生命安全。老年期谵妄发生的原因较多，任何体内外环境的改变或不适均可促发谵妄，常见诱因如下：

1. 药物　新加药物、原药物加量，这些药物包括镇静催眠药、抗抑郁药、抗胆碱能药、阿片样物质、抗精神病药、抗帕金森病药、利尿剂等。

2. 电解质紊乱　因低钠血症、脱水等引起。

3. 药物用量不足　如停用长期应用的镇静催眠药或镇痛药等。

4. 感染　以呼吸系统和泌尿系统为主。

5. 感觉剥夺　如存在视力或听力障碍，破坏老年人的"睡眠-觉醒周期"，使得老年人对外来刺激接受或解释错误，导致谵妄。

6. 颅内病变　如脑卒中、脑膜炎、癫痫发作等。

7. 排尿或排便异常　包括尿潴留、粪便嵌塞。

8. 心肺功能异常　如心肌梗死、心力衰竭、心律失常、慢性肺病加重及缺氧。

9. 手术　手术可能导致老年人发生谵妄。

10. 营养不良　维生素 B_{12}、烟酸缺乏等。

三、老年期谵妄患者的临床表现

(一)前驱症状

谵妄发生前可突然出现注意力不集中、坐立不安、焦虑、易激惹、行为紊乱、社会退缩或睡眠障碍。

(二)谵妄表现

1. 注意障碍　表现为注意力的指向、集中、持续和转移能力下降，注意力难以唤起，对刺激警觉性降低,选择性注意客观事物的能力降低。

2. 认知障碍 表现为知觉的鉴别和整合能力下降及思维障碍。患者不知自己身处何时、何地,不认识亲人甚至自己,出现幻觉、错觉及感知综合障碍,以视错觉和视幻觉为常见。思维结构解体,思维不连贯,推理、判断力下降,语言功能障碍,记忆障碍并以短时记忆障碍为主,清醒后可出现顺行或逆行性遗忘。

3. 精神运动行为障碍 情绪障碍或情绪改变很大,睡眠-觉醒周期紊乱。

(三)临床分型

根据临床表现,谵妄可分为三型。

1. 活动亢进型 表现为高度警觉状态,不安,对刺激过度敏感,可有幻觉或妄想。

2. 活动抑制型 表现为嗜睡及活动减少,此型在老年人中较常见,因症状不易被察觉,常被漏诊。

3. 混合型 表现为活动亢进与活动抑制相互转化。

活动抑制型谵妄和混合型谵妄须与抑郁状态和痴呆鉴别。抑郁症患者表现为情绪、心境低落,至少持续两周,痴呆患者则为慢性渐进性改变,两者病情均无明显波动,而谵妄患者往往急性起病,病情波动较大。

四、老年期谵妄患者的护理

(一)护理评估

1. 健康史

(1)了解谵妄发生的时间、持续时间,评估疾病的严重程度以及加重和缓解的因素。

(2)评估患者谵妄发生的原因,包括脑器质性病变和躯体疾病史以及可能引起谵妄发生的药物服用史。

(3)了解有无手术史、外伤史、药物过敏史、精神疾病史等。

2. 临床表现 了解有无急性起病的谵妄表现。

3. 实验室及其他检查 脑电图对谵妄的诊断有参考价值,可呈现弥漫性慢波。

4. 心理-社会状况

(1)评估患者发生谵妄前可能受到的心理、社会因素刺激,如离退休、搬迁、丧亲、丧友等。

(2)评估老年人及其家属对疾病的认识情况,是否能积极应对以及能否为老年人提供帮助。

(二)常见护理诊断/问题

1. 思维过程紊乱 与认知障碍有关。

2. 自理缺陷 与精神运动障碍有关。

3. 有暴力发生的危险 与精神运动障碍有关。

(三)护理计划与实施

1. 生活护理 患者发生谵妄时,生活不能自理,护理人员应在起居、个人卫生、饮食、大小便等方面给予全面帮助。症状严重如昏迷者,应给予鼻饲或静脉输液保证营养,并注意眼睛、皮肤和口腔护理。

2. 合理安排休息与活动 为患者安排单人房间,房间布局宜简单,室内宜安静、光线柔和,安排专人护理,鼓励家属陪伴,增加患者安全感和亲切感。白天鼓励患者参加一些力所能及的活动,活动内容应从简单到复杂,避免卧床过久。对于晚上兴奋不能入睡者,可遵医嘱给予镇静催眠药以改善睡眠。

3. 改善认知与思维能力 在病室内放置醒目的钟表或者日历,在患者能认知的范围内,多与患者交谈新近的活动,回忆当时的时间、地点和人物,用简单的词语提问,鼓励患者回答,或者指导家属带一些患者日常熟悉的物品(如家庭照片等),与患者共同回忆这些照片,从而提高记忆力和思维能力。避免感觉剥夺,如给老年人佩戴度数合适的眼镜、戴助听器,看喜欢的电视节目、听喜欢的音乐或广播等。鼓励患者表达自己的感知,并对患者异常的感知给予正确的解释,消除患者的心理压力。

4. 保护患者安全,防止意外 确保患者不离开医护人员的视线,高度警惕某些患者在幻觉、妄想的支配下发生自伤或跳楼等意外伤亡。对于精神运动性兴奋突出的患者,允许患者用语言表达烦躁不安的情绪。

5. 积极协助诊断治疗原发病 治疗原发病是老年期谵妄患者最重要的治疗,只有控制或消除了原发病因,才能从根本上消除谵妄的根源,但引起谵妄的病因十分复杂,可能一时难以查明,护理人员应积极协助医生尽快明确诊断,及时治疗。

6. 必要时才使用药物治疗 当患者出现精神行为症状(如妄想或幻觉),可能危及患者自身安全或伤害他人时,可以酌情使用药物降低精神行为异常症状,尽量避免身体约束。由于控制谵妄的药物本身也可能引起谵妄或增加镇静作用,因此,老年期谵妄的用药原则为:一般不用,尽量少用,避免多种药物合用。若患者正在服用抗胆碱能药物,应停用或减量。当患者出现兴奋躁动,应遵医嘱使用镇静剂如氟哌啶醇、奋乃静或其他抗精神病药,并严密监测谵妄的程度有无加重表现。支持治疗包括补充营养和维生素,纠正水、电解质和酸碱平衡紊乱等。

7. 健康教育 主要针对症状较轻的患者及其家属。教育内容包括:可能引起老年期谵妄发生的疾病及其诱因、先兆;谵妄表现、治疗及预后;对患者的观察要点,安全保护措施;遵医嘱用药的重要性。嘱咐患者饮食宜以清淡、易消化食物为主,多饮水,多食新鲜水果、蔬菜,防止便秘。鼓励老年人病情好转后适当活动,生活适当自理,多与人交往,促进日常生活活动功能早日恢复。

(四)护理评价

通过护理,评价老年患者的日常生活所需是否得到满足,其认知与思维功能是否得到最大限度的保持和恢复,有没有发生伤人、毁物、自伤等暴力事件。

本章小结

离退休综合征是指老年人由于离退休后不能适应新的社会角色、生活环境和生活方式的变化而出现焦虑、抑郁、悲哀、恐惧等消极情绪,或因此产生偏离常态行为的一种适应性的心理障碍。需正确看待离退休,做好离退休心理行为准备,避免因离退休而产生的消极不良情绪,营造良好环境,建立良好的社会支持系统进行预防与护理。

生活在空巢家庭中的空巢老年人常由于人际疏远、缺乏精神慰藉而产生被疏离、舍弃的感觉,出现孤独、空虚、寂寞、伤感、精神萎靡、情绪低落等一系列心理失调症状,称为空巢综合征。防护措施包括未雨绸缪、正视空巢,夫妻扶持、相惜相携,回归社会、安享悠闲,对症下药、心病医心,子女关心、精神赡养,政策扶持、社会合力。

老年期痴呆是指发生在老年期由于大脑退行性病变、脑血管性病变、感染、外伤、肿瘤、营养代谢障碍等多种原因引起的,以认知功能缺损为主要临床表现的一组综合征。老年期痴呆主要包括阿尔茨海默病(AD)、血管性痴呆(VD)及混合性痴呆,老年期痴呆患者治疗护理的总体目标是患者能最大限度地保持记忆力和沟通能力,提高日常生活自理能力,减少问题行为,能较好地发挥残存功能,提高生活质量,家庭应对、照顾能力提高。

思考题

1. 如何护理离退休综合征患者?

2. 如何护理空巢综合征患者?

3. 老年期抑郁症患者的临床表现与中青年患者比较有何特点?

4. 李奶奶,72 岁,文盲,丧偶 3 年,独居于儿子家附近,早年以卖菜为生。2 年前,她儿子发现她经常丢三落四。近半年来这些情况变得更加糟糕,经常忘带钥匙将自己锁在门外。最近好几次还将社区路旁摆放的花盆搬回家,儿子发现后告诉她这是社区的东西要送回去,她就跟儿子急。几天前无目的地外出走失,被儿子找回送入医院。体格检查未发现神经系统定位征,CT 检测提示轻度脑萎缩,简易智力状态检查(MMSE)得分为 6 分。

(1) 该老年人最可能的诊断是什么?

(2) 该老年人目前所患疾病处于何种程度?

(3) 怎样护理这类患者?

(曾　慧)

第八章 老年常见疾病患者的护理

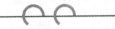

学习目标

识记：老年人常见疾病的临床特点和护理措施。

理解：老年人常见疾病的健康教育。

应用：老年人常见疾病的护理问题。

随着年龄的增长，老年人的器官功能发生进行性、衰退性的变化，易发生骨质疏松症、退行性骨关节病、高血压、冠心病、脑卒中、肺炎、慢性阻塞性肺疾病、胃食管反流病、糖尿病等疾病，严重威胁老年人的健康和生活质量。本章重点介绍以上老年人常见疾病的特点，指导医护人员做好预防和护理工作，对维护和促进老年人的健康具有重要意义。

老年病常见的临床特征包括：①起病隐匿，发展缓慢；②症状及体征不典型；③多种疾病同时存在；④易出现意识障碍和精神症状；⑤伴发各种心理反应；⑥病程长、恢复慢、致残率高；⑦并发症多，死亡率高。

第一节 老年骨质疏松症患者的护理

骨质疏松症（osteoporosis，OP）是一种以骨量减少和骨组织微结构破坏为特征，导致骨骼的强度降低、骨质脆性增加和易发生骨折的一种代谢性疾病。骨质疏松症分为原发性和继发性两类。原发性骨质疏松症包括绝经后骨质疏松症（Ⅰ型）和老年骨质疏松症（Ⅱ型），是机体衰老在骨骼方面的一种特殊表现，占发病总人数的 85%～90%。本病是使骨质脆性增加导致骨折危险性增大的一种常见病，女性的发病率高于男性，约为男性的 3 倍，患病率随增龄而增高。继发性骨质疏松症是由疾病和不良嗜好所致，占发病总人数的 10%～15%。

患 OP 的老年人极易发生股骨颈骨折、脊椎骨折，发生髋部骨折的患者 1 年内可有 10%～20% 的死亡，约 50% 的遗留残疾，因此 OP 是引起老年人卧床率和伤残率增高的主要疾病。

一、护理评估

（一）健康史

老年人由于年龄的增长，破骨细胞的吸收增加，成骨细胞的功能衰减，使骨代谢中骨重建处于负平衡状态，老年骨质疏松症的发生率明显增加。其发生与多种因素有关。

1. **遗传因素** 多种基因的表达水平和基因多态性可影响骨代谢（如维生素 D 受体、雌激素受体、β₃肾上腺素能受体的基因可影响骨代谢),另外,基质胶原和其他结构成分的遗传差异与骨质疏松症的发生有一定关系。

2. 内分泌因素　内分泌因素在骨的生成和骨量维持方面起着重要作用。老年人随年龄的增长,性腺功能减退,性激素分泌减少,骨的形成减慢,吸收加快,导致骨量下降。由于增龄,甲状旁腺素(PTH)逐年增高,与细胞因子作用于骨细胞,通过其分泌的细胞因子(如 IL-6)促进破骨细胞的作用,导致骨质丢失加速。

3. 营养成分　老年人由于牙齿脱落和消化功能下降,食量减少,导致维生素 D、钙、蛋白质摄入不足;因肾功能减退,1,25-二羟基维生素 D₃产生减少,影响钙的吸收。维生素 D 可促进骨细胞的活性作用,磷、蛋白质及微量元素可维持钙、磷比例,有利于钙的吸收,缺乏这些物质可使骨的形成减少。

4. 生活方式　体力活动是刺激骨形成的基本方式,老年人运动量减少,骨质缺乏活动刺激,导致骨质脱钙,故长期卧床及活动过少的老年人易于发生骨质疏松症。此外,吸烟、酗酒,高蛋白、高盐饮食,大量饮用咖啡和浓茶,光照减少等均影响骨形成,是造成骨质疏松症的易发因素。

5. 药物因素　长期使用类固醇激素、肝素、甲状腺素等可影响钙的吸收,尿钙排泄增加,骨量减少导致骨质疏松症。

(二)身体评估

1. 骨痛和肌无力　全身或腰背部疼痛、肌无力最为常见。其次是膝关节、肩背部、手指、前臂疼痛,为弥漫性,无固定部位,夜间及清晨醒来时加重,日间减轻;劳累或活动后疼痛加重,负重能力下降或不能负重。

2. 身高变矮和驼背　骨质疏松症非常严重时,椎体内部骨小梁变细,数量减少。因椎体骨密度减少导致脊椎椎体压缩变形,身长平均缩短 3～6 cm,严重者伴驼背。

3. 骨折　骨折是老年骨质疏松症患者活动受限、寿命缩短的最常见和最严重的并发症。常因很轻微的外力或创伤诱发,如打喷嚏、弯腰、负重、挤压或摔倒等。老年骨质疏松症并发骨折可多达 6%,多发生在桡骨远端、股骨颈、胸腰椎。脊柱压缩性骨折可导致胸廓畸形,使肺活量和肺最大换气量下降,导致肺功能下降,引起胸闷、气短、呼吸困难等,因而易并发肺部感染、心血管病和慢性衰竭而死亡。

(三)辅助检查

1. 骨生化检查　骨生化检查可作为骨质疏松症的参考,包括骨形成指标、骨吸收指标及血、尿骨矿物质成分。主要检查有:①骨钙素(BGP):是骨更新的敏感指标,可有轻度升高。②尿羟赖氨酸糖苷(HOLG):是骨吸收的敏感指标,可升高。③血清镁、尿镁:均有所下降。

2. X 线检查　X 线检查是最简单易行的检查方法。一般在骨量丢失超过 30% 时才能显示出骨质疏松,表现为皮质变薄,骨小梁减少、变细,骨密度减低,透明度加大,晚期出现骨变形及骨折。其中锁骨皮质厚度下降至 3.5～4.0mm 时易伴有椎体压缩性骨折。

3. 骨密度检查　骨密度检查对骨质疏松症早期诊断、预测骨折风险性和评估治疗效果有重要作用。按照世界卫生组织(WHO)1994 年的诊断标准,采用单光子吸收仪、双能 X 线吸收仪、定量 CT 检查,骨密度低于同性别峰值骨量的 2.5 SD 以上可诊断为骨质疏松症。

知识链接

目前,国际上对骨质疏松程度的诊断标准有以下 4 条:
- 正常骨量:骨密度或骨矿物质含量较同性别峰值减少 12% 以内。
- 骨量减少:骨密度或骨矿物质较同性别峰值减少 13%～24%。
- 骨质疏松症:骨密度或骨矿物质较同性别峰值减少 25% 以上。
- 重度骨质疏松症:骨密度或骨矿物质较同性别峰值减少 37% 以上。

(四)心理-社会状况

骨质疏松、骨折导致骨痛和活动受限,身体外形的改变,经济负担及家属的支持程度都会给老年人带来精神压力,易产生焦虑、烦躁、悲观、失望等情绪,评估时应予重视,协助老年人减轻心理压力。

二、常见护理诊断/问题

1. 疼痛　与骨质疏松、骨折及肌肉疲劳、痉挛有关。
2. 躯体活动障碍　与骨痛、骨折引起的活动受限有关。
3. 焦虑　与担心疾病预后有关。
4. 情境性自尊低下　与身体外形改变有关。
5. 潜在并发症:骨折　与骨质疏松有关。

三、护理计划与实施

本病的处理原则是以药物治疗为主,通过补充钙剂及使用钙调节剂进行药物治疗,积极调整生活方式,适当进行户外活动,戒烟限酒,同时结合物理治疗、营养疗法可进一步提高治疗效果,对骨折老年人应积极进行手术治疗。具体措施如下:

(一)休息与活动

根据老年人的身体状况,制订不同的活动计划。对能运动的老年人,每天进行适当的体育活动可增加骨密度,减少骨丢失;对因疼痛而活动受限的老年人,可指导老年人维持关节的功能位,每天进行关节的活动训练,保持肌肉的张力;对因为骨折而固定或牵引的老年人,可指导其做上下甩动臂膀、扭动足趾,做足背屈和跖屈等动作。

(二)营养与饮食

尊重老年人的饮食习惯,做到合理饮食。鼓励老年人多摄入含钙和维生素 D 丰富的食物,如牛奶、乳制品、大豆、豆制品、芝麻酱、海带、虾米等。含维生素 D 丰富的食品有禽、蛋、肝、鱼肝油等。老年人一般每天摄入钙应不少于 850 mg,如已经发生骨质疏松症,则每天摄入钙应不少于 1000 mg。老年人少喝浓茶、咖啡和碳酸饮料,去除影响钙吸收的因素。

(三)缓解疼痛

骨质疏松症引起疼痛的原因主要与腰背部肌肉紧张及椎体压缩性骨折有关,故可以通过卧床休息、洗热水浴、按摩、擦背等方法使肌肉放松,减轻疼痛。仰卧时头不可过高,在腰下垫一薄枕,必要时可使用背架、紧身衣等限制脊柱的活动;也可用音乐治疗、暗示疏导等方法缓解疼痛;对疼痛严重者可遵医嘱使用止痛剂、肌肉松弛剂等药物;对骨折者应通过牵引或手术方法缓解疼痛。

(四)预防并发症

尽量避免弯腰、负重等行为,为老年人提供舒适、安全的休养环境。鼓励老年人进行户外运动,多吸收阳光,注意保暖,防止着凉。老年人因运动、感觉和平衡功能下降,骨骼脆性增加,易发生跌倒而骨折,地面应清洁、干燥、防滑,通道无障碍物,卫生间、过往通道应安置扶手,光线适宜。行动不便的老年人可以使用助行器,防止发生跌倒。长期卧床患者,应加强皮肤护理,预防压疮的发生。

(五)用药护理

1. 钙制剂　如碳酸钙、葡萄糖酸钙等,注意不可与绿叶蔬菜一起服用,防止降低钙的吸收率,使用过程中要多饮水,减少泌尿系统结石和防止便秘。

2. 钙调节剂　包括降钙素、维生素 D 和雌激素,使用降钙素时要观察患者有无低血钙和甲状腺功能亢进的表现;在服用维生素 D 的过程中要监测血清钙和肌酐的变化;老年女性患者应慎用雌激素类药物,必须使用时应详细了解家族中有无肿瘤、心血管疾病的病史,须在医生指导下使用性激素,而且剂量要准确。在治疗期间,每 6 个月进行妇科检查一次,严密监测子宫内膜的增生变化,指导老年人学会乳房自我检查的方法及阴道出血的观察。

3. 双膦酸盐　如依替膦酸二钠、帕米膦酸钠、阿仑膦酸钠等,此类药物易受食物的影响,降低药效,故应晨起空腹服用,同时饮清水 200～300 mL,至少 30 min 内不能进食或喝饮料,也不能平卧。静脉注射要注意血栓性疾病的发生,同时应监测血钙、磷和骨吸收生化标志物。

(六)心理护理

了解老年人的心理,鼓励其表达内心的感受,明确影响老年人情绪的原因,给予及时疏导,缓解其心理压力;指导老年人在穿着和修饰上掩饰形体的改变;强调老年人在资历、学识或人格方面的优势,增强自信心,逐渐适应形象的改变。

(七)健康教育

骨质疏松症的预防比治疗更重要,应积极避免导致骨质疏松症的各种因素。指导老年人摄入足够含钙及维生素 D 丰富的食物,戒烟、限酒,少饮咖啡和浓茶;坚持适当运动和户外日光照晒,预防骨质疏松症和骨折;给老年人提供有关的书籍、图片和影像资料,讲解骨质疏松症和骨折的防治知识;指导老年人正确服用钙剂,钙剂应与维生素 D 同时服用,教会老年人观察各种药物的不良反应。指导老年人尽早实施康复训练,同时配合有氧运动增强体质。

四、护理评价

(1)疼痛减轻或消失。

(2)逐步提高生活自理能力,躯体功能有所改善。

(3)能够坚持规律进食和合理用药。

(4)无骨折或其他并发症发生。

(5)情绪稳定,能正确应对疾病造成的影响。

第二节　老年退行性骨关节病患者的护理

退行性骨关节病(degenerative osteoarthropathy),又称骨性关节炎(osteoarthritis)、老年

性骨关节炎、增生性骨关节病等,是由于关节软骨发生退行性变,引起关节软骨破坏所致的慢性关节炎,是一种多见于老年人的非炎症、慢性退行性关节病。病变主要侵犯滑膜囊关节,好发于负重较大的关节,如脊柱、髋关节、膝关节及手指关节等部位。高龄男性髋关节受累多于女性,手骨性关节炎则以女性多见。其发病率随年龄的增大而升高,65岁以上的老年人患病率达68%。主要表现为关节疼痛、活动受限、关节变形等,是老年人致残的主要原因之一,严重影响老年人的日常生活。本病的发生是多种因素联合作用的结果,包括:①软骨基质中的黏多糖含量减少,纤维成分增加,软骨的弹性降低;②软骨下骨板损害使软骨失去缓冲作用;③关节内局灶性炎症。

临床上退行性骨关节病常分为原发性和继发性两种,引起关节发生改变的原因,原发性与继发性有所不同。

1. 原发性　发病原因可能与遗传因素、生理性老化、肥胖、性激素、吸烟等因素及长期不良姿势导致的关节形态异常、长期反复从事使用关节的职业或剧烈的文体活动对关节的磨损等因素有关。老年人退行性骨关节病绝大部分为原发性。

2. 继发性　常见于关节先天性畸形、关节创伤、关节面的后天性不平衡及其他疾病等。

一、护理评估

(一)健康史

询问老年人有无关节不适、疼痛及关节活动障碍。寻找引起关节疼痛的原因、诱因、疼痛的性质、持续时间、与环境的关系及本次发病后的治疗情况。

(二)身体评估

1. 一般情况　观察老年人是否肥胖,有无关节僵硬,关节活动是否受限及受限的程度,有无摩擦音及关节腔积液。

2. 关节疼痛　关节疼痛是本病的典型症状,早期表现为关节酸痛,随着病情进展,疼痛程度加重,表现为钝痛或刺痛,关节活动可因疼痛而受限,休息时也可出现疼痛。

3. 关节内卡压现象　当关节内有小的游离骨片时,可引起关节内卡压现象,表现为关节疼痛、活动时有响声和不能屈伸。膝关节内卡压易使老年人摔倒。

4. 关节肿胀、畸形　膝关节肿胀多见,因局部骨性肥大或渗出性滑膜炎引起,严重者可见关节畸形、半脱位等。手关节畸形可因指间关节背面内、外侧骨样肿大结节引起,位于远端指间关节者称 Heberden 结节,位于近端指间关节者称为 Bouchard 结节,部分患者可有手指屈曲或侧偏畸形,可因第一腕掌关节骨质增生出现"方形手"。

5. 功能受限　各关节可因骨赘、软骨退变、关节周围肌肉痉挛及关节破坏而导致活动受限。此外,颈椎退行性骨关节病脊髓受压时,可引起肢体无力和麻痹;椎动脉受压可致眩晕、耳鸣;严重者可发生定位能力丧失或突然跌倒;腰椎退行性骨关节病腰椎管狭窄时,可引起下肢间歇性跛行,也可出现大小便失禁。

(三)辅助检查

1. X线　典型表现为受累关节间隙狭窄,关节面不规则和变形,关节边缘骨赘形成,关节内游离骨片。严重者关节面萎缩、变形和半脱位。

2. CT　用于椎间盘疾病的检查,效果优于X线。

3. MRI　能发现早期的软骨病变和观察到半月板、韧带等关节结构的异常。

（四）心理-社会状况

退行性关节炎的老年人因反复或持续的关节疼痛、功能障碍和关节变形，影响正常的生活和活动，会有一定的心理压力和经济负担。疼痛使老年人不愿意参加社会交往；功能障碍使老年人产生自卑心理；疾病的迁延不愈使老年人对治疗失去信心，产生消极悲观的情绪。

二、常见护理诊断/问题

1. 疼痛　与关节退行性变引起的关节软骨破坏及骨板病变有关。
2. 躯体活动障碍　与关节疼痛、畸形所引起的关节或肢体活动困难有关。
3. 有跌倒的危险　与关节破坏所致的功能受限有关。
4. 自理缺陷　与疾病引起躯体活动障碍有关。

三、护理计划与实施

本病的处理原则是减轻或缓解疼痛、改善关节功能、减少致残。可采用药物和非药物治疗。对症状较轻，无明显功能障碍者可采用保守治疗；对症状严重、保守治疗无效或关节畸形严重者，宜采用手术治疗。

（一）一般护理

根据老年人情况，制订休息与活动计划。老年人宜动静结合，急性期限制关节活动，应以不负重活动为主；症状缓解期可适当运动，如游泳、做操、打太极拳等。规律而适宜的运动可有效预防和减轻病变关节的功能障碍，肥胖者应坚持运动锻炼，注意调节饮食，尽量减少高脂、高糖食品的摄入，从而达到控制体重的目的，减轻关节的负重。

（二）减轻疼痛

对患髋关节退行性骨关节病的老年人，减轻关节的负重和适当休息是缓解疼痛的重要措施，可使用手杖、拐、助行器站立或行走。疼痛严重者，可卧床牵引限制关节活动。膝关节退行性骨关节病的老年人除适当休息外，可通过上下楼梯时扶扶手、坐位站起时手支撑扶手的方法减轻关节软骨承受的压力，膝关节积液严重时，应卧床休息。另外，增加局部理疗与按摩，对任何部位的退行性骨关节病都有一定的镇痛作用。

（三）用药护理

如关节经常出现肿胀，不能长时间活动或长距离行走，X 线片显示髋骨关节面退变，则可在理疗的基础上加用药物治疗。

1. 非甾体抗炎药　主要起镇痛的作用。尽量使用吡罗昔康、双氯芬酸、舒林酸硫化物等副作用小的镇痛药。尽量避免使用阿司匹林、水杨酸、吲哚美辛等副作用大，且对关节软骨有损害作用的药物。镇痛药应在炎症发作期使用，症状缓解后停止服用，防止过度用药。能用按摩、理疗等方法缓解疼痛者，最好不服用镇痛药。

2. 氨基葡萄糖　可减轻疼痛和修复损伤的软骨。常用有硫酸氨基葡萄糖、氨糖美辛、氨基葡萄糖硫酸盐单体等。硫酸氨基葡萄糖最好吃饭时服用，氨糖美辛于饭后即服或临睡前服用效果较好。

3. 抗风湿药　通过关节内注射，利用其润滑和减震功能，对保护残存软骨有一定作用。用药期间应加强临床观察，注意监测 X 线片和关节积液。

（四）手术护理

对症状严重、关节畸形明显的晚期退行性骨关节病老年人，应行人工关节置换术。术后护理因不同部位的关节而有所区别。髋关节置换术后患肢需进行皮牵引,应保持有效牵引,同时要保证老年人在牵引状态下的舒适和功能;膝关节置换术后患肢用石膏托固定,应做好石膏固定及患肢的护理。

（五）心理护理

鼓励老年人积极治疗,坚持正确的康复锻炼,保持肢体功能和体形。为老年人安排有利于交际的环境,增加其与外界环境互动的机会;主动提供一些能让老年人体会成功的活动,并实时给予鼓励和奖赏,维护老年人的自尊,增强其自信心;协助老年人使用健全的应对技巧,鼓励学会自我控制不良情绪的方法。

（六）健康教育

1. 疾病知识宣教　结合老年人自身的特点,向老年人介绍本病的病因、不同关节的表现、X线片结果、药物及手术治疗的注意事项。

2. 保护关节　指导老年人正确的关节活动姿势,尽量应用大关节而少用小关节,动作幅度不宜过大,不加重关节的负担和劳损;选用有靠背和扶手的高脚椅就座,使膝髋关节呈直角;枕头高度不超过15 cm,保证肩、颈和头同时枕于枕头上。多做关节部位的热敷、热水泡洗、桑拿等。避免从事诱发疼痛的工作或活动,如长期站立、爬山、骑车等剧烈活动,少做下蹲动作。注意防潮保暖,防止关节受凉、受寒。

3. 提高自理能力　对于活动受限的老年人,应根据其自身条件及受限程度,选用合适的辅助器具,提高老年人的自理能力,减少安全意外事件的发生。

4. 康复训练　指导老年人进行关节的康复训练,通过主动和被动的功能锻炼,可保持病变关节的活动,防止关节粘连和功能活动障碍。不同关节的锻炼有所不同。

（1）髋关节　早期训练踝部和足部的活动,鼓励老年人多做股四头肌的收缩,去除牵引或外固定后,床上训练髋关节的活动,进而扶拐下地活动。

（2）膝关节　早期训练股四头肌的伸缩活动,解除外固定后,再训练伸屈及旋转活动。

（3）肩关节　练习外展、前屈、内旋活动。

（4）手关节　主要锻炼腕关节的背伸、掌屈、桡偏屈、尺偏屈。颈椎病的老年人于症状缓解后做颈操。先仰头,侧偏头颈使耳靠近肩,再使头后缩转动。每个动作后应回到中立位,再做下一个动作,动作宜缓慢。

5. 用药指导　用明显的标记保证老年人定时、定量、准确服药,并详细告知药物的副作用,教会老年人监测方法。

四、护理评价

通过全面、系统的护理,老年人的疼痛减轻或消失,关节功能有所改善,日常生活基本能够自理,能主动地与别人互动,应对能力有所增强。

第三节　老年高血压患者的护理

老年高血压（elderly hypertension）是指老年人在未使用抗高血压药物的情况下,血压持续或3次以上（非同日）收缩压≥140 mmHg（18.7 kPa）和（或）舒张压≥90 mmHg（12.0 kPa）。其中老年人单纯收缩期高血压（isolated systolic hypertension,ISH）者超过半数,可诊断为老年高血压。老年高血压除了血压升高外,还伴有心、脑、肾的损害,它是导致老年人心血管疾病、脑卒中、肾衰竭等的重要发病原因和诱发因素。老年高血压发病率很高,约占50%,其患病率随年龄的增长逐年增加,而在80岁及以上人群中,高血压患病率高达75%~90%,是老年人最常见疾病和致残、致死的主要原因。

诊断高血压的国际统一标准见表8-1。根据血压增高水平,可进一步分为1、2、3级高血压。

表8-1 血压水平分类和定义 （单位:mmHg）

分　类	收缩压		舒张压
正常血压	<120	和	<80
正常高值血压	120~139	和（或）	80~89
高血压	≥140	和（或）	≥90
1级高血压(轻度)	140~159	和（或）	90~99
2级高血压(中度)	160~179	和（或）	100~109
3级高血压(重度)	≥180	和（或）	≥110
单纯收缩期高血压	≥140	和	<90

一、护理评估

(一)健康史

1. 内在因素　遗传因素约占40%,有调查显示,父母均有高血压,子女的发病概率高达46%,高血压患者中约60%的人可询问到高血压的家族史。其次是与血压有关的各种老化因素,如动脉粥样硬化、激素反应性减低及压力感受器敏感性的变化等。

2. 外在因素　环境因素约占60%,指各种不良的生活方式,如长时间大量饮酒和摄盐过多;长期生活在噪声环境中或长时间从事精神紧张度高的职业;体重超重或肥胖者、长期服用避孕药者、患睡眠呼吸暂停低通气综合征的患者高血压的发病概率增加。

(二)身体状况

老年高血压的临床特点如下。

1. 单纯收缩期高血压多见　65岁以上高血压患者中,单纯收缩期高血压为混合型的2倍。老年人收缩压随年龄增长而升高,而舒张压降低或不变,导致脉压增大。可由主动脉硬化、心脏射血时不能充分扩张,动脉内血流骤增得不到缓冲所致。单纯收缩期高血压是反映动脉损害程度的重要标志,能更早预测心血管事件的发生。

2. 血压波动性大　老年人血压波动性大,一天内时高时低,尤其是收缩压,一天内波动达40 mmHg,血压昼夜节律异常的发生率高,80岁以上高龄老年人血压的昼夜节律常消失,导致心、脑、肾等靶器官损害的危险增加。

3. 并发症多而症状不明显　在靶器官明显损害前,半数以上老年高血压患者无症状,因而缺乏足够重视,老年人高血压的并发症多且严重,如脑卒中、心力衰竭、肾衰竭等,对老年人的健康和生命造成极大的威胁。

4. 体位性低血压(orthostatic hypotension)　指在改变体位为直立位时的3 min内,收缩压下降超过20 mmHg或舒张压下降超过10 mmHg,同时伴有低灌注的症状,如头晕、视物不清或晕厥。老年高血压合并体位性低血压发生率增大。

5. 老年餐后低血压(postprandial hypotension)　餐后2 h内每15 min测量血压,与餐前

比较收缩压下降超过 20 mmHg,或餐前收缩压≥100 mmHg,餐后<90 mmHg,或餐后血压下降不明显,但出现缺血症状,如心绞痛、乏力、晕厥、意识障碍等,多发生在降压治疗过程中及体位突然变化时,因为老年人压力感受器难以迅速调整,不能耐受急剧降压所致。

6. 多种疾病并存　老年高血压常与冠心病、脑卒中、糖尿病、高脂血症、肾功能不全等疾病共存并相互影响,使治疗更为复杂,致残、致死率增高。

（三）辅助检查

1. 动态血压检测　老年患者 24 h 动态血压波动性较大,部分高龄老年人血压昼夜节律消失。

2. 血脂、血糖检测　老年患者常合并高血脂、高血糖。

3. 内分泌检测　老年高血压多为低肾素型,表现为血浆肾素活性、醛固酮水平、β受体数目及反应性均低。

（四）心理-社会状况

了解老年人的个性特征、职业、生活方式、自我保健知识;靶器官受损的程度是否影响到老年人的社交活动;老年人的家庭和社区对患者给予的理解和支持情况。

二、常见护理诊断/问题

1. 头痛　与血压升高有关。
2. 有外伤的危险　与头晕、视物模糊、体位性低血压有关。
3. 知识缺乏:缺乏高血压相关知识。
4. 活动无耐力　与血压升高所致的心、脑、肾循环障碍有关。

三、护理计划与实施

老年高血压的处理原则是将血压调整至适宜水平,降压不宜过快、过低,保证重要器官的有效灌注量,最大限度地降低心脑血管疾病并发症的发生和死亡的危险,降低致残率,提高生存质量。

（一）一般护理

1. 环境舒适　环境安静、整洁,光线柔和,温湿度适宜有利于老年人疾病康复,不良刺激可加重高血压患者的病情。

2. 休息与活动　根据患者高血压的程度确定活动量。极高危患者需绝对卧床休息,高危患者以休息为主,可根据身体耐受情况,做适量的运动,中危及低危患者运动量及运动方式的选择以运动后自我感觉良好,体重保持理想为宜。

3. 饮食护理　低盐、低脂饮食,补充适量蛋白质,多食蔬菜水果,每人每天食盐摄入量不超过 6 g 为宜,戒烟限酒。

4. 病情监测　老年人血压波动较大,每天应定点、多次测量血压。老年人易发生体位性低血压,测血压时应测量立位血压,注意观察有无靶器官损伤的征象。

（二）用药护理

1. 向老年人讲明监测血压和规律用药的重要性。

2. 选择药物

(1)无并发症者选用噻嗪类利尿剂与保钾利尿剂。

（2）首先单一用药，如需联合用药，一般用钙拮抗剂，不主张应用β受体阻滞剂。

（3）从小剂量开始，逐渐递增。

（4）应用长效剂型，每天1次。

（5）避免药物间的相互作用，尤其是非甾体抗炎药。

（6）严密观察药物的不良反应，如眩晕、抑郁等。

3. 常见降压药物的适应性及副作用，见表8-2。

表8-2　常见降压药物的适应性及副作用

名　称	老年高血压患者适应性	副作用
利尿剂	低剂量利尿剂，噻嗪类是治疗老年高血压的首选药物，特别适用于ISH患者	低钾血症、胃肠道反应、高血糖、高尿酸血症等
钙拮抗剂（CCB）	对老年高血压尤其有效，可作为一线降压药物	下肢水肿、头晕、头痛、心动过速等。心脏传导阻滞和心力衰竭者禁用非二氢吡啶类钙拮抗剂
血管紧张素转换酶抑制剂（ACEI）	用于老年高血压患者可降低心脏前后负荷、不增加心率、不降低心脑肾血流、不引起体位性低血压、无停药反跳现象	皮疹、咳嗽、血管性水肿、味觉异常等。肾动脉狭窄者禁用，同时用保钾利尿剂应谨慎
血管紧张素Ⅱ受体拮抗剂（ARB）	具有强效、长效、平稳降压的特点，对老年ISH有效	副作用少，极少发生咳嗽
β受体阻滞剂	老年高血压疗效差，但适用于老年高血压合并心绞痛心率偏快者，尤其是心肌梗死的二级预防	疲乏、耐力降低。心脏传导阻滞、周围血管病、呼吸道阻塞性疾病慎用或禁用
α受体阻滞剂	适用于老年高血压合并血脂异常、糖耐量异常及周围血管病，尤其是有前列腺增生、排尿障碍者	体位性低血压、晕厥、心悸等

（三）心理护理

老年高血压患者的情绪波动会加重病情，应鼓励老年人保持乐观的心态、愉悦的心情，与家人、朋友间建立良好的关系，有利于调控血压。

（四）健康教育

（1）提高老年人对高血压的认识，明确定期监测血压、坚持正确治疗的重要性，避免药物漏服、错服、多服的现象，养成定时监测血压的好习惯。

（2）保持乐观心态和充足的睡眠，注意劳逸结合、控制体重、合理膳食，避免超负荷的脑力和体力劳动。

（3）选择适宜的康复运动：如步行、慢节奏的交谊舞、太极拳等比较适合老年人。

（4）中医中药：中药、针灸、推拿、气功等对老年高血压患者的康复有一定疗效。

（5）定期检测：教会老年人及其家属正确使用血压计，每天定时测量血压并记录，发现血压异常及时到医院就诊，定期检查血、尿常规及生化、心电图，并进行眼底检查。

四、护理评价

（1）老年人能遵医嘱正确用药。

(2)血压控制平稳,减少或无并发症发生。

(3)学会饮食及运动控制血压的方法。

(4)自觉调节不良情绪。

第四节 老年冠心病患者的护理

冠状动脉粥样硬化性心脏病(coronary atherosclerotic heart disease,CHD)简称冠心病,指冠状动脉粥样硬化,使血管腔狭窄或闭塞,导致心肌缺血、缺氧或坏死而引起的心脏病。其发病率随年龄的增加而增高,70岁以上的老年人几乎都患有不同程度的冠心病。老年冠心病的发生除了年龄因素外,还与高血压、糖尿病有关,老年女性患冠心病还与雌激素水平下降有关。

老年冠心病的临床特点:①多数患者临床表现不典型;②病史长、病变累及多支血管,常有陈旧性心肌梗死和不同程度的心功能不全;③某些心血管药物在老年患者中的药代动力学和药效动力学与年轻人迥异;④常伴有高血压、糖尿病、阻塞性肺气肿等慢性疾病;⑤存在多器官功能退行性病变,如心脏瓣膜退行性变、心功能减退等。

由于病理解剖和病理生理变化的不同,冠心病有不同的临床表现。世界卫生组织将之分为隐匿型或无症状型冠心病、心绞痛、心肌梗死、缺血性心肌病、猝死5型,而临床上以心绞痛和心肌梗死最常见,故本节重点介绍老年心绞痛和老年心肌梗死患者的护理。

一、老年心绞痛

老年心绞痛(elderly angina pectoris)是冠状动脉机械性或动力性狭窄致冠状动脉供血不足,心肌急剧、暂时地缺血、缺氧所引起的以短暂胸痛为主要表现的临床综合征。90%的老年心绞痛是因冠状动脉粥样硬化引起,也可由冠状动脉狭窄或两者并存引起。根据发作的频率和严重程度分为稳定型心绞痛和不稳定型心绞痛。

(1)稳定型心绞痛 稳定型心绞痛指发作1个月以上的劳力性心绞痛,其发作部位、频率、严重程度、持续时间及诱使发作的劳力大小、能缓解疼痛的硝酸甘油用量都基本稳定。

(2)不稳定型心绞痛 不稳定型心绞痛指原来的稳定型心绞痛发作频率、持续时间、严重程度增加,或者新发作的劳力性心绞痛(发生1个月以内),或静息时发作的心绞痛。老年心绞痛多不典型,以不稳定型心绞痛居多。

(一)护理评估

1. 健康史 老年心绞痛的诱因与一般成人有所不同,应注意评估。

(1)非疾病因素 如饱餐、受寒、酷热、体力活动和情绪激动是老年心绞痛的常见诱因。老年人躯体承受能力降低,易受外部环境的影响,如地位改变、丧偶、孤独等心理应激,造成易怒、固执等情绪反应。

(2)疾病因素 高血压、肺部感染、糖尿病等合并症是老年心绞痛的常见诱因。

2. 身体状况

(1)疼痛部位不典型 疼痛部位不固定、范围广,胸骨下段、上腹部或心前区疼痛,有的放射至左肩、咽喉、颈、背、下颌等部位,界限不清楚。

(2)疼痛性质 老年人痛觉敏感性降低,对疼痛的敏感性差。疼痛程度往往较轻,而疼痛以外的症状较突出,表现为疲乏、心前区不适、胸部梗阻感、气紧、左上肢酸胀、胃部灼热感等。

疼痛持续时间较长,有时可持续 1 h 以上,多数患者经舌下含服硝酸甘油或休息后可缓解。

(3)常与其他疾病并存 心绞痛可由其他疾病诱发,如体力劳动、情绪激动、饱餐、寒冷、吸烟时发病,常被其他疾病掩盖和混淆,导致误诊和漏诊。

(4)体征 体征少,大多数老年心绞痛患者无阳性体征。心绞痛发作时常见血压升高、面色苍白、表情焦虑、皮肤湿冷或出汗、心率增快,心尖部可出现第三、四心音奔马律及一过性收缩期杂音,有时伴第二心音逆分裂或交替脉。

3. 辅助检查

(1)心电图 老年心绞痛患者最常见的心电图异常是非特异性 ST 段及 T 波改变,对诊断很有帮助。

(2)活动平板运动试验 运动实验、药物负荷实验、动态心电图对老年心绞痛的诊断有一定的帮助,但老年人可因肺功能差或体力不支而影响结果判断。

(3)放射性核素检查 可早期显示缺血区的部位和范围,结合其他临床资料,对老年心绞痛的诊断有较大价值。

(4)冠状动脉造影 老年人做冠状动脉造影是安全、可靠的。此检查具有确诊价值,且对确定患者是否需行冠状动脉血运重建也是必不可少的检查手段。

4. 心理-社会状况

(1)评估老年人有无焦虑、恐惧、抑郁等情绪。

(2)患者家庭对实施医护方案的配合和支持程度。

(3)患者附近的医疗资源。

(二)常见护理诊断/问题

1. 疼痛 与心肌缺血、缺氧有关。

2. 活动无耐力 与心肌供血、供氧不足有关。

3. 焦虑、恐惧 与胸痛产生的濒死感、担心预后有关。

4. 知识缺乏:缺乏疾病及药物知识。

5. 潜在并发症:心肌梗死。

(三)护理计划与实施

老年人心绞痛的处理原则:避免和控制心绞痛的诱发因素,改善冠状动脉供血,降低心肌耗氧,延缓冠状动脉粥样硬化的进展,预防心肌梗死和猝死。

1. 一般护理

(1)休息与活动 心绞痛发作时,立即停止原有活动,协助老年人取舒适体位休息。及时给予氧气吸入,调节流量为 4～6 L/min。

(2)监测病情 严密观察胸痛的特点及伴随症状,监测生命体征、心电图的变化,观察有无急性心肌梗死的迹象。

2. 用药护理

(1)硝酸酯类 硝酸酯类是缓解心绞痛最有效的药物,是老年心绞痛患者的常备药。首次使用硝酸甘油时宜平卧。老年人唾液分泌减少,口服硝酸甘油前应先用水湿润口腔,再将药物嚼碎置于舌下,有条件的老年人最好使用硝酸甘油喷雾剂,这样有利于药物快速溶化生效。

(2)β受体阻滞剂 老年人窦房结功能降低,心率减慢,易出现房室传导障碍,应用β受体阻滞剂时,应从小剂量开始,使心率维持在 55 次/分以上。若老年人伴有慢性阻塞性肺疾病、心力衰竭或心脏传导等疾病时,应避免使用β受体阻滞剂。

(3)钙拮抗剂 钙拮抗剂易引起老年人低血压,应从小剂量开始使用,老年人用药后变换体位要缓慢。维拉帕米有明显的负性肌力和负性传导作用,用于老年心绞痛治疗时应密切观察其副作用。

(4)血小板抑制剂 应尽早使用,可有效防治血栓形成,预防发生心肌梗死。临床上使用较广的药物有阿司匹林、噻氯吡啶、氯吡格雷、糖蛋白Ⅱb/Ⅲa(GPⅡb/Ⅲa)等,被认为是抗血小板治疗最有希望的一类药。在使用血小板抑制剂期间,应密切观察患者有无出血倾向,定期监测出、凝血时间及血小板计数。

(5)他汀类降脂药 具有降脂、抗炎、稳定动脉粥样硬化斑块和保护心肌的作用。对于伴有高脂血症的老年患者,应坚持长期使用此类药物治疗。

3. 心理护理 了解老年人产生负性情绪的原因,及时给予心理支持、鼓励和安慰。可通过对疾病本质和预后的讲解,改善其不恰当的认知,指导患者通过自我暗示改变消极心态,消除老年人的恐惧和焦虑。

4. 健康教育

(1)教育和咨询 通过教育和咨询,使患者及家属了解心绞痛的发生机制、常见的危险因素、治疗和康复的方法,使患者在治疗、护理和康复中积极配合。

(2)生活指导 ①合理膳食:指导老年人摄入低热量、低脂、低胆固醇、低盐饮食,多食用蔬菜水果和粗纤维食物,注意少食多餐,避免暴饮暴食,戒烟限酒。②适量运动:根据老年人的心功能状态合理安排活动,避免过度劳累。③避免诱发因素:老年人心脏储备功能差,过度劳累、情绪激动、饱餐、用力排便、寒冷刺激等即可诱发心绞痛,应注意避免。④加强自我心理调适,保持乐观、稳定的心理状态。

(3)康复运动 全面评估其病情,对稳定型心绞痛患者,结合老年人的运动习惯,有针对性地制订运动处方,处方实施要循序渐进,可分为三阶段进行。①第一阶段为适应期,经过一段时间适应性锻炼,逐渐达到运动处方规定的条件,此阶段所需时间为6～8周。②第二阶段为增强期,按运动处方坚持锻炼,通常为24周。③第三阶段为维持期,是增强阶段结束后,长期保持运动疗法的阶段。此期要对运动效果做出全面评估,制订出适合的运动计划。

(4)中医康复 在心绞痛康复早期应练静气功,每次练10 min,每天2～3次,逐渐增加至每次20～30 min,病情稳定后可改练动气功。

(四)护理评价

(1)能掌握减轻疼痛的方法。

(2)能遵医嘱坚持科学合理用药。

(3)活动耐力逐渐提高,无心肌梗死发生。

(4)能够自我调节不良情绪。

二、老年急性心肌梗死

老年急性心肌梗死(elderly acute myocardial infarction)是在冠状动脉粥样硬化的基础上,冠状动脉内斑块破裂出血、冠状动脉持久地痉挛,血栓形成,导致冠状动脉急性阻塞,血供急剧减少或中断,使心肌发生持续缺血,导致部分心肌缺血性坏死。老年急性心肌梗死的发生率明显高于中青年,年龄是影响急性心肌梗死(acute myocardial infarction,AMI)预后的重要因素。美国致死性心肌梗死患者中,85%年龄大于65岁,60%年龄大于75岁。约40%的老年人心绞痛为非典型表现,可为无痛性,一部分患者以晕厥、心力衰竭、呼吸困难、胃肠道症状起病,常常并发心源性休克、心力衰竭甚至猝死;约60%的老年人急性心肌梗死发生前1周左右常有前驱症状,表现为持久的胸骨后疼痛、特征性的心电图改变和血清酶水平的动态变化。

(一)护理评估

1. 健康史

(1)外部因素　缺乏体育锻炼及社交活动是老年人急性心肌梗死的主要危险因素。老年AMI发作的诱因少于中青年,常可在休息或睡眠过程中发生。高龄、发热和感染也是老年人发生AMI的常见诱因。

(2)内在因素　大部分老年AMI患者存在多支血管严重病变,3/4粥样斑块有破溃出血,继发血栓形成。另外,老年患者因神经体液调节障碍,导致代谢产物血栓素A2增多,其可诱发冠状动脉强烈痉挛。

(3)发病特点　老年AMI患者发病表现差异较大,约1/3的患者发病急骤,约1/2的患者症状轻微,应仔细评估,防止延误病情。

2. 身体状况　老年AMI的主要临床特点有如下几点。

(1)胸痛不典型　老年AMI中不足30%的患者有典型症状,高龄老年人更少。轻微胸痛,伴有糖尿病的高龄老年人可无胸痛。老年患者常常表现为上腹部或剑突下疼痛,疼痛性质为闷痛或阵发性剧痛,局部一般无压痛和肌紧张,极个别患者可有反射性肌痉挛,在腹部出现不同程度的压痛和肌紧张,易被误诊。部分患者由于胸骨后疼痛放射至牙齿及咽部,而表现为牙疼、咽痛。

(2)并发症多　老年AMI患者各种并发症的发生率明显高于中青年,发生心力衰竭、心源性休克、心室破裂及水、电解质失衡等并发症较多,常常成为AMI的首发症状。

(3)其他特点　老年AMI病程长,长期慢性缺血有助于侧支循环的建立,因此老年AMI患者非Q波性心肌梗死(NQMI)较多;再梗死及梗死后心绞痛发生率高,易发生心肌梗死扩展。

3. 辅助检查

(1)心电图　除特征性、动态心电图的改变外,老年AMI患者的心电图可仅有ST-T改变,且无病理性Q波检出率较高。

(2)心肌酶　老年AMI患者的心肌酶可显示出不同于中青年的特点,肌酸激酶(CK)、天门冬氨酸氨基转移酶(AST)及乳酸脱氢酶(LDH)峰值延迟出现,CK和AST峰值持续时间长,CK峰值低。

(3)其他　血常规、血沉检查可反映组织坏死和炎症反应情况。冠状动脉造影对判断病变部位、病变程度、侧支循环建立情况及选择治疗方案具有重要价值。

4. 心理-社会状况　老年AMI患者因发病急骤、病情严重,会造成患者及家属产生强烈的焦虑、恐惧心理。患者易孤独、自卑甚至抑郁,表现为语调低沉、不敢活动,担心死亡降临,应针对患者及家属的情况给予心理疏导。

(二)常见护理诊断/问题

1. 急性疼痛　与心肌缺血、坏死有关。

2. 活动无耐力　与心排血量减少有关。

3. 恐惧　与病情危重有关。

4. 知识缺乏:缺乏冠心病相关知识。

5. 潜在并发症:心源性休克、心力衰竭、心律失常。

（三）护理计划与实施

老年 AMI 患者的治疗目标:强调早发现、早诊断,加强院前的就地处理,及早住院治疗。尽快恢复心肌的血液灌注,以挽救濒死的心肌,防止梗死面积扩大或缩小心肌缺血范围,维持心脏功能,预防并发症,防止猝死,使患者顺利度过急性期,尽可能减少心脏功能不可逆的损害。

1. 一般护理

1）一般护理

（1）休息:保持环境安静,减少探视,防止不良刺激。

（2）合理饮食:控制高脂、高胆固醇食物及控制总热量的摄入,每餐不宜过饱,戒烟限酒。

（3）生活规律:保持开朗乐观的情绪、良好的心理状态和充足的睡眠。

（4）适当锻炼:急性期卧床休息有利于心功能的恢复,但老年人长期卧床会增加血栓形成、肌肉萎缩及肺部感染的机会,待病情稳定就可制订活动计划,逐渐增加活动耐力。

（5）控制诱因:积极预防和控制冠心病的诱发因素,避免重体力劳动及减少推、拉、抬、举、屏气等用力动作。

2）疼痛护理

（1）疼痛发作时应立即停止活动,卧床休息。

（2）指导患者舌下含服硝酸甘油或心痛定等药物止痛,舌下含服不缓解的患者,可以静脉输注硝酸甘油。

（3）密切观察病情变化,评估疼痛的部位、性质、程度、持续时间,严密观察生命体征的变化、用药效果、胸痛有无缓解,发现异常及时告知医生给予处理。

（4）患者胸闷时可间断吸氧,必要时持续低流量吸氧,氧流量 2～4 L/min。

（5）避免心绞痛的诱发因素,采用放松技术,在体力劳动前舌下含服硝酸甘油以预防发作。

2. 用药护理

1）溶栓治疗 对有适应证的老年 AMI 患者,应积极、谨慎地开展溶栓治疗。严密观察有无头痛、意识改变及肢体活动障碍,注意血压及心率的变化,及时发现脑出血的征象。

2）急性介入治疗 老年 AMI 患者介入治疗的并发症相对较多,应密切观察有无再发心前区疼痛,心电图有无改变,判断有无新的缺血性事件发生。

3）常规药物治疗

（1）镇痛剂 老年患者对吗啡的耐受性降低,使用时应密切观察有无呼吸抑制等不良反应,对伴有阻塞性肺气肿等肺部疾病患者忌用。

（2）抗凝制剂 阿司匹林能降低老年 AMI 患者的死亡率,已成为老年急性心肌梗死的标准治疗,但在使用过程中要注意观察老年人的胃肠道反应及有无出血。

（3）β 受体阻滞剂 早期应用可降低老年急性心肌梗死的死亡率,可选用比索洛尔或美托洛尔,从小剂量开始逐渐增量,以静止心率控制在 60 次/分为宜。

（4）ACEI 可有头晕、乏力、肾功能损害等副作用,故老年 AMI 患者应使用短效制剂,从小剂量开始,几天内逐渐加至耐受剂量,用药过程中要严密监测血压、血清钾浓度和肾功能。

4）并发症治疗

（1）心律失常 心律失常必须及时消除,以免演变为严重的心律失常致猝死。应立即建立静脉通道,吸氧,遵医嘱使用抗心律失常药物,首选利多卡因 50～100 mg 静脉注射;同时备好除颤仪、人工心脏起搏器、呼吸机等抢救仪器。

(2)心力衰竭 中度心力衰竭对利尿剂有较好疗效,但易引起老年人头晕、心慌等不良反应,应尽量口服给药;老年人易发生洋地黄中毒,应严格控制剂量和选用制剂,严密监测肾功能和电解质;老年人对多巴胺易产生依赖性,不宜长期使用。

(3)心源性休克 根据休克类型制订相应的治疗方案,有适应证者应立即溶栓或介入治疗,可明显降低死亡率。

3. 心理护理 不良情绪会增加心脏负担和心肌耗氧量,要及时给予患者心理安慰,消除紧张、焦虑、恐惧情绪,耐心解答患者提出的问题,及时给予帮助,提高患者战胜疾病的信心。

4. 健康教育

(1)积极治疗高血压、糖尿病、高脂血症等疾病。

(2)指导患者建立良好的生活方式,适当参加体力活动,避免疲劳和剧烈运动。

(3)低糖、低脂、高蛋白饮食,戒烟限酒。

(4)嘱老年人随身携带药盒,坚持按时服药,注意药物的不良反应。

(5)教会患者及家属学会识别病情变化和急救措施。

(四)护理评价

(1)能掌握减轻心脏负担的技巧。

(2)疼痛有所减轻或消失。

(3)活动耐力逐渐提高。

(4)能遵医嘱科学合理用药。

(5)负性情绪有所改善。

第五节 老年脑卒中患者的护理

脑卒中(stroke)是指由于急性脑循环障碍所致的局限或全面性脑功能缺损综合征或急性脑血管病事件,是一组器质性脑损伤导致的脑血管疾病。脑卒中是脑血管疾病的主要临床类型,包括缺血性卒中和出血性卒中两大类。脑卒中是目前导致人类死亡的第二位原因,它与缺血性心脏病、恶性肿瘤构成多数国家的三大致死疾病,并且在存活者中 50%～70%患者留有严重残疾,是单病种致残率最高的疾病。脑卒中高发病率、高死亡率和高致残率给社会、家庭带来沉重的负担和痛苦。随着人口老化,脑卒中造成的危害日趋严重,75 岁以上者发病率是45～54 岁人群的 5～8 倍,冬季寒冷时发病率明显增高。缺血性卒中主要以短暂性脑缺血发作、脑梗死(包括脑血栓形成和脑栓塞)多见;出血性卒中包括脑出血和蛛网膜下腔出血。由于老年人脑卒中,以短暂性脑缺血发作、脑梗死和脑出血最常见,本节重点介绍此三种疾病的护理。

一、短暂性脑缺血发作

短暂性脑缺血发作(transient ischemic attack,TIA)是指局部脑或视网膜缺血引起的一过性或短暂性神经功能缺损,临床症状持续 10～15 min,多在 1 h 内恢复,最长不超过 24 h。凡神经影像学检查有神经功能缺损对应的明确病灶者不宜称为 TIA;如果神经功能缺损症状超过 1 h,绝大部分神经影像学检查均可发现对应的脑梗死小病灶。TIA 患者早期发生脑卒中的风险很高,发病 7 天内的脑卒中风险为 4%~10%,90 天脑卒中风险为 10%~20%(平均为 11%)。发作间隔时间缩短、持续时间延长、临床症状逐渐加重的进展性 TIA 是即将发展为脑梗死的强烈预警信号。TIA 患者易发生脑梗死、心肌梗死和猝死。90 天内 TIA 复发、心肌梗死和死亡事件总的风险高达 25%。最终 TIA 部分发展为脑梗死,部分继续发作,部分自行缓解。

（一）护理评估

1. 健康史

(1)询问患者有无头晕、口唇发麻、肢体无力现象。

(2)有无高血压、心脏病、糖尿病病史。

(3)监测血液成分及血流动力学有无改变。

2. 身体状况

(1)临床特点　①发病突然。②历时短暂,一般 10~15 min,多在 1 h 内恢复,不超过 24 h。③常反复发作,每次表现相似。④好发于中老年人,男性多于女性。⑤常有高血压、动脉粥样硬化、糖尿病或高血脂等危险因素。⑥完全恢复,不留后遗症状。⑦神经功能缺损的范围和严重程度比较局限。

(2)临床表现与受累血管分布有关　颈内动脉系统 TIA 常表现为单眼或大脑半球症状,如一过性黑蒙,一侧面部或肢体无力、麻木;眼动脉缺血引起一过性单眼盲;椎基底动脉系统 TIA 表现为眩晕、构音障碍、跌倒、复视、交叉性运动或感觉障碍等,优势半球缺血可有失语。

3. 辅助检查

(1)CT 或 MRI 检查　大多正常。部分病例可在发病早期显示出一过性小缺血灶。

(2)CTA、MRA 及 DSA 检查　有助于排除与 TIA 类似表现的颅内病变。

(3)TCD 检查　能发现颅内血管狭窄,并可进行血流状况评估和微栓子检测。

(4)血液检查　有助于判断血糖、血脂、血小板、凝血功能等有无异常。

4. 心理-社会状况　部分患者 TIA 发作后担心疾病预后,产生焦虑、恐惧情绪;部分患者症状恢复后对疾病缺乏认识,对危险因素重视不够,易出现 TIA 反复发作,应针对不同的情况给予疏导。

（二）常见护理诊断/问题

1. 有受伤的危险　与眩晕、平衡障碍、一过性失明有关。

2. 焦虑　与担心疾病预后有关。

3. 知识缺乏:缺乏 TIA 疾病相关知识。

（三）护理计划与实施

1. 一般护理

(1)急性期卧床休息,抬高头部 15°~30°,保持环境整洁、安静、安全。

(2)给予高蛋白、高维生素、低盐、低脂饮食。

(3)评估患者的日常生活能力,如穿衣、洗漱、如厕等,必要时给予帮助。

(4)观察患者生命体征、意识、瞳孔的变化。

2. 用药护理　常应用抗凝、血管扩张药及脑代谢活化剂等治疗,护士应熟悉药物的治疗作用和副作用,指导患者遵医嘱正确用药。

3. 心理护理　患者因短暂出现偏瘫、失语、生活不能自理而产生自卑、消极心理。护士应主动关心和帮助,同情并理解老年人的感受,向患者及家属讲解疾病的诱发因素、治疗和恢复过程,协助患者树立战胜疾病的信心。

4．健康教育

(1)向患者和家属介绍本病的知识,如危险因素、就诊时机、恢复过程、如何正确认识疾病等。

(2)进食低盐、低脂和高蛋白饮食,多吃新鲜蔬菜、水果,戒烟、限酒。

(3)鼓励患者适度参加体育锻炼,劳逸结合,以促进血液循环。

(4)保持心态平衡,避免情绪激动。

(5)服药指导:遵医嘱正确服用小剂量阿司匹林(50～325 mg/d)或氯吡格雷(75 mg/d),预防脑卒中的发生。

(6)定期体检和就诊,了解心脏功能、血糖、血脂、血压的情况,控制危险因素。

（四）护理评价

(1)生活规律、合理饮食、适当锻炼。

(2)遵医嘱正确用药。

(3)无并发症的发生。

(4)情绪稳定,积极配合治疗。

二、脑梗死

脑梗死(cerebral infarction)又称缺血性卒中,是指各种原因所致脑部血液供应障碍,导致局部脑组织缺血、缺氧性坏死,而出现的相应神经功能缺损的一组临床综合征。脑梗死发病率高,占脑卒中的 60%～80%。脑梗死依据局部脑组织发生缺血坏死的机制可分为三种主要病理生理学类型:脑血栓形成、脑栓塞和血流动力学改变所致的脑梗死,本次主要介绍脑血栓形成和脑栓塞的相关问题。

脑血栓形成和脑栓塞均是由于脑供血动脉急性闭塞或严重狭窄所致,占全部急性脑梗死的 80%～90%,是局部脑组织因血液灌注障碍而发生的变性坏死,常表现为急性起病的局灶性神经功能障碍。其发生率占脑血管病的 60%～70%,且发生率随着年龄的增大而增加,是导致老年人致死、致残的主要疾病之一。

（一）护理评估

1．健康史

1)症状　评估老年人起病的时间、方式,有无明显的前驱症状和伴随症状。

2)诱因　有无高血压、糖尿病、高脂血症、吸烟、酗酒、冠心病等诱因。

3)鉴别　脑血栓形成与脑栓塞的机制不同,其病因也有所区别。

(1)脑血栓形成　动脉炎、血管痉挛、血液成分和血流动力学改变可促进血栓形成。

(2)脑栓塞　心源性栓子是脑栓塞最常见的原因,占脑栓塞的 60%～75%,即栓子在心内膜和瓣膜产生,脱落随血流入脑后致病,如心脏附壁血栓脱落、心房黏液瘤、二尖瓣脱垂等;其次为非心源性(心脏以外)的栓子,如动脉粥样硬化斑块脱落性栓塞、脂肪栓、肿瘤栓子、空气栓塞等随血流进入脑内造成脑栓塞。

2．身体状况　老年人脑梗死的临床特点如下。

(1)脑血栓形成　发作前有头晕、头痛、肢体麻木无力等前驱症状,25%的老年人发病前有TIA 发作史,多在睡眠或安静状态下起病。发病时一般神志清楚,局灶性神经系统损伤的表现多在数小时或 2～3 天内达高峰,且因不同动脉阻塞表现各异,其中大脑中动脉闭塞最为常见,可出现典型的"三偏"症状:同向偏盲、对侧偏瘫、偏身感觉障碍;若主干急性闭塞,可发生脑水肿和意识障碍;若病变在优势半球常伴失语。

(2)脑栓塞 老年脑栓塞发作急骤,多在活动中发病,无前驱症状,发展快,意识障碍和癫痫的发生率高,且神经系统的体征不典型。患者常有胸闷、气急、头痛、呕吐、偏瘫、失语等,严重者可出现意识障碍、颅内高压、脑疝或继发脑出血等危急症状等。

(3)无症状性脑梗死 多见于 65 岁以上的人群中,无症状性脑梗死的发生率可达 28%。

(4)并发症多 老年人由于心、肺、肾功能较差,常易出现各种并发症,如肺部感染、心力衰竭、肾衰竭、应激性溃疡等,使病情进一步加重。

3. 辅助检查

(1)头颅 CT 可显示梗死的大小、部位及数量等,梗死区为低密度影。

(2)磁共振成像(MRI) 可清晰显示早期缺血组织的大小、部位,甚至可以显示皮质下、脑干和小脑的小梗死灶。

(3)数字减影血管造影(DSA) 可显示动脉闭塞或狭窄的部位和程度,还可显示颅内动脉瘤和血管畸形。

(4)经颅多普勒(TCD) 可评估颅内外血管狭窄或闭塞、痉挛或侧支循环建立情况,还可以用于溶栓治疗监测。

(5)单光子发射 CT(SPECT) 单光子发射 CT 是放射性核素与 CT 相结合的一种新技术,可更早发现脑梗死、定量检测脑血流量和反映脑组织的病理生理变化。

4. 心理-社会状况 老年脑梗死因病情重,易造成患者及家属的焦虑和恐惧情绪,应评估家属的照顾能力和支持程度。

(二)常见护理诊断/问题

1. 躯体活动障碍 与偏瘫或平衡能力下降有关。

2. 语言沟通障碍 与意识障碍或语言中枢受损有关。

3. 吞咽障碍 与意识障碍或延髓麻痹有关。

4. 焦虑 与担心疾病预后有关。

5. 有皮肤完整性受损的危险 与长期卧床、活动障碍有关。

6. 潜在并发症:感染、消化道出血、压疮、废用综合征。

(三)护理计划与实施

1. 一般护理

(1)急性期卧床休息,保持呼吸道通畅,抬高头部 15°～30°,保持环境整洁、安静、安全。

(2)给予高蛋白、高维生素、低盐、低脂饮食,吞咽障碍者可给予鼻饲流质饮食或胃肠外营养。

(3)评估患者的日常生活能力,如穿衣、洗漱、如厕等,给予必要的照护。

(4)观察患者生命体征、意识、瞳孔的变化。

(5)保持大便通畅,禁止用力排便。

2. 预防并发症 为预防坠积性肺炎、泌尿系统感染、压疮、废用综合征等并发症的发生。

3. 用药护理 脑梗死患者常联合应用溶栓、抗凝、血管扩张药及脑代谢活化剂等治疗,护士应熟悉药物的作用和副作用,指导患者遵医嘱正确用药。

(1)溶栓剂 在起病 3~6 h 使用可使脑组织获得再灌注,常用药物为尿激酶、重组型纤溶酶原激活剂,在使用期间应严密观察生命体征、意识、瞳孔的变化,同时注意观察身体有无出血倾向。

(2)抗凝剂 可减少 TIA 发作和防止血栓形成,常用肝素和华法林。用药期间严密监测凝血时间和凝血酶原时间。肝素皮下注射后应增加按压时间,以免出血。

(3)抗血小板聚集药 在急性期使用可降低死亡率和复发率,常用阿司匹林、噻氯吡啶和氯吡格雷。观察有无出血倾向,使用阿司匹林应观察有无消化道不适症状。

(4)降颅压药 大面积梗死可出现脑水肿和颅内压增高,应用脱水剂降颅压,常用甘露醇、呋塞米、血清白蛋白等。使用时应记录 24 h 尿量,严密监测心、肾功能。

4. 心理护理 患者因偏瘫、失语、生活不能自理而产生自卑、消极心理。护士应主动关心和帮助,同情并理解老年人的感受,向患者及家属讲解疾病的诱发因素、治疗和恢复过程,协助患者树立战胜疾病的信心。

5. 健康教育

(1)向患者和家属介绍本病的知识,如危险因素、就诊时机、恢复过程等。

(2)指导进食高蛋白、低盐、低脂饮食,多吃新鲜蔬菜、水果、谷类、鱼类和豆类,戒烟、限酒。

(3)鼓励患者适度参加体育锻炼,劳逸结合,以促进血液循环。

(4)保持乐观的良好心态,避免情绪激动。

(5)指导患者遵医嘱正确服用降压、降糖和降脂药物。

(6)积极防治高血压、糖尿病、高脂血症、冠心病、肥胖症等诱发因素。

(7)康复护理:急性期保持患者肢体的功能位置,防止关节变形而失去正常功能;在神经系统症状体征稳定时,尽早进行被动运动和主动运动;指导患者进行吞咽功能、平衡协调能力、语言功能训练,尽早促进神经功能的康复。

(四)护理评价

(1)老年人坚持正确、合理用药。

(2)生活自理能力有所提高。

(3)减少或无并发症的发生。

(4)情绪稳定,积极配合治疗。

三、脑出血

脑出血(intracerebral hemorrhage,ICH)指原发性非外伤性脑实质内出血,发病率为每年(60~80)/10 万,在我国占全部脑卒中的 20%~30%;多发生于 55 岁以上的中老年人,男性稍多于女性;寒冷季节发病率高,患者多有高血压史;在情绪激动或活动中发病。脑出血是影响老年人健康的严重疾病。近年报道老年人患病率为 250/10 万,且患病率和病死率随年龄增长而增加,急性期病死率为 30%~40%,存活者中 80%~95%遗留神经功能损害。

(一)护理评估

1. 健康史

(1)评估起病的方式、速度及有无诱因,发病前有无头晕、头痛、言语不清、肢体麻木等先驱症状。

(2)有无高血压、糖尿病、高脂血症、动脉硬化、血液病、淀粉样血管病等,是否服用过与疾病相关药物。

（3）是否在情绪激动、兴奋、疲劳、咳嗽或用力排便等情况时发病。

（4）用药情况：评估是否使用影响凝血的药物，如溶栓药、抗凝剂或抗血小板药物，可在跌倒、外伤后引起脑出血的发生。

2. 身体状况

（1）由于老年人脑细胞的代偿能力差，临床表现较中青年严重，恢复差，死亡率高。

（2）神经功能缺失严重，意识障碍多见，癫痫发作率高。

（3）老年人因为脑组织萎缩，颅内高压症不典型，导致中、小量脑出血时颅内高压症状不明显。

（4）并发症多：脑出血在急性期常出现心肌梗死、心律失常、应激性溃疡等并发症。

3. 辅助检查

（1）头颅 CT 为首选检查，出血区密度增高，能准确地显示血肿的部位、大小、形态及周围组织情况。

（2）磁共振成像（MRI） 对脑干出血诊断率高。

（3）数字减影血管造影（DSA） 适合于动静脉畸形、动脉瘤的患者。

（4）脑脊液检查 脑脊液压力增高。脑出血一般无须做腰椎穿刺检查，以免诱发脑疝。

4. 心理-社会状况 评估老年人及家属对疾病的了解程度和家庭、社区对老年人的支持程度。

（二）常见护理诊断/问题

1. 急性意识障碍 与脑出血、脑水肿引起的大脑功能缺损有关。

2. 语言沟通障碍 与语言中枢受损有关。

3. 清理呼吸道无效 与意识障碍有关。

4. 躯体移动障碍 与肢体瘫痪有关。

5. 自理缺陷 与意识障碍、肢体瘫痪有关。

6. 潜在并发症：脑疝、上消化道出血、肺部感染、压疮。

（三）护理计划与实施

老年脑出血的处理原则：脱水降颅内压，减轻脑水肿；调整血压，防止继续出血；促进神经功能恢复，防治并发症。

1. 一般护理

（1）休息与卧位：急性期卧床休息 2～4 周，抬高床头 15°～30°以减轻脑水肿；保持病室安静、整洁，限制探视人员，避免情绪激动和血压升高；保持良肢位，防止发生废用性萎缩。

（2）饮食：给予低盐、低脂、高蛋白、高维生素饮食；急性期禁食 24～48 h；脑出血患者昏迷或吞咽障碍者起病 3 天后给予流质饮食或胃肠外营养。

（3）密切观察生命体征、意识、瞳孔及尿量的变化，积极配合医生进行处理。

（4）保持皮肤清洁、干燥，预防压疮发生；保持呼吸道通畅，防止发生气道阻塞；保持大便通畅，禁止用力排便而诱发加重出血。

（5）在病情稳定时，尽早指导患者进行吞咽功能、平衡协调能力、语言功能训练，促进神经功能的尽早康复。

2. 用药护理

（1）降颅压药 常用药物为甘露醇，如患者合并心、肾功能不全时选用呋塞米。对颅内压增高明显、意识障碍较重或有脑疝的患者还可选用地塞米松,但合并糖尿病、消化道出血或严重感染的患者禁用糖皮质激素。

(2)降压药 脑出血患者的血压比平时高,是由于颅内压增高,为了保证脑组织供血的代偿反应。当颅内压下降时血压随之下降,因此脑出血急性期降低血压是以脱水降颅压治疗为基础,一般无须使用降压药。若收缩压超过 200 mmHg 或者舒张压超过 120 mmHg,可适当给予降压药,降压不宜过快过低,避免因血压下降过快引起脑的低灌注。

(3)止血药 对高血压脑出血患者一般不主张使用止血药,若是凝血机制障碍引起的脑出血或伴消化道出血者可使用止血药,使用时应防止深静脉血栓形成。

3. 心理护理 患者因言语、肢体功能障碍、生活不能自理会产生焦虑、自卑心理。护士应安慰和鼓励患者,同时做好家属的心理疏导,向患者及家属讲解疾病的治疗和恢复过程,帮助患者树立战胜疾病的信心。

4. 健康教育

(1)积极防治高血压、糖尿病、高脂血症、冠心病、肥胖症等诱发因素。

(2)养成良好的生活习惯。合理饮食,忌烟限酒,适度参加体育锻炼,劳逸结合;保持大便通畅,保持良好的心态,避免情绪激动。

(3)老年人平时睡醒后不要急于起床,最好卧床活动四肢,休息 5~10 min 后缓慢起床,以防体位突然改变后出现意外。

(4)坚持规律使用降压药,避免发生并发症。

(四)护理评价

(1)老年人意识清楚或意识障碍逐渐改善。

(2)日常生活能力逐渐提高。

(3)能坚持规范治疗和康复训练。

(4)情绪稳定,自信心有所增强。

(5)无并发症发生。

第六节 老年肺炎患者的护理

老年肺炎(elderly pneumonia)是指发生于老年人的终末气道、肺泡和间质的炎症。老年人由于呼吸系统退行性变和免疫功能下降,肺炎的临床表现不典型,缺乏特异性,但发展迅速,开始可无发热、咳嗽、咳痰、胸痛、寒战等肺炎常见症状,而是以恶心、呕吐、食欲不振、腹泻、乏力、意识状态改变等消化系统和神经系统症状出现,使基础疾病加重,其严重程度随年龄增长而加重,发病率和死亡率明显高于中青年。老年肺炎患者肺功能基础差,常合并多种基础疾病,发生肺炎后并发症多,易出现多器官功能损害,病死率高。据报道,75 岁以上老年肺炎的病死率为 50%~61%,80 岁以上老年肺炎为第一死因,90 岁以上老年人 50% 可能死于肺炎。

一、护理评估

(一)健康史

老年肺炎绝大多数由感染所致,病情的严重程度与病原体及老年人自身状况有关,老年肺炎的病原体中,细菌仍然占据主要地位。

1. 口腔卫生 据统计 65 岁以上老年人口腔革兰阴性杆菌分离率较年轻人高 10 倍,细菌定值高,可通过吸入导致老年肺炎的发生。

2. 病原体 肺炎链球菌是引起老年社区获得性肺炎(community acquired pneumonia, CAP)最主要的致病菌。革兰阴性杆菌、金黄色葡萄球菌在老年 CAP 中比例较小,但较年轻人多见。引起老年医院获得性肺炎(hospital acquired pneumonia,HAP)以革兰阴性杆菌最常见,其中以克雷伯杆菌及铜绿假单胞菌最常见,金黄色葡萄球菌、肺炎链球菌和厌氧菌也多见。此外,老年人由于基础疾病多,免疫功能及上呼吸道防御功能下降,多种病原体混合感染率明显高于一般成年人。

（二）身体状况

老年肺炎的临床表现大多不典型,其主要特点如下:

1. 起病缓慢 主诉较少而含混,常有低热、呼吸急促、心动过速,而半数以上患者无典型高热、咳嗽、咳痰症状。

2. 全身症状较肺部症状更明显 常表现为食欲减退、乏力、精神萎靡、意识模糊、营养不良等,而胸痛、咳嗽、咳痰表现相对较轻。

3. 并发症多而重 老年患者因可能存在潜在的器官功能不全,易并发呼吸衰竭、心力衰竭、休克、DIC、电解质紊乱和酸碱平衡紊乱等严重并发症。

4. 病程较长 老年肺炎常为多种病原菌合并感染,耐药情况多见,病灶吸收缓慢。

（三）辅助检查

1. 炎症标志物 老年肺炎患者外周血白细胞和中性粒细胞升高不明显,往往需要借助其他炎症指标如 C 反应蛋白、血沉、降钙素原等进行综合判断。

2. 胸部影像 胸部影像异常是诊断肺炎和疗效判定的重要标志,老年患者的表现有其特点。80％以上的老年肺炎表现为支气管肺炎、双侧肺炎和多叶肺炎,而单叶肺炎相对较少见。

（四）心理-社会状况

老年肺炎患者因病程长而可能引起烦躁或抑郁等负性情绪,应注意评估家属对患者病情和预后的态度,以及家庭的照顾和支持能力。

二、常见护理诊断/问题

1. 清理呼吸道无效 与痰液黏稠及咳嗽无力或无效有关。
2. 气体交换受损 与肺炎所致的有效呼吸面积减小有关。
3. 潜在并发症:呼吸衰竭、心力衰竭、感染性休克。

三、护理计划与实施

老年肺炎的处理原则:应及早使用抗生素治疗,抗生素使用原则为早期、足量、针对致病菌选药、重症联合用药、适当延长疗程。治疗护理的目标是提高机体抵抗力,去除诱因,改善呼吸道的防御功能,积极防治并发症,促进康复,减少老年肺炎的死亡率。

（一）一般护理

1. 环境与休息 保持室内空气新鲜,温度控制在 18～25 ℃为宜。住院早期应卧床休息,如并发休克者取仰卧中凹位,同时给予高流量吸氧。定时协助患者翻身拍背,必要时吸痰。

2. 饮食护理 饮食宜清淡、易消化,含高热量、高蛋白、高维生素的流质或半流质饮食,注意少量多餐,补充足够的水分。

3. 病情观察　老年肺炎并发症严重,应严密观察患者的神志、呼吸、血压、心率及心律等变化,警惕呼吸衰竭、心力衰竭、休克等并发症的发生。

4. 其他　鼓励和指导患者进行有效呼吸,对于年老衰弱或重症者应定时翻身、叩背,必要时吸痰,保持呼吸道通畅。

(二)用药护理

遵医嘱使用抗生素,注意观察疗效和不良反应。常见的不良反应:应用头孢唑林钠(先锋霉素Ⅴ)可出现发热、皮疹、胃肠道不适等不良反应;喹诺酮类药物(氧氟沙星、环丙沙星)偶见皮疹、恶心等不良反应;氨基糖苷类抗生素有肾、耳毒性,老年人或有肾功能减退者应特别注意有无耳鸣、头晕、唇舌发麻等不良反应,一旦出现严重不良反应,应及时报告医生,并做相应处理。

(三)心理护理

关心、安慰患者,认真倾听患者的主诉,耐心细致地解释患者提出的问题。尽可能帮助和指导患者进行有效咳嗽,做好生活护理,使患者以积极的心态配合治疗护理。

(四)健康教育

1. 疾病预防指导　避免上呼吸道感染、淋雨受寒、过度疲劳等诱因。加强体育锻炼,增强体质,提高机体抵抗力。

2. 生活指导　指导老年人坚持有氧运动、饮食营养均衡、戒烟忌酒、保持口腔清洁卫生。

3. 康复训练　教会患者腹式呼吸的方法,并要求每天锻炼 3～5 次,持续时间以不产生疲劳为宜。在病情许可的情况下,配合步行、登楼梯、体操等全身运动,以提高老年人的通气功能。

四、护理评价

(1)能掌握有效咳痰和呼吸的方法,呼吸功能得到改善。

(2)能按照需求摄入营养及进行运动锻炼。

(3)机体抵抗力有所增强。

(4)用药科学、规范。

(5)无或减少并发症的发生。

第七节　老年慢性阻塞性肺疾病患者的护理

慢性阻塞性肺疾病(chronic obstructive pulmonary disease,COPD)是指由于慢性气道阻塞引起通气功能障碍的一组疾病。COPD 与慢性支气管炎和肺气肿有密切关系,是老年人的常见病、多发病,且随增龄而增多。在慢性支气管炎和肺气肿的早期,多数患者有慢性咳嗽、咳痰症状,但肺功能检查尚无气流受限。当病情严重到一定程度时,肺功能检查出现气流受限且不完全可逆时,即可诊断 COPD。慢性支气管炎是引起慢性阻塞性肺气肿的主要原因,慢性支气管炎和肺气肿是导致 COPD 的最常见疾病。

一、护理评估

(一)健康史

目前认为 COPD 是一种慢性炎症,炎症反应是内、外因素共同作用的结果。

1. 外在因素 包括吸烟、吸入粉尘、呼吸道感染、过敏、空气污染及其他理化因素,这些危险因素都可产生类似的炎症反应,导致 COPD 的发生。

2. 内在因素 COPD 的易患性存在个体差异,可能与遗传因素、气道高反应性、肺发育生长不良及老年人支气管和肺组织的老化、自主神经功能失调、肾上腺皮质功能和性腺功能减退、免疫球蛋白减少等有关。

(二)身体状况

1. 症状 起病缓慢,病程较长。主要表现为慢性咳嗽、咳痰等慢性支气管炎的表现,但也有少数病例虽有明显气流受限,但无咳嗽症状。COPD 的标志性症状是气短或呼吸困难。开始仅在劳动、爬楼梯、上坡时有气促,休息后可以缓解。随病情进展,在平地活动时即可出现气促,晚期在日常活动或休息时出现气促。急性发作期,支气管分泌物增多,通气功能障碍加重,患者出现胸闷气紧,严重时出现呼吸衰竭症状。晚期患者出现食欲不振、营养不良、体重下降。

2. 体征 早期无异常体征,病情严重时可出现阻塞性肺气肿体征。听诊有明显的气流受阻或气流受限导致呼气延长;并发感染时肺部可有啰音,剑突下出现心脏搏动,心音较心尖部明显增强,提示并发早期肺源性心脏病。

(三)辅助检查

1. 肺功能检查 肺功能检查是判断气道阻塞和气流受限的主要客观指标,对 COPD 诊断、病情严重程度和预后的评价有重要意义。一般用力肺活量(FVC)和第一秒用力呼气容积(FEV1)均下降。吸入舒张剂后,FEV1<80%预计值且 FEV1/FVC<70%时,可确定为不能完全可逆的气道阻塞和气流受限。

2. 胸部 X 线检查 COPD 早期胸片可无异常变化,以后可出现慢性支气管炎、肺气肿的影像学改变,呈现肺纹理增粗、紊乱等。CT 检查对 COPD 的鉴别诊断有较高价值。

3. 血气分析 对确定发生低氧血症、高碳酸血症、酸碱平衡失调及判断呼吸衰竭的类型有重要价值。

4. 其他检查 COPD 合并感染时,外周血白细胞增高、分类中性粒细胞增高。痰培养可检测出致病菌。

(四)心理-社会状况

老年人因明显的呼吸困难导致自理能力下降,易产生焦虑、孤独等消极反应,病情反复可造成失眠及忧郁症,对治疗缺乏信心。评估患者心理状况及其家庭成员的支持和照顾能力。

二、常见护理诊断/问题

1. 气体交换受损 与气道阻塞、通气不足有关。
2. 清理呼吸道无效 与分泌物增多、黏稠及无效咳嗽有关。
3. 焦虑 与健康状况改变、自理能力下降有关。
4. 活动无耐力 与呼吸困难、缺氧有关。
5. 潜在并发症:肺源性心脏病、休克、呼吸性酸中毒、肺性脑病、DIC 等。

三、护理计划与实施

老年慢性阻塞性肺疾病的处理原则是:减轻症状,阻止 COPD 病情进展,缓解或阻止肺功能下降,改善老年人的活动能力,减少急性发作及并发症的发生。

（一）增强呼吸功能

1. **休息与活动** COPD 急性期应卧床休息，协助患者取舒适卧位。稳定期根据病情，安排适当活动，以不疲劳、不加重症状为宜。

2. **有效排痰** 老年人因咳嗽无力，常排痰困难，要鼓励老年人摄入足够的水分，也可通过雾化、翻身拍背、体位引流的方法促进排痰，病重或体弱的老年人应禁用体位引流的方法。

3. **氧疗** 对 COPD 晚期患者应予控制性氧疗，一般采用鼻导管持续低流量吸氧，每天吸氧 15 h 或以上。

（二）用药护理

COPD 反复感染大多需要长期应用抗生素，治疗方案应根据病情及药物敏感试验结果及时调整。选用抗生素时，应考虑老年人系统功能减退的原因，选用副作用小的药物。常用药物有支气管舒张剂、糖皮质激素、止咳药及祛痰药。

1. **支气管舒张剂** 包括 β_2 受体激动剂、抗胆碱药物和茶碱类药物。β_2 受体激动剂以吸入方式作为首选，大剂量使用可引起心动过速、心律失常，长期使用可发生肌肉震颤；抗胆碱药物同 β_2 受体激动剂联合吸入可加强支气管舒张作用，如合并前房角狭窄的青光眼，或因前列腺增生而尿道梗阻者应慎用，常见副作用有口干、口苦等；茶碱类药物使用过程中要监测血药浓度，当血药浓度大于 15 mg/L 时，恶心、呕吐等副作用明显增加。

2. **糖皮质激素** 可引起老年人高血压、白内障、糖尿病、骨质疏松症及继发感染等，故对 COPD 患者不推荐长期口服糖皮质激素，长期吸入仅适用于有症状且治疗后肺功能有改善者。

3. **止咳药** 可待因有麻醉性中枢镇咳作用，可因抑制咳嗽而加重呼吸道阻塞，不良反应有恶心、呕吐、便秘等。

4. **祛痰药** 盐酸氨溴索为润滑性祛痰药，不良反应轻；溴己新偶见恶心、转氨酶增高，胃溃疡者慎用。

（三）心理护理

老年 COPD 患者由于疾病的影响，身体不舒适，变得畏缩，不愿与外界交往，对自己的生活满意度下降，会导致失眠、抑郁等情绪。医护人员应与家属相互协作，鼓励老年人参加各种团体活动，指导老年人与人互动的技巧，改善负性情绪的不良影响，有效提高睡眠质量。

（四）健康教育

1. **疾病预防** 教育和督促老年人戒烟；避免和减少有害粉尘、烟雾及气体吸入；根据气候变化及时增减衣物，避免受凉感冒，防止呼吸道感染。

2. **饮食指导** 指导老年人进食高热量、高蛋白、高维生素饮食，避免摄入产气或引起便秘的食物。

3. **康复指导** 向老年人及家属介绍疾病相关知识，使之理解康复训练的意义。根据老年人情况制订个体化训练计划，包括骨骼肌运动训练和呼吸肌运动训练两个方面，如步行、慢跑、太极拳、腹式呼吸、缩唇呼吸等锻炼。

四、护理评价

（1）老年人能说出病情加重的诱发因素。

（2）学会预防疾病复发的正确方法。

（3）掌握科学用药原则。

(4)呼吸功能有所增强。

(5)人际交往及睡眠有所改善。

第八节　老年胃食管反流病患者的护理

胃食管反流病(gastroesophageal reflux disease,GERD)是指由于防御机制减弱或受损，使胃、十二指肠内容物通过松弛的食管下括约肌反流的强度、频率和时间超过组织的抵抗力，从而进入食管下端,引起一系列症状。根据有无组织学改变分为两类:①反流性食管炎:食管有炎症组织学改变。②症状性反流:客观方法证实有反流,但未见组织学改变。老年人因膈肌、韧带松弛,胃酸分泌增多、胃排空延迟及消化功能紊乱等,食管裂孔疝的发生率较高,所以GERD的发生率明显提高,欧洲和北美报道患病率为15%～20%,我国北京地区老年人的发病率为8.6%。

一、护理评估

(一)健康史

(1)询问老年人有无吞咽困难、胃部烧灼感及发生的时间,与饮食、体位的关系。

(2)有无引起本病的消化性疾病和全身性疾病病史。

(3)饮食是否油腻,有无吸烟、喝浓茶及饮料的习惯。

(4)是否服用松弛食管下括约肌的药物,如地西泮、吗啡等。

(5)询问患者大小便情况。

(二)身体评估

1. 胸骨后烧灼感或疼痛　疼痛部位在胸骨后或剑突下,可放射至胸部、后背、肩部、颈部、耳后。多在进食后1 h发生,常在弯腰、咳嗽、用力排便、头低位仰卧或侧卧时诱发。

2. 反流症状　表现为反酸、反食、反胃、嗳气等。

3. 食管以外刺激症状　表现为咳嗽、哮喘及声嘶。咳嗽多在夜间,呈阵发性,伴有气喘。

4. 吞咽困难　吞咽困难呈间歇性,进食固体或液体食物均可发生。严重食管炎或食管溃疡者可有咽下疼痛。

5. 其他　严重者可致食管糜烂出血,胃食管反流可致误吸。

(三)辅助检查

1. 食管滴酸试验　通过食管酸化诱发患者症状,确定症状是否与反流有关。

2. 食管腔内pH值测定　24 h食管pH监测可确定胃食管反流的程度、食管清除反流物的时间及胸痛与反流之间的关系。酸反流得分>15分为阳性。

3. 食道钡餐X线检查　可见钡剂频繁地反流入食管下段,食管蠕动有所减弱,食管下段痉挛及运动异常;有时见食管黏膜不光滑,有龛影、狭窄及食管裂孔疝的表现。

4. 内镜及活体病理检查　评价内膜损伤的最佳方法。食管黏膜有无损伤、炎症或狭窄,结合病理活检,可确定是否为Barrett食管。Barrett食管是指距食管与胃交界的齿状线2 cm以上部位的鳞状上皮被柱状上皮取代。内镜下反流性食管炎分为4级。1级:一个至数个充血渗出的非融合性病变。2级:充血、糜烂、渗出、融合但未环周一圈。3级:环周一圈。4级:食管病变可为溃疡、狭窄、Barrett食管,局部组织增生,息肉形成。

（四）心理-社会状况

评估老年人的进餐情况，有无进食或餐后不适，是否对进餐产生焦虑、恐惧心理。患者及家人对疾病的认识和态度，患者家庭经济能力等。

二、常见护理诊断/问题

1. 慢性疼痛　与反酸引起的烧灼及反流物刺激食管引起痉挛有关。
2. 营养失调:低于机体需要量　与厌食和吞咽困难导致进食少有关。
3. 焦虑　与疼痛、吞咽困难、限制饮食、生活方式改变有关。
4. 潜在并发症:食管出血、穿孔　与反流引起食管炎加重有关。

三、护理计划与实施

本病的治疗原则是减少胃食管反流、避免反流物刺激损伤的食管黏膜及改善食管下括约肌的功能状态。一般老年人通过内科保守治疗就能达到治疗目的，重症患者经内科治疗无效者，可采用抗反流手术治疗。

（一）休息与活动

每餐后散步或采取直立位，卧床老年人需抬高床头 20 cm 或将枕头垫在背部，借助重力作用，促进睡眠时食管的排空和饱餐后胃的排空。避免右侧卧位，避免反复弯腰及抬举动作。

（二）饮食护理

少食多餐，避免过饱，进餐时协助老年人采取高坐卧位，注意力要集中，给予充分的时间，不要催促老年人，避免餐后立即平卧;忌烟酒、酸食、浓茶、咖啡、可乐、巧克力等刺激性食物的摄入;肥胖者要限食脂肪控制体重。

（三）用药护理

治疗 GERD 最常用的药物有:①抑酸药，包括 H_2 受体拮抗剂（如雷尼替丁、西咪替丁）和质子泵抑制剂（如奥美拉唑和兰索拉唑）;②促胃肠动力药（如多潘立酮、西沙必利）;③黏膜保护剂（如硫糖铝）。在用药过程中要注意观察药物的疗效和副作用，如制酸剂宜在饭前 1 h 和临睡前服用;H_2 受体拮抗剂使用宜在餐后和睡前各服一次;服用西沙必利时注意观察有无腹泻及严重心律失常的发生;使用硫糖铝时应警惕老年人便秘的危险。

（四）手术前后的护理

①手术前做好老年人的心理疏导，减轻老年人的心理负担。②保证营养摄入，维持水、电解质平衡。③保持口腔卫生，练习有效咳痰和腹式深呼吸。④术前安置胃管持续吸引。⑤手术后严密监测生命体征，保持胃肠减压管通畅。⑥避免给予吗啡，以防老年人术后早期呕吐。⑦当肠蠕动恢复及肛门排气后，可进食清淡流质饮食，避免进食生、冷、硬及易产气的食物。

（五）心理护理

向老年人讲解引起胃部不适的相关知识，教会其减轻胃部不适的方法和技巧，减轻其心理压力;为老年人创造参加聚会的时机，如适度的娱乐活动、朋友聚会等，以增加老年人的归属感。

（六）健康教育

1. 知识宣传　向老年人及家属讲解有关疾病的知识，使老年人明确自己疾病的类型及发展程度,积极配合治疗。

2. 生活指导 改变不良生活方式及饮食习惯是保证治疗效果的关键。指导老年人合理饮食,避免暴饮暴食、忌食辛辣制品和碳酸饮料等,避免一切增加腹压的因素。

3. 用药指导 指导老年人掌握促胃肠动力药、抑酸药的种类、剂量、用法及用药注意事项。避免使用降低食管下段压力的药物,如阿托品类、地西泮、异丙肾上腺素等。

四、护理评价

(1)老年人学会日常生活中避免加重病情的方法。

(2)能按医嘱正确服药。

(3)饮食结构合理,营养充足,改变不良习惯。

(4)情绪稳定,无社交障碍。

第九节 老年糖尿病患者的护理

糖尿病(diabetes mellitus,DM)是由于胰岛素绝对或相对缺乏及胰岛素抵抗所致的以长期高血糖为特征的临床综合征。

老年糖尿病(elderly diabetes mellitus)是指年龄在 60 岁以上(欧美国家 65 岁以上)的糖尿病患者。其中一部分是在进入老年期以后发病诊断的,另一部分是 60 岁以前确诊,而后进入老年期的患者。老年糖尿病的发生除与遗传和环境因素有关外,还与生理老化的原因相关。老年人胰岛 β 细胞逐渐减少,胰岛素释放延迟,糖耐量减低;老年人靶细胞上胰岛素受体数目减少,组织对胰岛素的敏感性降低,肌肉对糖的利用减少;老年人胰高血糖素分泌增加等,导致体内胰岛素分泌不足或胰岛素作用障碍,引起内分泌失调,从而导致代谢紊乱,出现高血糖、高血脂,蛋白质、水与电解质等紊乱的代谢病。老年糖尿病95%以上是 2 型糖尿病,且老年糖耐量减低者发生 2 型糖尿病的危险比正常糖耐量者增加 5~8 倍。糖尿病患病率和糖耐量减低比例均随年龄增加明显上升。老年糖尿病的高发病率严重影响老年人的生活质量和寿命,并发症是致残致死的主要原因。

糖尿病诊断标准:空腹血糖(FPG)≥7.0 mmol/L(126 mg/dL);餐后 2 h 血糖(2h PG)≥11.1 mmol/L(200 mg/dL);糖尿病症状+随机血糖≥11.1 mmol/L(200 mg/dL);以上三条符合任何一条即可诊断糖尿病。

一、护理评估

(一)健康史

(1)询问有无糖尿病家族史,有无病毒感染、肥胖、多次妊娠等诱发因素。

(2)生活方式与活动情况,睡眠、饮食、大小便有无影响。

(3)患病起始时间,女性老年人有无外阴瘙痒,及检查治疗经过。

(4)有无感染、心绞痛、肢体麻木、视力减退等症状。

(二)身体状况

老年糖尿病的临床特点:

1. 起病隐匿、临床症状不典型 老年糖尿病一般症状较轻,多饮、多尿、多食及体重减轻

（"三多一少"）的症状不典型，患者不但无消瘦，而且还会肥胖。仅有 1/4 或 1/5 的老年患者有"三多一少"的症状，多数患者是在体检或治疗其他疾病时发现有糖尿病。

2. 并发症多　常见以并发症为首发症状就诊，如各种感染症状、高血压、高血脂、冠心病、脑血管病、视网膜病变、肾脏疾病等为疾病的首发症状。

3. 其他　致死率、死亡率高。

（三）辅助检查

评估患者尿糖、血糖（空腹血糖、随机血糖、餐后 2 h 血糖）、糖耐量试验（OGTT）、糖化血红蛋白、尿常规、血脂等有无异常，患者的血糖控制情况是否达到预期目标。

（四）心理-社会状况

糖尿病是一种终身性疾病，确诊后患者会有沮丧、恐惧等心理反应，应评估患者及家庭成员对糖尿病知识的了解和认识态度，家庭经济情况及支持程度，社区的医疗资源及保健条件等。

二、常见护理诊断/问题

1. 营养失调：低于机体需要量　与机体代谢异常、消耗过多有关。
2. 营养失调：高于机体需要量　与机体代谢紊乱、活动减少、热量过多有关。
3. 知识缺乏：缺乏药物和保健知识。
4. 焦虑　与担心疾病预后和经济负担有关。
5. 潜在并发症：低血糖反应、高渗性昏迷、酮症酸中毒、脑血管病、感染等。

三、护理计划与实施

（一）饮食护理

饮食治疗是治疗糖尿病的基本措施。不管是否使用口服降糖药和胰岛素，都应按身体需求控制总热量，达到控制血糖、消除症状、减少并发症的目的。饮食治疗原则：①患者按照性别、年龄、身高或标准体重、活动强度等计算每日所需总热量；②根据生活习惯、病情和配合药物治疗的需要分配一日三餐，每餐均匀、定量的碳水化合物、脂肪和蛋白质定时供应，保证营养需要；③合理选择食物，预防低血糖反应。

（二）合理运动

适当的运动可提高老年患者对胰岛素的敏感性，降低血糖、血脂，控制体重；根据年龄、体力、病情、个人爱好选择适当的运动方式，如步行、慢跑、太极拳、健身操、游泳等；运动应量力而行，持之以恒，随身携带糖果或点心，避免低血糖反应，需注意保证自身安全。

（三）用药护理

1. 指导患者遵医嘱用药　医生根据病情合理选用药物，患者不能随意更改药物的种类和剂量，必须按时按量服药。

2. 口服降糖药的护理　注意观察疗效和不良反应：①磺脲类药物的主要不良反应是低血糖反应，其次还有消化道反应、肝功能损害、皮肤瘙痒、血细胞减少等；②双胍类药物适用于肥胖的老年 2 型糖尿病患者，其主要不良反应是胃肠道反应，如口干、口苦、厌食、恶心、呕吐、腹泻等，应从小剂量开始饭后服用，以减轻不良反应。个别患者有过敏反应，应注意观察。

3. 胰岛素治疗的护理 胰岛素治疗是控制高血糖的重要手段。2 型糖尿病患者在生活方式和口服降糖药联合治疗的基础上,血糖控制不理想时,应用胰岛素。胰岛素的不良反应:①低血糖反应;②变态反应,表现为注射部位瘙痒,局部出现硬结、红、肿、热、痛;③胰岛素性脂肪营养不良,注射部位出现脂肪萎缩或增生,局部硬结,停药后自然恢复。

注射胰岛素时应注意:①认真检查胰岛素制剂是否混浊及失效,核对注射剂型、剂量和时间是否正确;②胰岛素不能冰冻保存,应避免温度过低或过高(<20 ℃或>30 ℃);③胰岛素采用皮下注射法,于餐前 15～30 min 使用,注意注射器与胰岛素的浓度含量匹配。

(四)预防感染

注意个人卫生、保持全身或局部皮肤清洁,勤换被服;护理操作时应严格执行无菌技术;预防糖尿病足的皮肤感染;发现有感染征象时及时报告医生给予处理。

(五)心理护理

糖尿病早期症状不典型,患者常因对其后果缺乏认识,饮食控制不严格。随着病程延长,治疗效果不满意,患者逐渐对治疗失去信心,产生焦虑、抑郁情绪。护理人员应针对患者的具体情况,帮助患者增加对疾病的认识,改变不良生活习惯,消除负性情绪,增强战胜疾病的信心。

(六)健康教育

(1)向患者或家属讲解糖尿病的有关知识,正确对待疾病。

(2)教育患者坚持自觉执行饮食、运动计划,注意个人卫生;指导老年人足部护理的方法和技巧。

(3)指导患者学会血糖和尿糖的监测。

(4)指导老年人正确处理精神压力,保持心态平衡。

(5)坚持规律用药,学会观察药物不良反应。

(6)康复指导:可通过经皮神经点刺激疗法、电刺激疗法、磁疗、红外线治疗等方法加强和恢复末梢感觉。

四、护理评价

(1)老年人能自觉进行饮食和运动控制血糖。

(2)能遵医嘱坚持规律、正确使用降糖药。

(3)血糖控制稳定,无并发症发生或发生率低。

(4)患者能保持乐观和积极的心态应对疾病。

▌知识链接▐

糖尿病治疗"五驾马车"

饮食控制——基础

运动疗法——手段

药物治疗——根本

血糖监测——保证

糖尿病教育——先导

本章小结

本章通过学习老年人常见的九种疾病,对老年性疾病的临床特征和老年人常见疾病的临床特点有一定的认识和了解。要求熟练掌握老年急性心肌梗死、脑卒中、慢性阻塞性肺疾病、糖尿病低血糖反应等的急救处理措施;针对老年人常见疾病的护理问题,提出护理措施,做好病因及诱发因素的预防;积极治疗原发疾病;指导老年人养成良好的生活习惯,从饮食、运动、情绪、自我管理、按时就医方面做好指导,寻找适合老年人的最佳运动方式,促进老年人的康复功能训练,最大限度地降低致残率,提高老年人的生活质量。

思考题

1. 早期诊断骨质疏松症依靠(　　　)。

A. X 线摄片　　　　　　　　B. 病史、体征　　　　　　　　C. 骨代谢指标

D. 骨密度测定　　　　　　　E. CT 检查

2. 下列关于老年肺炎的描述中哪项不正确?(　　　)

A. 症状典型　　　　　　　　B. 症状不典型　　　　　　　　C. 非呼吸道症状突出

D. 死亡率高　　　　　　　　E. 并发症多

3. 王女士,73 岁,口服降压药物半小时,下床时晕倒,平卧休息后好转,首先考虑(　　　)。

A. 心源性休克　　　　　　　B. 高血压脑病　　　　　　　　C. 体位性低血压

D. 急性左心衰竭　　　　　　E. 高血压危象

4. 老年糖尿病的临床特点有哪些? 使用胰岛素的注意事项有哪些?

5. 王先生,70 岁,因餐后反酸、烧心、胸部疼痛来医院就诊,面色蜡黄,形体消瘦,自诉有溃疡病病史多年,对疾病的预后很担心。食道钡餐 X 线检查可见钡剂反流入食管下段,食管下段运动异常。

(1)该患者主要的护理诊断有哪些?

(2)如何做好患者的饮食护理?

6. 张阿姨,76 岁,小学文化,因吐词不清伴左侧肢体活动障碍 2 天,以"脑梗死"收入院。家属叙述该患者高血压、冠心病病史 10 年,喜欢油腻食品,有烟酒嗜好,不好活动。入院查体:T 38.7 ℃,P 100 次/分,R 21 次/分,BP 165/95 mmHg,神志清楚,反应迟钝;左侧肢体活动障碍。辅助检查:心电图提示 ST 段抬高,出现病理性 Q 波;CT、MRI 提示低密度梗死灶影。

(1)请根据患者的病情提出护理诊断和护理措施。

(2)怎样针对患者及家属做健康教育指导。

(佘秋群)

第九章 老年临终关怀

学习目标

识记：临终关怀的概念、临终老年人的身心反应与护理。

理解：老年人临终关怀的意义、对丧偶老年人的关怀。

应用：能按照护理程序正确对临终老年人实施临终关怀。

　　临终预示着生命即将终结，但临终并不等同于死亡，它是生命活动的最后阶段，提高临终生命质量体现着对生命的尊重。临终关怀正是基于给予生命尊严这一伟大而有意义的目的产生的，其主要任务包括对症治疗、家庭护理、缓解症状、减轻或消除病人的负性情绪等。临终关怀帮助老年人"优死"，使老年人带着幸福和欣慰的笑容，有尊严、没有遗憾地走完人生的最后一程。发展临终关怀事业是适应我国人口老龄化的必然要求，是社会文明的标志，体现了医护职业道德的崇高，体现了和谐社会的人文关怀。

第一节 概　　述

一、临终关怀的基本概念

　　临终关怀（hospice care）是由社会各层次人员组成的团队为老年临终患者（生存期在 6 个月以内）及其家属所提供的生理、心理和社会全面的支持与照护。临终关怀是一门新兴的边缘性交叉学科，它不以延长临终患者的生存时间为目的，而是为了减轻临终患者的痛苦，提高临终阶段的生命质量，使患者能够安详、舒适、有尊严地离开人世，同时使家属的身心健康得到维护和增强。

　　现代的临终关怀创始于 20 世纪 60 年代，创始人是桑德斯，其在英国创办了世界上第一所临终关怀机构——圣克里斯多弗临终关怀院。随后美国、法国、日本、加拿大、荷兰、瑞典等 60 多个国家相继出现临终关怀服务。我国临终关怀事业虽然出现较晚，但发展迅速。1988 年 7 月天津医学院（现更名为天津医科大学）在美籍华人黄天中的资助下成立了中国第一家临终关怀专门研究机构——临终关怀研究中心，标志着我国已跻身世界临终关怀研究与实践的行列。同年 10 月，中国第一所临终关怀医院——上海市南江区老年护理院创立，我国临终关怀事业的序幕从此拉开。北京松堂关怀医院、北京市朝阳门医院第二病区等一批单位也陆续介入临终关怀事业。目前，我国包括香港和台湾地区在内已相继创办了 100 多家临终关怀机构，拥有近千名从事该项工作的专业人员。

┃知识链接┃

社会沃母理论

北京松堂关怀医院经过十几年内对 10713 个临终者病历(其中 74％为被其他医院医师确诊的不可逆转的患者)进行的分析发现,其中 93％的不可逆患者存活期为 10 个月左右,只有 7％的患者超过 10 个月,他们的平均临终期的存活日为 280 天,接近 10 个月。这一数字竟和人类出生前在母体子宫内停留的时间惊人的一致! 所以,与围产期婴儿一样,临终患者在 10 个月的围终期里同样需要温暖的呵护,需要全社会为其营造的温暖呵护的"社会沃母"环境。在这博爱的环境里,他们生命发展的最后阶段延续了生命的尊严,舒适安详而无遗憾地结束自己的生命。

二、老年人临终关怀的意义

(一)提高临终老年人生命质量,维护临终老年人的尊严

许多老年人生命的最后阶段处于现代医疗技术、麻醉、药物的控制下,死亡之前仍要接受侵入性治疗,使临终老年人充满了恐惧、痛苦和无奈。临终关怀可以通过科学的心理关怀和精湛的护理手段,帮助老年人减轻躯体上的痛苦,缓解心理上的恐惧,提高生命质量,维护尊严,使老年人舒适、平静地度过人生最后的一程,家属在老年人死亡后不会存有遗憾。

(二)解决临终老年人家庭照料的难题

临终关怀可以将家庭成员的工作转移到社会,使临终老年人得到专业化照料的同时,也减轻了家属的负担,让家属能够从繁忙的照料中解脱出来投入到工作中。对于一些家庭,尤其是低收入的家庭来说,临终关怀可以使老年人走的舒适、安详,既可以让家属摆脱沉重的医疗负担,也可以使老年人的亲属得到安慰,不至于受到言论的指责。

(三)节约费用,避免医疗资源浪费

临终老年人器官功能几近衰竭,无意义的治疗不仅对其生命无价值,还会延长老年人的痛苦,浪费国家的医药资源。临终关怀通过对临终老年人提供舒适的照料来代替过度治疗,虽然需要社会支付较多的服务费用,但对那些身患不治之症的临终老年人来说,可以减少大量的甚至是巨额的医疗费用。这些高额无效的费用可以转移到其他有希望救助的患者身上,为有效利用和合理分配医疗资源提供可能。

(四)体现人道主义精神

临终关怀不依赖于痛苦的无效治疗方法,而是给予老年临终者全面的伦理关怀和护理照顾,最大限度地减轻患者痛苦,使之完满地走向生命的终点。老年人得到善终,家属们问心无愧,体现了生命的价值和尊严,真正体现了人道主义精神的真谛。

(五)缓解人口老龄化带来的社会压力

老年人各脏器功能衰退,心脑血管疾病、恶性肿瘤等患病率增高,不仅需要经济保障,也需要大量的日常生活照顾。随着人口老龄化的来临和计划生育政策的实施,临终老年人将给社会带来极大的压力。因此发展临终关怀事业,对临终老年人实施有效监护,不仅可以缓解人口老龄化带来的社会压力,也可以充分体现社会主义的优越性,是一项利国利民的社会系统工程。

第二节 老年人的临终护理

老年人的临终护理是针对那些已失去治愈希望的老年患者,在其临终阶段所实施的一种积极的综合护理,是老年临终关怀的重要组成部分。其目的是尽最大努力、最大限度地减轻老年患者的痛苦,缓解老年患者对死亡的恐惧,维护其尊严,让患者在亲切、温馨的环境中安详、舒适、有尊严地离开人世。

一、临终老年人的常见症状与护理

老年患者临终的情况各不相同,有的是猝死,有的是器官逐渐衰竭以致死亡。老年患者临终前常见的症状有疼痛、呼吸困难、便秘、谵妄、压疮、大出血等,但是所有的症状并非同时出现,也不是所有的症状都会出现,除了做好环境和各种基础护理之外,一旦出现以上症状,应及时给予处理,尽可能减轻各种症状引起的痛苦。

(一)疼痛

疼痛是使临终老年患者备受折磨、最严重的症状,尤其是癌症晚期老年人。为解除患者痛苦,医护人员应评估疼痛的性质、程度、持续时间和部位,正确可靠地估计疼痛原因,尽可能了解病因并有针对性地做出处理。可以采用"三级阶梯疗法"来有效地控制疼痛。止痛药的选择要根据疼痛的程度按由弱到强的顺序逐级增加,其使用顺序如下:非阿片类药物(阿司匹林、扑热息痛、布洛芬等),弱阿片类药物(可待因、双氢可待因等),强阿片类药物(吗啡、哌替啶和芬太尼等)。按时、按量服药,以口服为主,给药时间应在前一次药物作用未消失前 1 h,不要等到患者出现疼痛时再给药,预防疼痛的发生更胜于治疗疼痛。除了药物止痛,还要多与临终老年人进行交流,减少老年人对疼痛的恐惧和焦虑,分散注意力来缓解疼痛。

(二)呼吸困难

呼吸困难是临终老年患者的常见症状,多因呼吸衰竭,清除分泌物能力丧失导致痰液堵塞呼吸道而致,护理时应将痰液和口腔分泌液及时吸出。当出现呼吸困难时立即给予吸氧,根据老年人的缺氧情况,确定给氧方式及流量,并通过血气分析监测给氧效果。病情允许时可采取半坐卧位。痰液黏稠时用雾化吸入,做深呼吸和有效咳嗽。因焦虑、呼吸急促而引起喘息者,应给予安慰,并根据医嘱应用抗焦虑剂,帮助老年人保持平静。对张口呼吸的老年人,可用棉签湿润口腔,睡眠时用湿纱布遮盖口部。对感觉迟钝、昏迷的老年人应进行常规口腔护理(2次/天),以预防口腔感染导致的呼吸道感染。

(三)谵妄

有的老年人临终前会出现谵妄等意识变化,下午或晚上症状会更严重,其原因可能有缺氧、尿潴留、高钙血症、脱水,使用太多镇静剂、类固醇激素或其他药物,陌生的环境等。患者的躁动不安需密切观察,并给予对症处理。家庭成员应保持平静,把灯打开,维持一个熟悉的环境,避免监禁患者。

(四)大出血

急性严重的呕血、便血、阴道出血等是造成临终老年人死亡的直接原因,一次出血量在800 mL以上可出现休克现象,需要迅速予以控制。护理人员应备好镇静剂、止血药及吗啡,以便随时遵医嘱给予患者镇静、止血及止痛治疗。当大出血发生时,应握着老年人的手陪伴在其身边,以消除老年人的精神紧张和情绪波动。胃肠道出血一般应禁食 24～48 h,并行胃部冷敷。呕血老年人应采取易呕出的体位,防止误吸,使用深色的毛巾擦拭血迹;如便血频繁,可在老年人肛周垫上纸垫,每次排便后应拭净,保持臀部清洁。

临终老年人的其他症状,如压疮、便秘等详见基础护理学相关知识。

▌拓展提高 ▌

5 年内死亡风险预测

目前,关于中老年人的死亡率预测并没有进行系统性调查。研究者们通过使用英国生物库的数据和问卷,对 40～70 岁之间的中老年人进行 5 年内死亡率的研究和预测,这项研究发表在世界著名医学刊物《柳叶刀》上。研究者认为该预测评分能准确预测 5 年的全因死亡率并且可以被用于提升个人健康意识,专业且有组织性地识别出高风险的个体,并引导公共政策。

二、临终老年人的心理特征与护理

临终老年人不仅要忍受生理上的病痛,更要面对死亡这一巨大的心理应激,所以其临终心理状态复杂多变。因此,了解临终老年人的心理特征,满足他们的身心需要,对提高老年人的临终生活质量,使其安详地走完人生之旅具有重要的意义。

(一)老年人对待死亡的心理类型

老年人对待死亡的态度取决于他的文化程度、社会地位、宗教信仰、心理成熟程度、性格、经济状况等许多因素,主要表现为以下几种类型。

1. 恐惧型　此类老年人一般都有较高的社会地位、较好的经济条件和良好的家庭关系,希望能在老年享受天伦之乐,他们极端害怕死亡,十分留恋人生,往往会不惜代价地寻找起死回生的药方,喜欢服用一些滋补、保健药品。

2. 接受型　此类老年人有两种表现:一种老年人认为死亡是去另一个世界,把此事看得很正常,因此会亲自过问寿衣、墓地等后事准备情况,总担心别人办不好;另一种是无可奈何地接受死亡的事实,例如,有些农村,老年人一到 60 岁,子女便开始为其准备后事,对此,老人们也只能沉默、无奈地接受。

3. 理智型　此类老年人一般文化程度、心理成熟程度都比较高。他们能正视死亡,从容面对,并能意识到死亡对配偶、孩子和亲友是最大的负性生活事件,因而他们会尽量避免自己的死亡给亲友带来太多的痛苦和影响,在临终前安排好自己的工作、家庭事务及后事,如死后的财产分配、遗体的处理或器官捐赠等事宜。

4. 积极应对型　此类老年人大多低龄,有强烈的生存意识,大多文化程度较高,能够意识到意志对死亡的作用。因此能用很强的斗志和毅力与病魔做斗争,积极配合诊疗,寻求各种治疗方法以赢得生机。

5. 解脱型　此类老年人大多家境穷困、生活艰苦,或儿女不孝,或身患绝症、病魔缠身极度痛苦,导致他们对生活已毫无兴趣,认为活着是一种痛苦,觉得死亡反而是一种解脱,因而希望早些了结生命。

6. 无所谓型　有的老年人不在意死亡,对死亡持无所谓的态度。

（二）临终老年人的心理特征

临终老年人的心理反应受到人格特点、宗教信仰、文化程度与传统观念、受关心程度的影响，他们的机体器官多已老化，并患有癌症、脑血管疾病等，因而会产生复杂的心理变化。

1. 临终老年人心路历程

（1）否认期 老年人生病住院后，一般不承认自己的病情严重，对自己病情恶化还未做好心理准备，不相信死亡这一事实。此期老年人无法听进有关疾病的任何解释，认为是医生搞错了，不能理智地处理与疾病相关的问题。当然，否认对临终老年人来说是一种心理上的缓冲剂，可以暂时躲避病情恶化带来的沉重的心理压力，避免过分的焦虑和恐惧，使患者和家属有时间来逐渐适应，做好心理上和生理上的防御准备。老年人的这种心理一般持续时间短暂，也有部分老年人永久否认，直到死亡。

（2）愤怒期 当病情加重，无法继续否认下去时，随之而来的心理反应便是愤怒和暴躁。此期老年人不接受治疗，遇到不顺心的事便会大发雷霆，还常常迁怒于医护人员和家属，埋怨医护人员技术不高，家属照顾不周，言行让人觉得不可理喻，家属常常感到无所适从。其实这是老年人恐惧、绝望的心理表露，借助愤怒宣泄内心的不愉快。

（3）协议期 老年患者经过愤怒期的发泄之后，心理上转为平静，他们对生命还怀有希望，认为向医护人员许愿或做善事也许会扭转死亡的命运。此期老年人对治疗非常配合和顺从，同时也非常珍惜与家人团聚的日子，祈盼延长生命，争取一些时间来实现自己的心愿。

（4）抑郁期 随着身体状况日益恶化，老年患者意识到生命即将终结，无论采用什么手段都无济于事，死亡将不可避免，再加上频繁的治疗以及家庭经济负担的加重，即会进入抑郁期。此期老年人会陷入深刻的悲哀和绝望，产生强烈的孤独感，出现退缩、少言寡语、哭泣等反应。这些绝望和无助的情绪常常会使老年人有一种无所适从的失控感，从而加快了疾病的迅速恶化，甚至产生自杀行为。

（5）接受期 此期老年人在经历所有的努力与挣扎后，极度衰弱，情绪变得平和，在心理上完全接受即将面临死亡的事实，会通过语言或非语言行为（如姿势、表情、眼神等）来表达他最后的要求。此期老年人喜欢独处，只希望最亲的人陪伴在身边，对外界反应淡漠，常处于昏睡状态。濒死状态中的老年人常产生幻觉（如见到已去世多年的亲人，听见美妙的音乐或闻见香味）和梦幻样的体验（如飞行于云雾之中，灵魂出窍等）。

2. 临终老年人其他心理特征 临终老年人除了具有以上各种心理体验外，还具有以下个性的心理特征：

（1）心理障碍加重 如暴躁、孤僻、意志薄弱、依赖性强、自我调控能力差、抑郁等。遇到不顺心的小事便大发雷霆，发完火后又后悔道歉。心情好时愿意与人交谈，心情差时则一言不发。有的老年人固执己见，不能很好地配合治疗护理，甚至擅自拔掉输液管和监护仪。当进入临终期时，老年人的身心忍受着双重折磨，日渐衰弱，感到求生不能，求死不得，此时心理特点则以忧郁、绝望为主。

（2）思虑后事，留恋配偶、儿孙 大多数老年人比较关心后事，如寿材、墓地是否准备好，遗体是否会捐献；还会考虑家庭安排以及财产分配；担心配偶今后的生活，儿孙的工作、学业、婚姻等。

（三）临终老年人的心理护理

心理护理是临终老年人护理的重点。要使遭受死亡折磨的临终老年人平静、安详地走完

这生命的最后历程,需要给予临终老年人心理支持和精神慰藉,可以采取以下措施:

1. 临终心理各反应期护理　对处于否认期的临终老年人,应坦诚沟通,经常陪在其身边,耐心倾听,主动关心老年人并顺势引导,既不揭穿患者的心理防御机制,也不要欺骗。对处于愤怒期的临终老年人,护士要认识到愤怒对患者宣泄负面情绪、保持心理健康有一定益处,向老年人家属解释并劝慰、指导家属一起认真倾听,给予充分的理解、体谅和容忍,适当制止老年人的破坏性行为。对处于协议期的临终老年人应主动关心体贴,使其配合治疗和护理,及时给予鼓励,加强指导和护理,设法减轻老年人的不适症状。适时灌输死亡教育的内容,尊重老年人的宗教信仰。对处于抑郁期的临终老年人,多同情、照顾,给予精神支持,指导家属安排亲朋好友见面、相聚,并让家属控制好悲伤的情绪,陪伴在老年人身旁,防止自杀。对处于接受期的临终老年人,应给予安静、舒适的自由空间,尽量减少外界的干扰,不勉强与之交谈,保持适度的陪伴和心理支持,可给予握手、拥抱、眼神交流等爱的关怀,使其平静地、有尊严地告别人世。

2. 认真倾听和诚恳交谈　护理人员和亲属要认真、耐心地倾听老年人诉说,适度地表达同情、理解和支持。对身体虚弱无法用语言交流的老年人可通过表情、眼神、手势等表达理解和关爱。通过交谈,及时了解临终老年人的想法和临终前的心愿,照顾老年人的自尊心,尽量满足他们的各种需求,以减轻他们的焦虑、恐惧和抑郁,使其没有遗憾地离开人世。

3. 触摸　触摸是大部分临终老年人愿意接受的一种方法,通过触摸可以获得老年人的信任和依赖,从而减轻他们的孤独和恐惧感。护理人员可以针对不同情况,轻轻抚摸临终老年人的手、胳膊、额头、胸背部等,抚摸时动作要轻柔,手部的温度要适宜,使他们能感受到亲切感和安全感。

4. 允许家属陪护,参与临终护理　家属是临终老年人的精神支柱,老年人最难割舍的便是亲情,最难忍受离开亲人的孤独。因此允许家属陪护、参与临终护理是老年人和家属最需要的一种有效的心理支持和感情交流,可使临终老年人感到亲情温暖,从而减轻孤独感,增强安全感,也有利于稳定情绪。

5. 帮助老年人保持社会联系　鼓励老年人的亲朋好友、领导、单位同事等多来探视老年人,不要将他们隔离开来,以体现老年人的生存价值,使其感受到周围人的关心,从而减少他们的孤独和悲哀。

6. 适时适度地进行死亡教育　尊重老年人的宗教信仰和风俗习惯,根据老年人的职业、心理反应、性格以及社会文化背景,在适当时机进行正确的死亡教育和宣传。谨慎地与老年人、家属共同探讨生与死的意义,有针对性地进行心理疏导,帮助老年人正确认识、对待生命和疾病,使他们从心理上对即将来临的死亡做好准备,从对死亡的恐惧和不安中解脱出来,以安详、平和的心情面对即将到来的死亡。

7. 重视与弥留之际老年人的心灵沟通　研究表明,弥留之际老年人的精神和智力状态并不都是混乱的,绝大多数老年人都是清醒或有一定意识的,仅有极少数的老年人一直处于混乱状态。因此与临终或昏迷老年人沟通是很重要而有意义的,护理人员应不断和他们讲话,表达积极、明确、温馨的尊重和关怀,直到他们离世。

总之,临终老年人的心理变化各个阶段并不能完全明显地分开,但各个过程都包含了对生的渴望。因此及时了解临终老年人的心理状态,满足临终老年人生理和心理需求,提高他们的生命质量,使老年人在安静、舒适的环境中平静地告别人生,是临终心理护理的关键。

三、对丧偶老年人的关怀

丧偶是人一生中应激强度最大的负性生活事件,对老年人来说更是沉重的打击。失去配偶的老年人常会悲痛欲绝、不知所措,持续下去就会造成心理活动失衡,导致身体机能的损失,甚至死亡。有资料显示,丧偶老年人在配偶死亡后2年内的死亡率是一般老年人的7倍,而2年之后的死亡率又趋同于一般老年人。可见,了解丧偶老年人的心理变化过程和需要,进行有效的心理干预,使他们尽快摆脱和缩短丧偶引起的心理失衡,平静度过2年"难关",对维护丧偶老年人的身心健康十分重要。

(一)丧偶老年人的心理状态

丧偶老年人的心理反应受到心理承受能力、夫妻关系、经济等因素的影响。根据心理学家派克斯提出的悲伤反应四阶段理论,丧偶老年人的心理反应一般要经过以下4个阶段:

1. 麻木　很多老年人在得知配偶去世的第一反应是麻木和震惊,可能会持续几个小时至一个星期,这种反应是情感休克的表现而并非情感淡漠。麻木可以看作是对死亡这个坏消息的排斥,也是对自己无力驾驭的强烈情感的屈服。

2. 内疚　老年人在接受了配偶去世的事实后,总觉得对不起逝者,甚至认为对方的死自己要负主要责任。如一位老太太在丈夫去世后常常感到内疚,责怪自己在最后的日子里由于身心俱疲,有时会对老伴发火,没有好好对他,觉得自己太自私、太冷酷了。为此,她老是精神恍惚,吃不下、睡不好,在言行上还会出现一系列反常现象。内疚在所有丧偶老年人中或多或少都存在,只要不太强烈,这一阶段终会度过。

3. 怀念　丧偶老年人在剧烈的情感波动稍平息之后,会进入一个深沉的回忆和思念阶段,这一阶段可能持续几个星期甚至几年。这时在他们的头脑中会经常出现配偶的身影,时而感到失去他(她)之后,自己是多么的凄凉和孤独。

4. 恢复　丧偶老年人逐渐领悟到生、老、病、死是无法抗拒的自然规律,唯有保重身体,更好地生活下去才是对配偶最好的寄托和悼念,使理智战胜情感,身心渐渐恢复常态,从而坚强地面对现实,重新开始全新的生活。

丧偶者经历上述4个阶段大约需要1年的时间,而很多丧偶老年人在1年左右悲伤也不会完全终结。不过再度触景生情,思念失去的配偶时的"悲伤"中已经融进了许多令人快乐的回忆,这种思念与感觉会作为丧偶老年人新生活的一个组成部分。

(二)对丧偶老年人的关怀

"死别"是药物不能医治、难以治愈的心理痛苦,所以必须依靠家人以及护理人员的爱心和关怀。为帮助丧偶老年人适应新的生活环境,消除心灵上的伤痛,配偶过世后的当务之急,便是进行情绪上的支持和心理疏导。

1. 安慰与支持　在刚刚得知配偶亡故的消息后,老年人可能会出现情感休克。在安慰与关心的同时,还要陪伴在老年人身旁,给予恰当的触摸,如轻轻握住他(她)的手,搂搂他(她)或扶住他(她)的肩。做好听众,适时地引导他们说出内心的悲伤与痛苦。但由于承受了巨大的打击,丧偶老年人往往难以对关心和安慰做出适当的反应或表示感激,甚至拒绝他人好意。这时千万不要放弃对老年人的安慰,因为这样做不仅使老年人感到并非独自面对不幸,而且可鼓励他们战胜孤独的信心。

此外,应做好尸体护理,协助丧偶老年人办理丧事、料理家务,提醒老年人的饮食起居,保证充分的休息。

2. 诱导情感宣泄　允许并鼓励丧偶老年人哭泣、诉说回忆,或用书信及日记等形式寄托自己的哀思。要告知老年人,哭泣并不是懦弱的表现,而是一种很好的缓解内心悲伤情绪的有效方式,强忍悲伤只能使自己更加压抑或消沉。诱导老年人把悲哀宣泄出来,同时,鼓励老年人说出引起自己内疚感的想法、事件等,并帮助他们分析,适当地澄清丧偶老年人不合理信念和不切实际的想法,使其学会原谅自己,消除内疚。

3. 转移注意力 丧偶老年人易睹物思人,可让老年人将配偶的遗物暂时收藏起来,给老年人创造一个自我妥善调适的生活环境,如重新布置居室,以避免触景生情。要设法转移老年人的注意力,建议老年人多参与外界交往,多与子孙交谈,可带着老年人去旅游或到亲朋处小住一段时间;鼓励老年人培养一些业余爱好,如养花、书法、绘画、垂钓、太极拳、广场舞等,或做一些力所能及的事,从而减轻悲哀的情绪,使自己尽早摆脱孤独和抑郁,增进健康。

4. 建立新的生活方式 配偶过世,原有的某种生活方式和规律几乎全部被无情地破坏了。应帮助老年人调整生活方式,同子女、亲友重新建立和谐的依恋关系,为老年人尽力提供生活指导和建议,如经济问题、家庭组合、社会支持系统等,使老年人感受到虽然失去了配偶,但家庭成员间和社会的温暖与关怀依旧,感到生活的连续性和安全感,从而使他们尽快走出丧偶的阴影,投入新的生活。

5. 支持丧偶老年人再婚 国外的研究发现,老年人丧偶后死亡的危险会大大增加,在丧偶后两三年内的死亡危险最大,这是因丧偶后造成的精神创伤和孤独导致的。丧偶后,老年人需要在家庭生活中寻找一种新的依恋关系以补偿丧偶后的心理失落感。因此,再婚就是一个比较好的办法。大量的事实证明,做好老年人的再婚工作,对社会、家庭以及老年人的健康长寿均是有益的,应当从法律上予以保护,从道义上给予支持。丧偶老年人再婚与否是他们自己的权利,家庭和社会只能提供参考意见。对于丧偶的老年人,应该让其子女懂得关心和理解老年人的生活,若老年人有再婚之念,应支持老年人的正当要求和需要,使其重新激发生活乐趣,切勿因赡养和财产继承等问题横加阻挠。

临终护理实质上是一种全方位社会卫生服务,对家属的安抚必不可少。要给予家属心理支持并指导家属参与临终关怀护理,在配偶死亡后要给予理解和同情,并尽早诱导情感宣泄,重建生活的信心。

本章小结

老年临终关怀是由社会各层次人员组成的团队为老年临终患者(生存期在 6 个月以内)及其家属所提供的生理、心理和社会全面的支持与照护。临终关怀的目的是减轻临终老年人的痛苦,提高临终阶段的生命质量,使老年人死得无憾、家属活得无虑。临终关怀的意义在于提高临终老年人生命质量,维护临终老年人的尊严;解决临终老年人家庭照料的难题;节约费用,避免医疗资源浪费;体现人道主义精神;缓解人口老龄化带来的社会压力。

老年患者临终前常见的症状有疼痛、呼吸困难、谵妄、大出血、压疮、便秘等,应及时给予处理,尽可能减轻各种症状引起的痛苦。

老年人对待死亡的心理类型,主要表现为恐惧型、接受型、理智型、积极应对型、解脱型、无所谓型。临终老年人大多要经历否认期、愤怒期、协议期、抑郁期和接受期 5 个阶段。此外,临终老年人还具有心理障碍加重、思虑后事,留恋配偶、儿孙等心理特征。应针对临终心理各反应期进行护理;认真倾听和诚恳交谈;触摸;允许家属陪护,参与临终护理;帮助老年人保持社会联系;适时适度地进行死亡教育;重视与弥留之际老年人的心灵沟通。

丧偶老年人的心理反应一般要经过麻木、内疚、怀念、恢复 4 个阶段。对丧偶老年人的关怀应体现在：安慰与支持，诱导情感宣泄，转移注意力，建立新的生活方式，支持丧偶老年人再婚。

思考题

1. 老年人对待死亡的心理类型有哪些？
2. 如何做好临终老年人的心理护理？
3. 如何对丧偶老年人进行关怀？

（张媛媛）

中英文对照

ZHONGYINGWENDUIZHAO

A

absorption　吸收

active aging　积极老龄化

activities of daily living,ADL　日常生活活动

activity theory　活跃理论

acute confusional state　急性精神错乱状态

advanced activities of daily living,AADL　高级日常生活能力

adverse drug reaction,ADR　药物不良反应

age stratification theory　年龄阶层理论

aging of population　人口老龄化

aging of the health　健康老龄化

aging society　老龄化社会

aging　老化

Alzheimer's disease,AD　阿尔茨海默病

asthenia syndrome　衰弱综合征

B

biological aging theory　生物老化理论

biological theories of aging　老化的生物学理论

C

cerebral infarction　脑梗死

choke　噎呛

chronic obstructive pulmonary disease,COPD　慢性阻塞性肺疾病

community acquired pneumonia,CAP　社区获得性肺炎

constipation　便秘

continuity theory　持续理论

coronary atherosclerotic heart disease,CHD　冠状动脉粥样硬化性心脏病(冠心病)

crystallized intelligence　晶体智力

D

degenerative osteoarthropathy　退行性骨关节病

delirium　谵妄

depression in the elderly　老年期抑郁症

disengagement theory　隐退理论

distribution　分布

E

elderly acute myocardial infarction　老年急性心肌梗死

elderly angina pectoris　老年心绞痛

elderly diabetes mellitus　老年糖尿病

elderly hypertension　老年高血压

elderly pneumonia　老年肺炎

empty nest syndrome　空巢综合征

excretion　排泄

F

fall　跌倒

flexibility cognitive theory　弹性认知理论

fluid intelligence　流体智力

frailty　衰弱

free radical theory　自由基理论

G

gastroesophageal reflux disease,GERD　胃食管反流病

geriatric nursing　老年病护理

geriatric syndrome　老年综合征

gerontological nursing　老年护理学

H

Hachinski ischemia scale　Hachinski 缺血量表

health care in elderly　老年保健

hospice care　临终关怀

hospital acquired pneumonia,HAP　医院获得性肺炎

I

immunological theory　免疫理论

instrumental activities of daily living, IADL　功能性日常生活能力

intracerebral hemorrhage, ICH　脑出血

isolated systolic hypertension, ISH　单纯收缩期高血压

L

long-term care　长期护理

M

major depressive disorder　重性抑郁障碍

major neurocognitive disorder　重度神经认知障碍

metabolic encephalopathy　代谢性脑病

metabolism　代谢

mild cognitive impairment, MCI　轻度认知功能障碍

molecular cross-link theory　分子交联理论

N

neuroendocrine theory　神经内分泌理论

neurofibrillary tangle　神经元纤维缠结

non-stochastic theories of aging　非随机老化理论

O

old people, the aged, elderly people, senior citizens　老年人

orthostatic hypotension　体位性低血压

osteoarthritis　骨性关节炎

osteoporosis, OP　骨质疏松症

P

pain　疼痛

person-environment fit theory　个体-社会环境适应理论

pharmacodynamics　药物效应动力学

pharmacokinetics　药物代谢动力学

postprandial hypotension　餐后低血压

presbycusis　老年性耳聋

R

reminiscence therapy　怀旧治疗

retire ment syndrome　离退休综合征

S

self-efficacy theory　自我效能理论

senile dementia　老年期痴呆

serotonin-norepinephrine reuptake inhibitors, SNRIs　5-羟色胺和去甲肾上腺素再摄取抑制剂

somatic mutation theory　体细胞突变理论

stochastic theories of aging　随机老化理论

stroke　脑卒中

subculture of theory　次文化理论

T

telomere-telomerase hypothesis　端粒-端粒酶假说

theory of personality development　人格发展理论

theory of programmed cell death, genetic program theory　基因程控理论

transient ischemic attack, TIA　短暂性脑缺血发作

U

urinary incontinence, UI　尿失禁

V

vascular dementia　血管性痴呆

visual impairment　视觉障碍

参考文献

CANKAOWENXIAN

[1] 北京社会管理职业学院,北京欧福森教育咨询有限公司.欧洲实用养老护理技术[M].北京:北京大学医学出版社,2013.

[2] 陈长香,余昌妹.老年护理学[M].2版.北京:清华大学出版社,2013.

[3] 陈功,刘岚.中国人口老龄化特点及政策思考[J].中国全科医学.2006,9(23):1919-1923.

[4] 杜友爱.主编.生理学[M].3版.北京:人民卫生出版社,2013.

[5] 高良敏,付金翠,杨霞,等.云南省某地老年人性需求及其影响因素研究[J].卫生软科学,2014,26(6):382-384.

[6] 葛均波,徐永健.内科学[M].8版.北京:人民卫生出版社,2013.

[7] 郭桂芳.老年护理学(双语)[M].北京:人民卫生出版社,2012.

[8] 何国平,刘宇.社区护理学[M].长沙:湖南科学技术出版社,2012.

[9] 化前珍.老年护理学[M].3版.北京:人民卫生出版社,2012.

[10] 黄金.老年护理学[M].2版.北京:高等教育出版社,2009.

[11] 黄巧,刘雪琴,吴杏尧,等.老年专科护士临床护理角色现状调查[J].护理学杂志,2012,27(2):15-16.

[12] 贾建平,陈生弟.神经病学[M].7版.北京:人民卫生出版社,2013.

[13] 江丹.养老护理基础知识[M].北京:中国社会出版社,2014.

[14] 姜丽萍.社区护理学[M].3版.北京:人民卫生出版社,2014.

[15] 李希科,黄学英.老年护理学[M].2版.西安:第四军医大学出版社,2012.

[16] 李小寒,尚少梅.基础护理学[M].5版.北京:人民卫生出版社,2012.

[17] 李洋,董晓梅,王声湧,等.我国城乡老年人虐待的流行现况及防治策略[J].中华疾病控制杂志,2013,17(5):437-441.

[18] 刘洋.居家养老护理师[M].哈尔滨:哈尔滨工程大学出版社,2013.

[19] 梁素娟,刘雪琴.虐待老人问题研究进展[J].护理研究,2008,22(246):849-850.

[20] 林宝,张妍.中国人口老龄化存在的问题及应对策略[J].社会工作理论探索,2010,(9):27-30.

[21] 刘青青,何华英.老年护理学知识精要与测试[M].武汉:湖北科学技术出版社,2013.

[22] 刘宇,孙静,郭桂芳.国外老年护理学发展状况及其对我国的启示[J].中国护理管理,2014,14(1):23-26.

[23] 美国精神医学学会.精神障碍诊断与统计手册[M].张道龙,译.5版.北京:北京大学出版社,北京大学医学出版社,2014.

[24] 孙建萍.老年护理学[M].3 版.北京:人民卫生出版社,2014.

[25] 唐凤平.老年护理[M].北京:人民卫生出版社,2010.

[26] 王艳梅.老年护理学[M].2 版.北京:人民卫生出版社,2013.

[27] 王永军.社区护理学[M].2 版.北京:科学出版社,2013.

[28] 奚兴,郭桂芳,孙静.老年人衰弱评估工具及其应用研究进展[J].中国老年学杂志,2015,35(20):5993-5996.

[29] 奚兴,郭桂芳,孙静.衰弱的内涵及其概念框架[J].实用老年医学,2013,27(8):687-690.

[30] 杨来宝,蔡忠元,靳沪生,等.老年人运动锻炼对身心健康的作用[J].中国老年学杂志,2013,33(22):5688-5689.

[31] 严玢冰.浅谈老年病人的心理特点及沟通策略[J].才智,2014,(13):305.

[32] 杨宝峰.药理学[M].7 版.北京:人民卫生出版社,2012.

[33] 杨艳杰.护理心理学[M].3 版.北京:人民卫生出版社,2012.

[34] 姚树桥,杨彦春.医学心理学[M].6 版.北京:人民卫生出版社,2013.

[35] 殷立新,张力辉.老年人用药指导[M].北京:人民卫生出版社,2012.

[36] 俞卓伟,保志军,阮清伟等.抗衰老医学的实践与探讨[J].中国老年学杂志,2014,34(15):4384-4387.

[37] 俞卓伟,马永兴.综合探讨衰老综合征群与抗衰老医学的重要性[J].中国老年学杂志,2016,20(36):5198-5202.

[38] 曾慧.精神科护理[M].5 版.北京:高等教育出版社,2015.

[39] 张建,范利.老年医学[M].2 版.北京:人民卫生出版社,2014.

[40] Andrea Ganna. 5 year mortality predictors in 498103 UK Biobank participants:a prospective population-based study[J]. Lancet,2015,386(9993):533-540.

[41] Dominguez L. J. ,Barbajllo M. Antiageing Strategies. In:Sinclair A. J. ,Morley D. J. E. , Vellas B. Pathy's princples and practices of geriatric medicine[M]. 5th ed. Hoboken:John Wiley & Sons,2012.

[42] Meiner S. E. Gerontologic Nursing[M]. 4th ed. St. Louis,Elsevier:Mosby,2011.

[43] Miller C. A. Nursing for Wellness in Older Adults[M]. 6th ed. Philadelphia,P. A. :Wolters Kluwer/Lippincott Williams & Wilkins,2012.